NEW WCDP 新文京開發出版股份有限公司
新世紀．新視野．新文京 — 精選教科書．考試用書．專業參考書

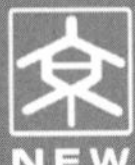

New Wun Ching Developmental Publishing Co., Ltd.

New Age · New Choice · The Best Selected Educational Publications — NEW WCDP

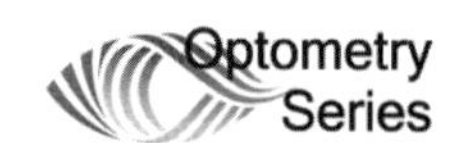

2025

全方位驗光人員
應考祕笈

配鏡學

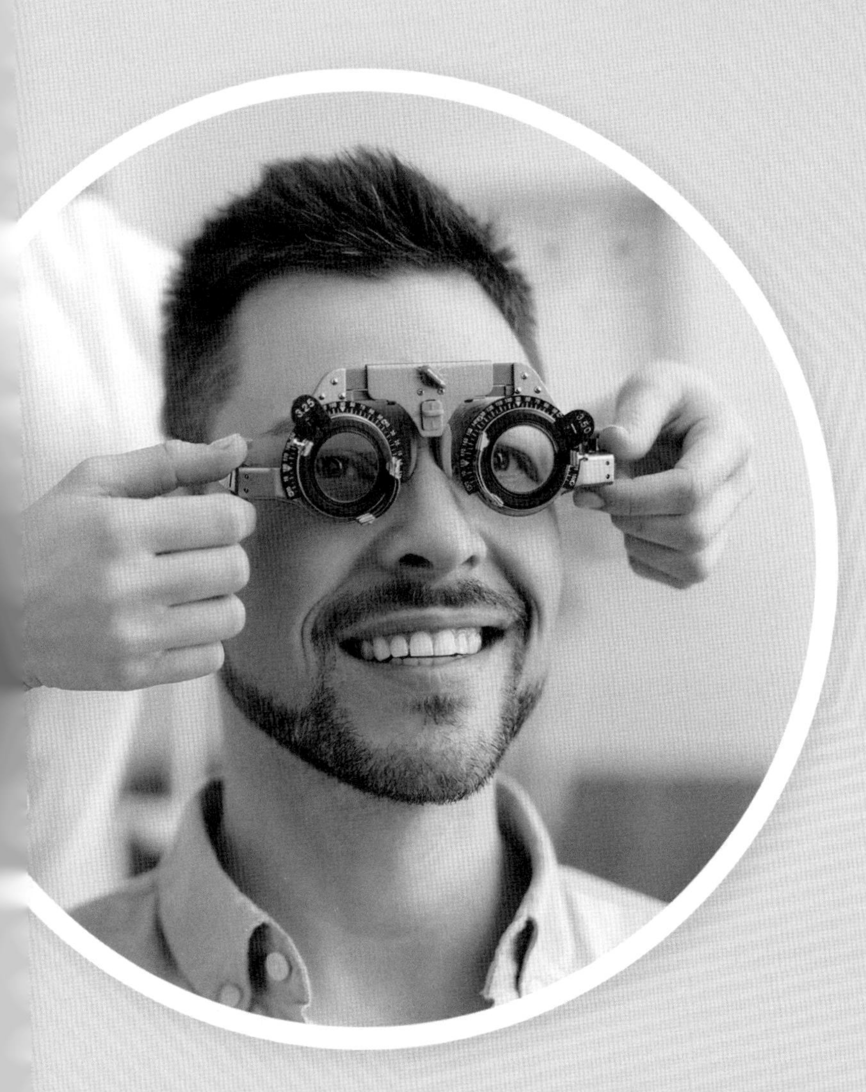

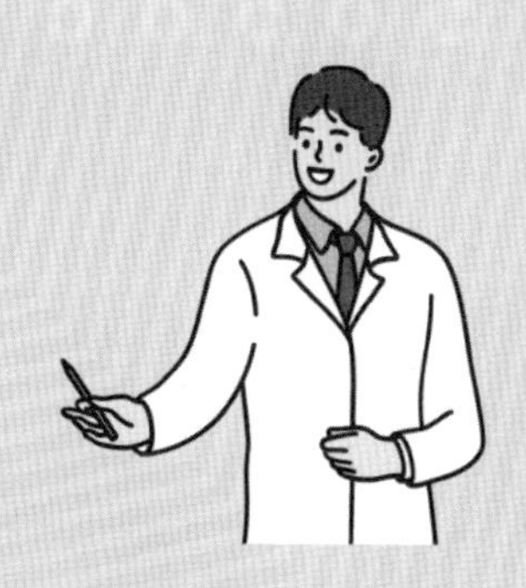

陳偉新・編著

EXAMINATION REVIEW FOR
OPHTHALMIC DISPENSING

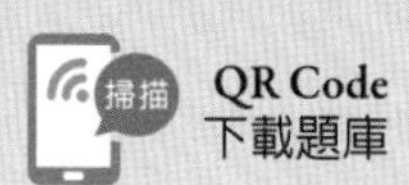

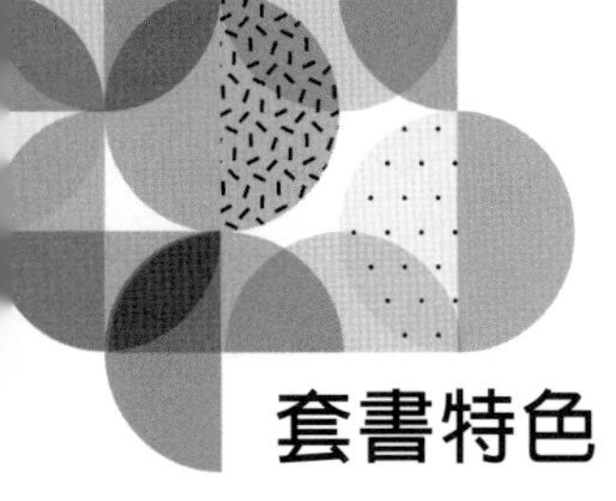

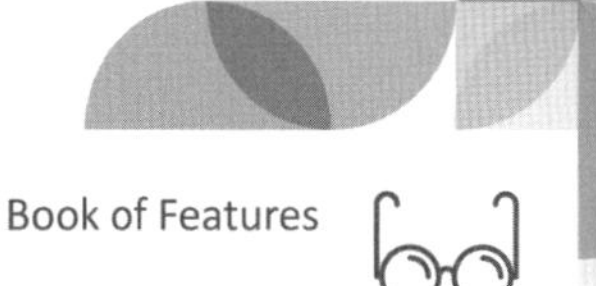

套書特色

Book of Features

為提供視光相關科系學生能輕鬆應考驗光人員考試，我們誠摯邀請教學與實務經驗豐富的視光師精心彙整常考重點與重要概念，致力編寫出這本《全方位驗光人員應考祕笈》，務求提供最詳實完整的資訊，讓應試考生在短時間內掌握考試重點！

套書特色包括：

1. **隨書附收錄歷屆考題的題庫 QR Code：**考題依年度別排列，內含驗光人員（含驗光生及驗光師）特種考試及高普考試題，以供應考複習所需。
2. **完整的學習架構**，包括：重點整理及題庫練習（歷屆考題及**解題攻略**），清楚呈現各章重點所在。
3. 內文編排上，以**粗體字**標示**重點**，輔以圖表說明。
4. 各章章末精彙**歷屆考題**，並由**專家闢析**正確答案及相關概念，使學生能融會貫通，觀隅反三。
5. 「☆」符號代表**歷屆考題出題比例**，數目越多代表出題比例越高，最多 5 顆，以供讀者備考參酌。

新文京編輯部 謹識

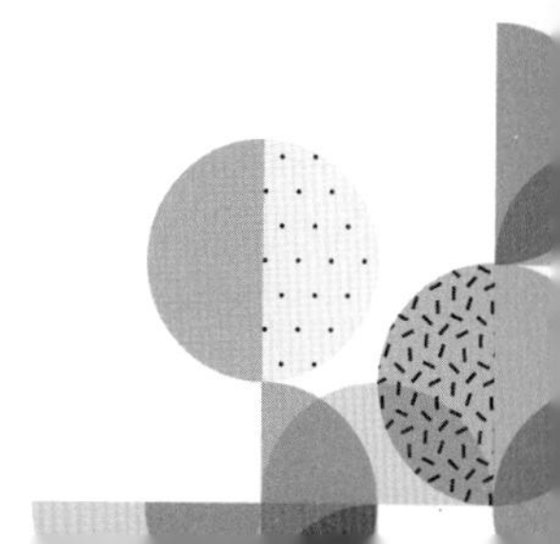

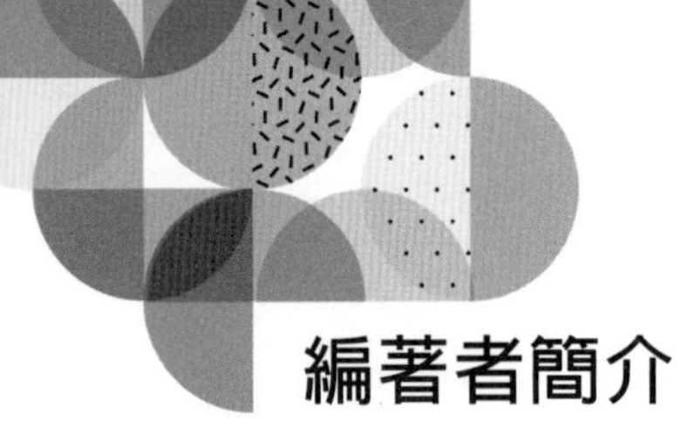

編著者簡介

陳偉新

學歷：

逢甲大學　光電能源與視覺科技研究所

中山醫學大學　視光系

經歷：

元培醫事科技大學　教學助理

樹人醫護管理專科學校　兼任教師

連鎖眼鏡店　店長／總驗光師／眼科驗光師

現職：

新生醫護管理專科學校　視光科　專任教師

目錄

Contents

Chapter 04 透鏡的稜鏡效應 ☆☆☆☆

Chapter 05 鏡框材質分類 ☆☆

Chapter 06 鏡框規格分類與結構標示 ☆☆

Chapter 07 眼鏡製作與驗配參數量測 ☆☆

Chapter 12 眼用鏡片像差 ☆

掃描 QR Code

或至 https://reurl.cc/DlrxqN 免費下載題庫

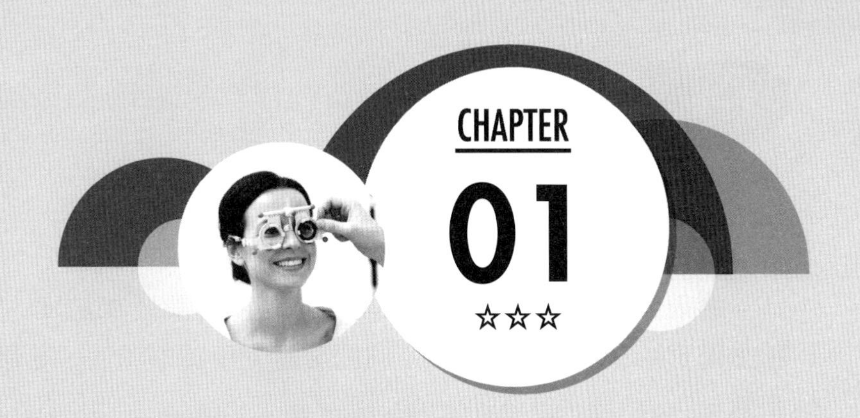

鏡片（光學）分類與特性

1-1　透鏡分類

1-2　球面透鏡常用光學名詞

1-3　球面透鏡

1-4　柱面透鏡

1-5　球柱面透鏡

1-6　環曲面透鏡

1-7　非球面透鏡

1-8　偏光鏡片（PVA 薄膜所製）

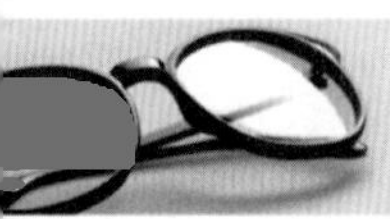

重｜點｜彙｜整

1-1 透鏡分類

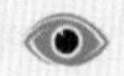

一、定義

透鏡是前後兩個折射面包圍一種透明介質（如玻璃、樹脂等）所形成的一種光學元件，折射面又會因不同曲度產生所謂的球面、非球面、平面及環曲面的型態。

二、分類

1. 球面透鏡：透鏡中心到邊緣表面曲率是一致的，或者是一面是球面，另一面是平面的形狀，平面也可想像成曲率半徑無限大的球面類型。
2. 柱面透鏡：不是形成單一的焦點，而是形成一條與軸平行的焦線，與軸平行的子午線，在圓柱面上是平的，沒有曲度；與軸垂直的子午線，在圓柱面上曲度是最大的，例如凸柱鏡(Maddox)。所以軸上無度數，與軸垂直的地方有最大的度數，在這軸與度數漸渡的過程又稱為斜向屈光度。
3. 環曲面透鏡：球面透鏡與一個柱面透鏡的結合，一個屈光面的兩條軸上有不同的曲度，會產生不同的屈光強度，此時這個面會稱為環曲面，主要用來矯正散光。
4. 非球面透鏡：透鏡中心到邊緣表面曲率是連續性的變化，可以改變光學品質。例如：單非球面、雙非球面鏡片。

1-2 球面透鏡常用光學名詞

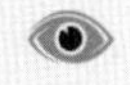

1. 曲率半徑(r)：球面弧的曲率半徑。
2. 曲率(R)：球面的彎曲程度，曲率＝1（空氣折射率）／曲率半徑(R＝1/r)。
3. 曲率中心：球面弧的圓心。
4. 前表面：眼鏡片遠離眼球的一面。
5. 後表面：眼鏡片靠近眼球的一面。
6. 前頂點：眼鏡片前表面與光軸的交點。
7. 後頂點：眼鏡片後表面與光軸的交點。
8. 光軸：球鏡前後兩表面曲率中心的連線。
9. 光學中心：光學系統光軸上之一點，位於前後節點之中間，光線通過該點後光線不發生偏折。
10. 子午面：包含有光軸的平面稱為子午面。
11. 子午線：子午面與鏡片表面相交的曲線稱為子午線。
12. 像方焦點：平行光線通過透鏡後的會聚點（實焦點），或者反向延長線的會聚點（虛焦點），稱為像方焦點，也稱為第二焦點。
13. 物方焦點：光軸上特定點發出的光線通過透鏡後出射為平行光線，該點稱為透鏡的物方焦點，也稱為第一焦點。
14. 前頂度數：前頂點和前焦點距離的倒數為前頂點度數。
15. 後頂度數：後頂點和後焦點距離的倒數為後頂點度數。
16. 透鏡屈光力：透鏡對光線聚散度改變的程度稱為透鏡的度數，也稱為鏡度或者屈光力。
17. 透鏡面屈光力：球面透鏡有兩個表面，每個表面對入射光線具有屈折能力，每個表面對光線屈折的能力用屈光度數來表示就稱之。

18. 等效屈光力：由組成透鏡的各表面屈光度及中心厚度所決定。假設眼鏡鏡片的屈光度不變，而頂點距離（眼鏡片和眼球間的距離）改變，此鏡片的有效度數就隨之而改變；同一屈光不正的眼，如所戴矯正眼鏡距離不同，所需矯正眼鏡的屈光度也各不相同，這些鏡片的屈光度雖不相同，但在各自的聚焦位置上所產生的度數相同，故稱等效屈光力。例如近視眼鏡換成隱形眼鏡時，度數需用較低的負屈光度，維持因距離改變的度數等效。

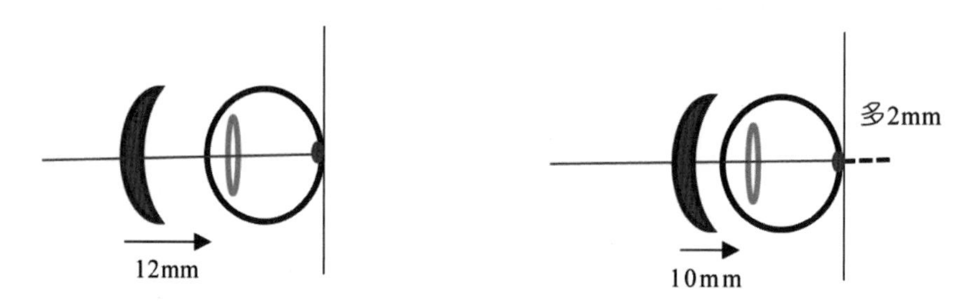

圖 1-1　等效屈光力

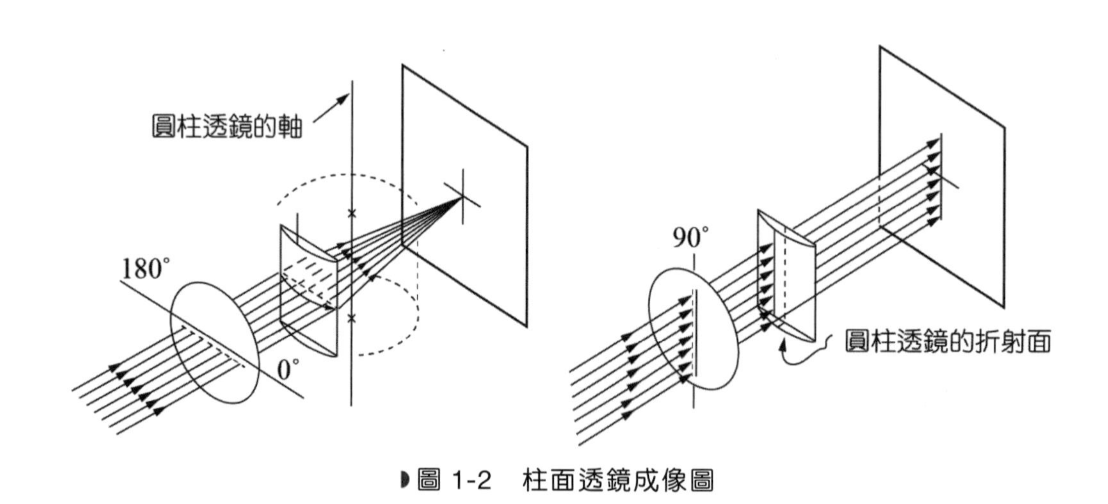

圖 1-2　柱面透鏡成像圖

19. 前後頂點屈光度：主點到對應焦點的距離來表示焦距。該焦距的倒數稱為主點屈光度。

(1) 後頂點屈光度數：即鏡片後表面頂點到像方焦點距離的倒數。

(2) 前頂點屈光度數：即鏡片前表面頂點到物方焦點距離的倒數。

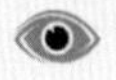

1-3 球面透鏡

一、成像特點

平行光通過鏡片成像於第二焦點，正鏡片匯聚成像在鏡後代正號，正鏡片會讓影像放大，因像比實物大，故感覺較實際距離近；負鏡片發散成像於鏡前代負號，負鏡片會讓影像縮小，因像比實物小，故感覺較實際距離遠。

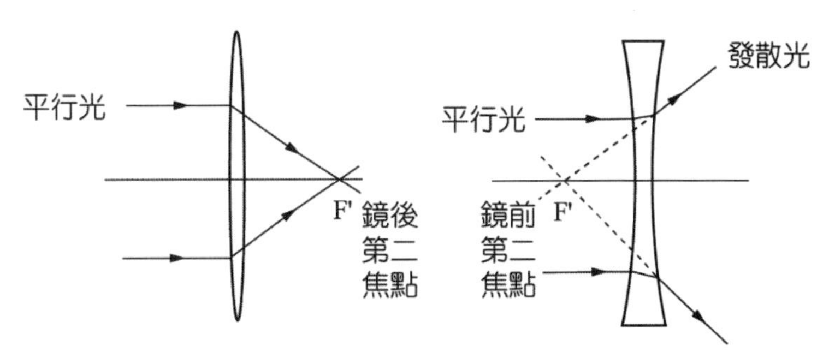

圖 1-3　球面透鏡成像圖

二、球面透鏡像移識別

屈光力越大，像的移動越快，正鏡片移動方向與影像相反呈現逆動，負鏡片移動方向與影像相同呈現順動。

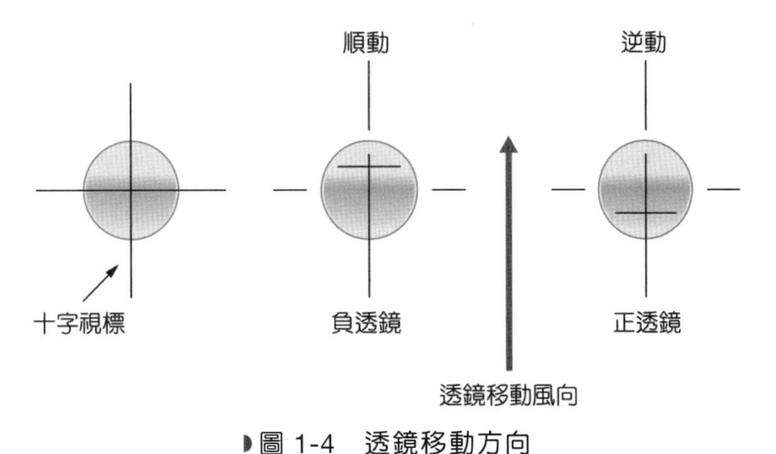

圖 1-4　透鏡移動方向

三、各類透鏡分類

雙凸鏡片具又高度匯聚能力，雙凹鏡片具有高度發散能力，平凸與平凹鏡片用於矯正單純散光，我們一般眼鏡常用鏡片屬新月凸鏡片及新月凹鏡片，在美觀及成像品質上具有優勢。

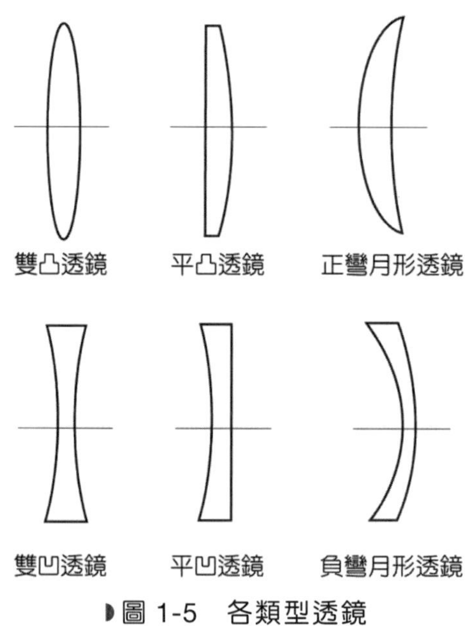

圖 1-5　各類型透鏡

四、球面透光學特性

在配鏡學的觀點上，我們也常因為鏡片配戴到眼鏡上時，眼鏡的滑落與歪斜所造成的光學效應的改變，我們知道正球面透鏡會讓影像放大，負球面透鏡會讓影像縮小，最常見的也就是眼鏡因距離的改變所造成度數的變化，見下圖 1-6。正常在 12mm 頂點距離下配戴，正鏡片較靠近眼睛時，有效屈光度數會減弱，較遠離時度數會提升；負鏡片的光學效應相反，當負鏡片較靠近眼睛時，有效度數會提升，遠離眼睛時度數或減弱，在臨床上我們可藉由這樣的光學特性的改變，在金屬鏡框轉換塑膠鏡框時，維持這樣的等效度數改變，見下圖 1-6。

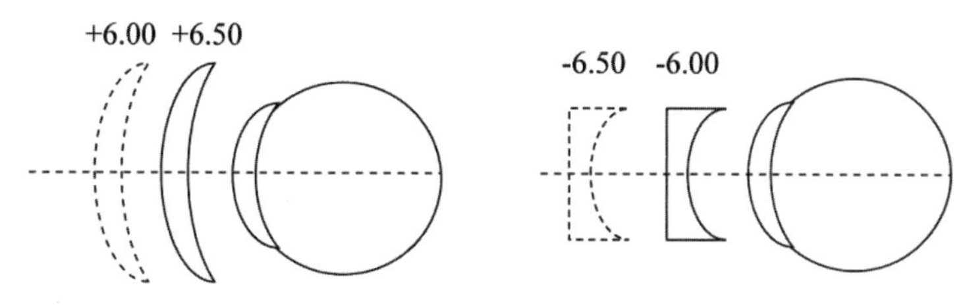

圖 1-6 頂點距離不同度數的改變

【練習 1】 EXAMPLE

（ ）1. 以下哪一種透鏡面型少用或沒有應用於視力矯正眼鏡上？ (A)雙凸透鏡 (B)平凸透鏡 (C)正彎月形透鏡 (D)平凹透鏡。

解答：(A)。

（ ）2. 有關正鏡片與負鏡片厚度的敘述，下列何者錯誤？ (A)正鏡片有會變動的中心厚度 (B)正鏡片的屈光度越高，中心厚度越薄 (C)負鏡片的鏡片直徑越大，邊緣厚度會越厚 (D)負鏡片的折射率越高，邊緣厚度會越薄。

解答：(B)。

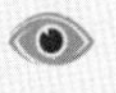

1-4 柱面透鏡

一面是柱面，另一面是平面的透鏡稱為柱面透鏡。散光度數以 DC×軸度θ形式表示，例如 –2.00DC×180 和 +1.00DC×45 。

一、柱面透鏡的結構特點

1. 圖 1-7 為正柱面鏡與負柱面鏡的結構圖。柱鏡在軸向的曲率為 0，沿軸方向無屈光力，該方向稱為**軸子午線方向**。
2. 與軸垂直向的曲率半徑最大，具有最大的屈光力，該方向稱為**屈光子午線方向**。
3. 柱鏡各子午線上屈光力不等，且按規律週期性變化。

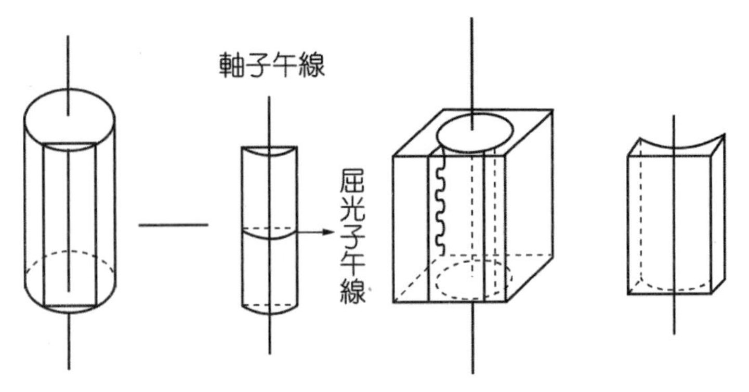

圖 1-7 柱面透鏡結構

4. 柱鏡軸上無度數，與軸相差 90 度的地方有最大的屈光度，而度數和軸之間漸渡的過程所產生的任何一角度上度數的變化，稱之為斜向屈光度。

※$F\theta=s+c\sin 2(\theta-\alpha)$

$F\theta$=偏離軸向後產生之度數

s=球面屈光度數

c=柱面散光度數最大值

θ=處方度數之角度

α=偏離原處方的角度

$(\theta-\alpha)$=偏離原軸向的夾角

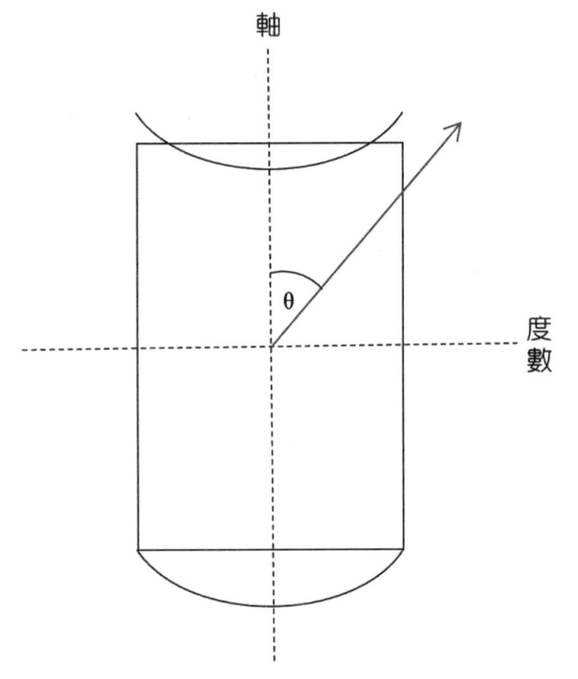

圖 1-8 柱軸方向夾角的斜向屈光力

EXAMPLE

【練習 2】

( ) 1. 處方 –3.00–1.00×90° 的透鏡在 30° 方向的斜向屈光力是多少？

(A)–3.25D (B)–3.75D (C)–4.25D (D)–4.75D。

解答：(B)。

二、柱面透鏡的光學特性

1. 投射光平面與柱鏡軸**平行**時，通過柱鏡後形成一條與軸平行的**直線**。
2. 投射光平面與柱鏡軸**垂直**時，通過柱鏡後形成**一個焦點**。

三、柱面透鏡像移識別

球柱面散光鏡片會有剪刀現象的視覺像移，正柱鏡呈現逆動，負柱鏡呈現順動，如圖 1-9 所示。

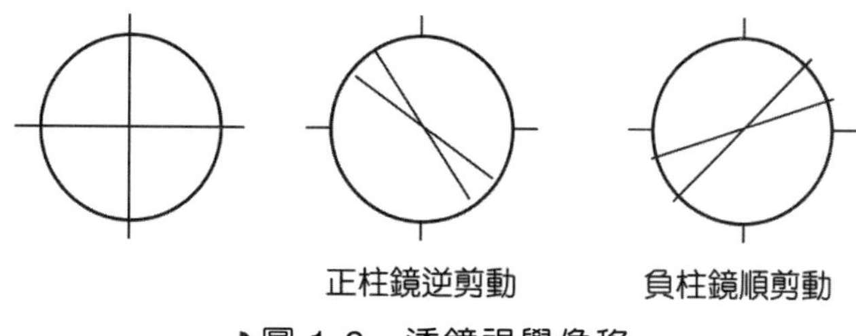

圖 1-9　透鏡視覺像移

四、柱面透鏡的軸向標示法

國際標準標示法（TABO 法），如圖 1-10。左側按逆時針方向標記至另一水平線方向（檢查者方向看）。

一般試鏡架柱面透鏡方位標示依照 TABO 法，如圖 1-11。以散光鏡片軸線標示點，依被檢者散光軸度轉至正確軸位達到矯正效果。

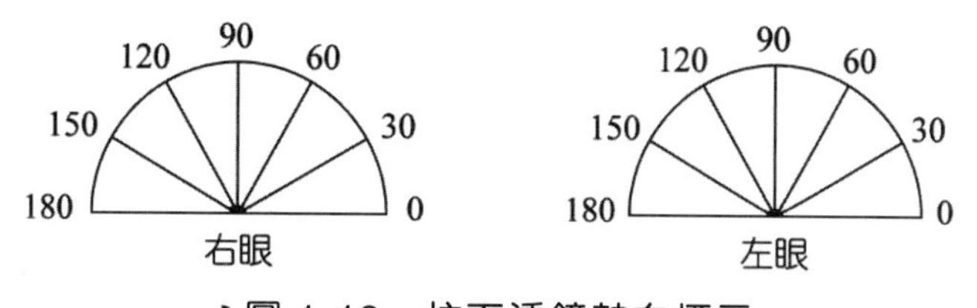

圖 1-10　柱面透鏡軸向標示

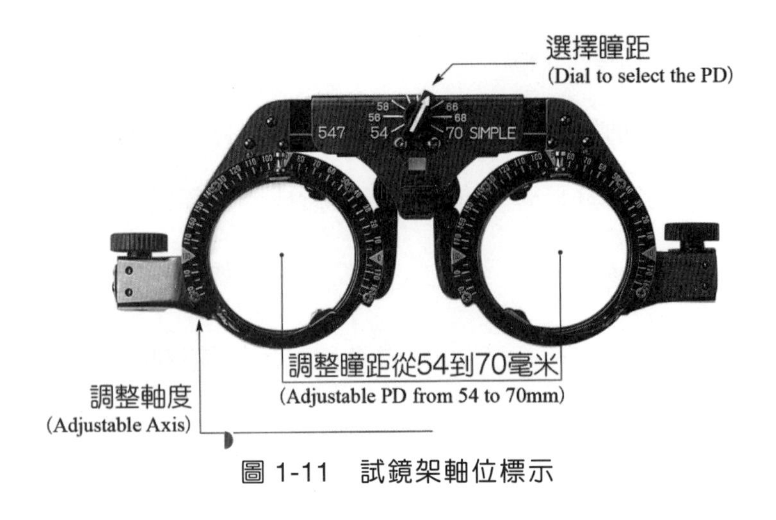

圖 1-11　試鏡架軸位標示

EXAMPLE

【練習 3】

(　　) 1. 有一圓柱透鏡為「 –1.50DC × 090° 」，請問屈光力為 0 時，其位置與柱軸夾角為幾度？　(A)0 度　(B)90 度　(C)120 度　(D)175 度。

解答：(A)。

(　　) 2. 看遠方時右眼需要配戴 –3.00DS / –1.50DC × 170 的眼鏡矯正，左眼需要配戴 –2.00DS / –2.00DC × 010 的眼鏡矯正。按照此度數配好的眼鏡，其鏡片負圓柱透鏡的軸與水平方向比較：　(A)兩眼的負圓柱透鏡軸都向鼻內側傾斜 10 度　(B)兩眼的負圓柱透鏡軸都向耳外側傾斜 10 度　(C)兩眼的負圓柱透鏡軸都向戴用者的右側傾斜 10 度　(D)兩眼的負圓柱透鏡軸都向戴用者的左側傾斜 10 度。

解答：(A)。

1-5 球柱面透鏡

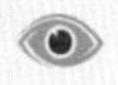

球柱面透鏡是兩個主子午線的屈光力不等且均不等於零的透鏡。

一、球柱面透鏡的形式

1. 球面＋正柱面(−2.00DS / +1.00DC × 180)：凸面為柱面、凹面為球面的透鏡。
2. 球面＋負柱面(−2.00DS / −1.00DC × 180)：凸面為球面、凹面為柱面的透鏡。
3. 正交柱面(−1.00DC × 180 / −2.00DC × 90)：兩個面均為柱面，且其柱軸相互垂直的透鏡。

二、球柱面透鏡的光學特性

兩子午線屈光力不等且不為零的透鏡，類似兩個屈光力不同的柱面鏡相差 90 度的結合。當平行光束垂直於球柱面透鏡投射時，在空間上會形成互相垂直的兩條焦線，且這兩條焦線不在同一個平面內，而前後兩條焦線之間的距離，也就是散光值，我們稱為 Sturm 間隔。在兩焦線屈光中間點有一個圓，則稱為最小錯亂圓或最小模糊圈，簡稱 COLC(circle of least confusion)。如圖 1-12 所示。

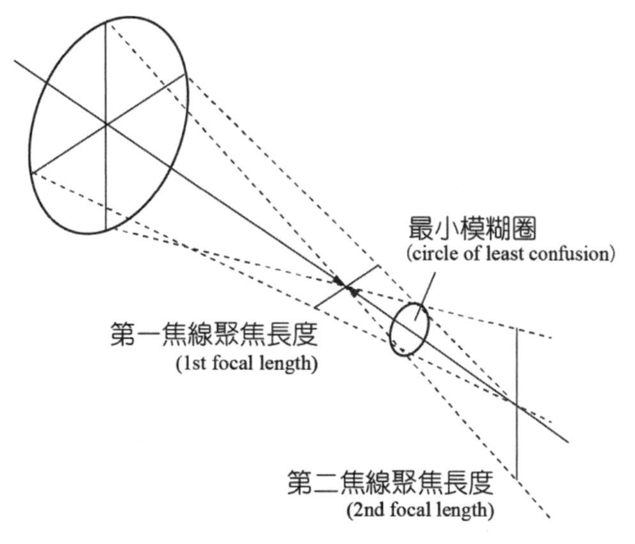

圖 1-12　最小錯亂圓

圖 1-13 表示相同度數處方但鏡片形式不同。圖 1-13(a)是前後表面兩個柱面鏡的相加；圖 1-13(b)是前表面正球面鏡片加上後表面正柱面鏡片；圖 1-13(c)是前表面正球面鏡片加上後表面負柱鏡鏡片。

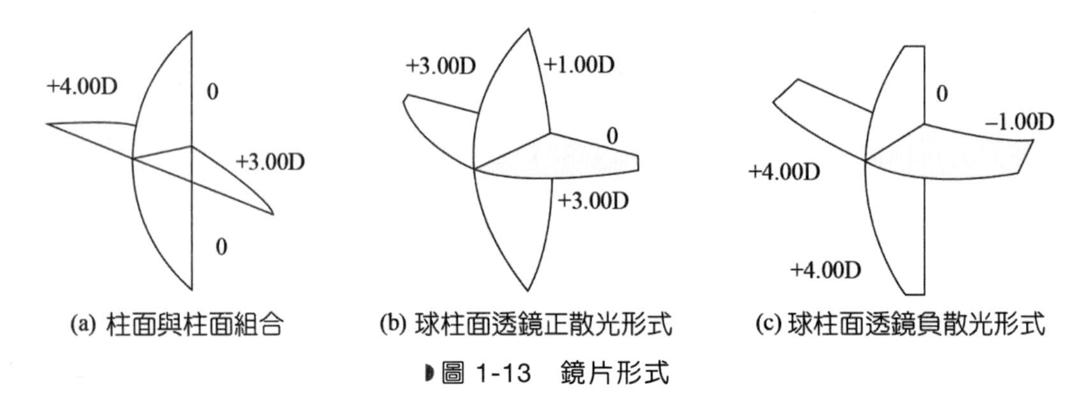

圖 1-13　鏡片形式

1-6 環曲面透鏡

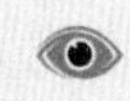

一、環曲面透鏡的特點

1. 柱面的軸的方向具有屈光力，且不等於與軸垂直方向的屈光力。
2. 一面是環曲面，另一面是球面的透鏡稱為環曲面透鏡，且任一軸上屈光力不為 0。

圖 1-14(a)是一個前表面 +3.00DC 的柱面鏡與後表面平光鏡的平凸透鏡組合，處方是 PL $+3.00\times180$ 。而圖 1-14(b)是前表面水平方向 +6.00DC 與垂直方向 +9.00DC ，以及後表面水平方向 −6.00DC 與垂直方向 −6.00DC 的環曲面透鏡組合，處方一樣是 PL $+3.00\times180$ 。

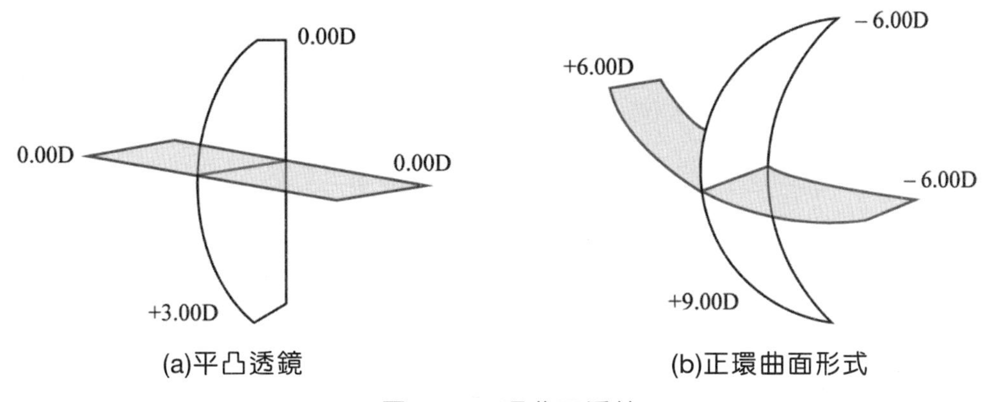

圖 1-14 環曲面透鏡

二、環曲面透鏡的分類

1. 凸環曲面正（外）環曲面(Plus Toric Lens)，屬正散光形式處方，散光做在外表面，球面做在內表面。例如：RX:−2.00+1.00×090，球面鏡處方近視200°，加上100°正圓柱鏡，散光角度在90°。

2. 凹環曲面負（內）環曲面(Minus Toric Lens)，屬負散光形式處方，散光做在內表面，球面做在外表面。例如：RX:−1.00−1.00×180，球面鏡處方近視100°，加上100°負圓柱鏡，散光角度在180°。一般視光領域都習慣以負散光形式處方表達。

三、環曲面透鏡的識別

下圖是一個環曲面透鏡，我們可以用外觀來判斷其屬於何種環曲面類型，也可以曲率大小的方向，來判斷鏡片的厚薄。若將鏡片放在一平面桌上，會有晃動感，代表散光做在表面，屬於內環曲面鏡片；若在平面上平穩無晃動感，代表球面做在內表面，屬於外環曲面鏡片。

1. 曲率大的方向厚度薄。
2. 曲率小的方向厚度厚。

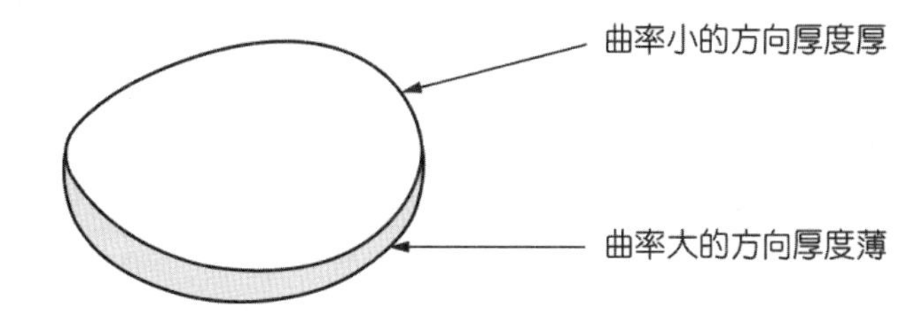

四、環曲面透鏡的書寫形式

1. 內散鏡片：$\dfrac{\text{球面屈光力（凸球面）}}{\text{基弧屈光力×軸向／正交弧屈光力×軸向}}$。

2. 外散鏡片：$\dfrac{\text{基弧屈光力×軸向／正交弧屈光力×軸向}}{\text{球面屈光力（凹球面）}}$。

五、環曲面透鏡的製作

一般我們習慣以光學十字的方式了解鏡片的處方形式，但若能對環曲面透鏡書寫形式有所了解，便能更清楚知道鏡片製作成形後的樣式。環曲面透鏡的製作，處方要與基弧相同，屬於度數比較平的軸面，寫在前表面或後表面的左側。

範例：將處方 +4.00DS / +1.00DC × 090 ，轉為基弧 −5.00D 的環曲面透鏡，我們可以依照以下步驟來寫出環曲面處方的正確方式，最後以光十學字的方式找出適當的鏡片形式。

1. 判斷種類：以球面弧度判斷，若為數值為正，代表凹面朝內，凸面朝外，屬於內散光鏡片。
2. 符號轉換：基弧與處方柱面符號相同，基弧軸度與柱面軸垂直。
3. 填入已知，找出未知。
4. 寫出處方。

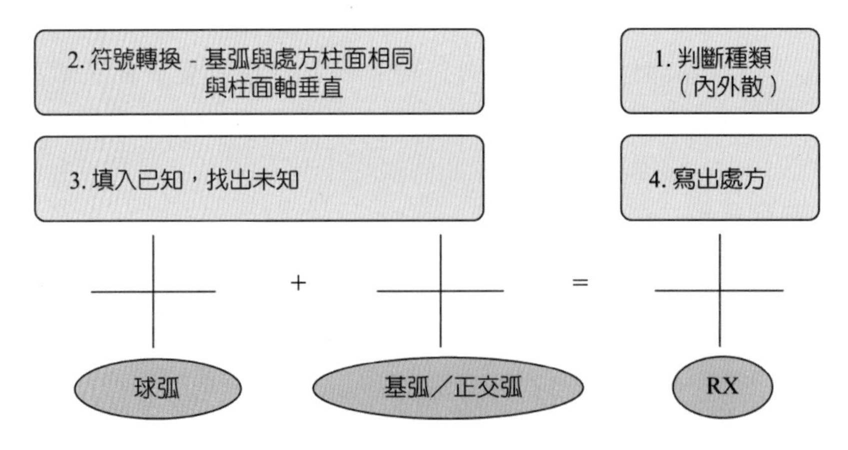

六、初略的基弧

（一）一般準則為了讓不同度數的鏡片成為最適當鏡片形式，設計者可使用以下四種參數：

1. 頂點距離。
2. 鏡片厚度。
3. 折射率。
4. 鏡片前、後表面的度數。

（二）估算法則：從預先計算的基弧推導出的簡單公式，但無法用來取代製造商的建議值。

1. 無球面度數的平光鏡片，其後弧通常接近 –6.00D。
2. 隨著鏡片的負度數增加，其後表面變得較陡，前表面變得較平。
3. 隨著鏡片的正度數增加，其後表面變得較平，前表面變得較陡。

（三）沃格爾公式(Vogel’s formula)為此類公式的其中一種。

（四）正鏡片＝等價球面度數＋6.00D。

（五）負鏡片＝$\frac{\text{等價球面度數}}{2}$＋6.00D。

（六）等價球面度數＝S+$\frac{C}{2}$（S＝球面度數，C＝柱面度數）。

（七）此估算值較適用於玻璃和低折射率的樹脂鏡片，正鏡片估算值會稍高於實際基弧值，僅用一般參考使用，不適用製作鏡片，還是依據鏡片工廠的建議數據為主。

EXAMPLE

【練習 4】

(　) 1. 假設一個鏡片的處方是 +3.50DS / −1.00DC × 070，利用 Vogel's 公式計算基弧應該約為多少？ (A) + 3.50D (B) + 5.50D (C) + 6.50D (D) + 9.00D。

解答：(D)。

(　) 2. 將處方 +3.00DS / +1.00DC × 090 轉換為基弧 −6.00D 的內環曲面形式，何者正確？

(A) $\dfrac{+10.00DS}{-6.00DC\times090 / -7.00DC\times180}$ (B) $\dfrac{+10.00DS}{-6.00DC\times180 / -7.00DC\times090}$

(C) $\dfrac{-6.00DC\times090 / -7.00DC\times180}{+10.00DS}$ (D) $\dfrac{-6.00DC\times180 / -7.00DC\times090}{+10.00DS}$。

解答：(A)。

(　) 3. 內環曲面鏡片形式，在透鏡前表面屈光度為 +9.00D，後表面在 90°軸上有 −7.50D，180°軸上有 −5.50D，請以負圓柱透鏡選擇何者正確？

(A) +1.50DS / −2.00DC × 090 (B) +1.50DS / −2.00DC × 180

(C) +3.50DS / −2.00DC × 090 (D) +3.50DS / −2.00DC × 180。

解答：(D)。

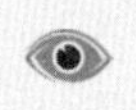

1-7 非球面透鏡

任何表面弧度不是球面的鏡片（包括各式**漸進多焦點鏡片**與多焦點鏡片等），從光學中心到周邊區域的屈光度一般是逐漸減小，我們稱之為非球面鏡片。

一般近視鏡片前表面弧度較平坦，後表面弧度較彎曲，我們可以利用前弧設計較彎或後弧設計較平的方式，讓鏡片周邊更薄；遠視鏡片前表面弧度較彎曲，後表面弧度較平坦，我們可以利用前弧設計較平或後弧設計較彎的方式，去改變中心厚度，此時正鏡片邊緣會因前表面設計較平坦導致厚度增加，但中心厚度會變薄。而高度數配戴者可以利用 1.減少鏡片直徑、2.增加鏡片折射率、3.改為非球面鏡片方式，讓鏡片更薄。

一、以下簡要列出非球面鏡片優點

1. 邊緣厚度減少（可以製作更薄的鏡片）。
2. 鏡片更薄（可以製作更輕的鏡片）。
3. 消除周邊球面像差（可產生更平坦的基弧）。
4. 鏡片視野開闊。
5. 成像清晰，變形較小。（控制鏡片的放大倍率，降低畸變像差影響）

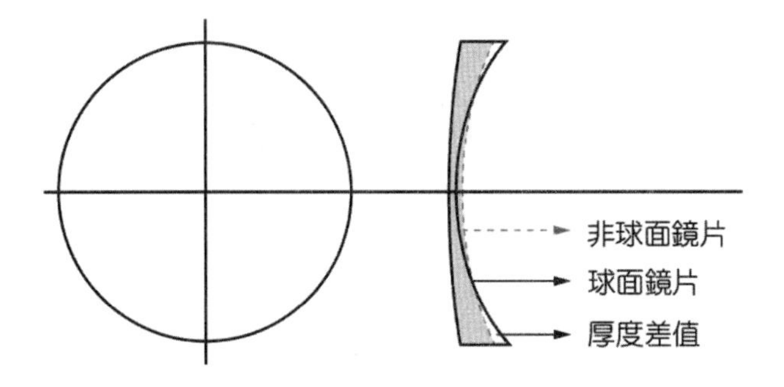

圖 1-15(a)為球面鏡片與非球面鏡片所呈現出影像扭曲情形。球面鏡片扭曲現象嚴重，非球面鏡片可以降低此扭曲現象程度，減少畸變像差，影像清晰程度不變。

圖 1-15(b)為球面鏡片與非球面鏡片軸上成像情形。球面鏡片因片型關係在聚焦平面上對焦較不確實，非球面鏡片可以降低此情形，減少球面像差，讓軸上影像對焦更準確。

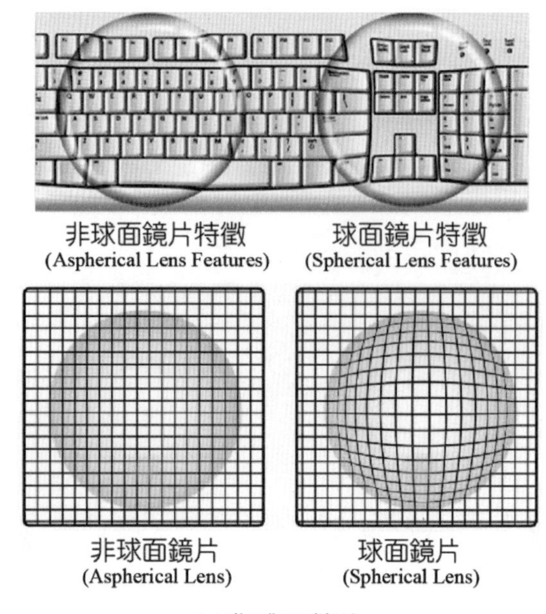

(a)非球面鏡片

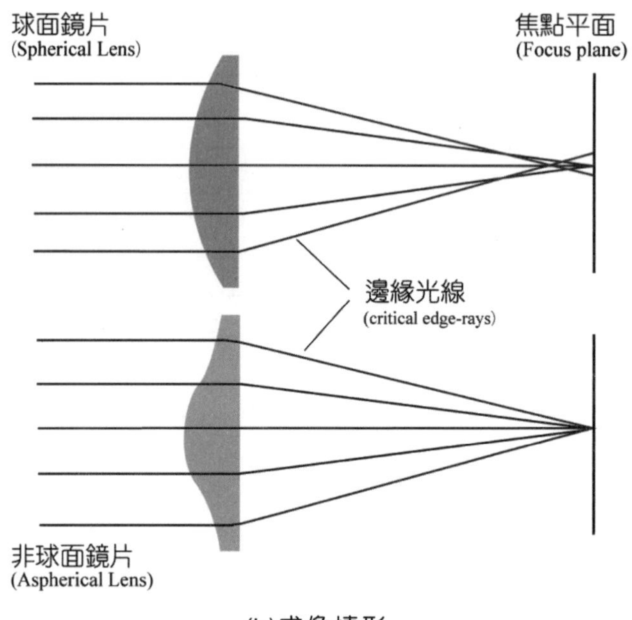

(b)成像情形

圖 1-15

二、球面鏡片和非球面鏡片區別

1. 球面鏡片：球面鏡片是指從中心到邊緣的曲率呈現恆定一致的變化，鏡片表面曲率半徑相同的設計，如同球體的橫截面。

2. 非球面鏡片：非球面透鏡的曲率從中心到邊緣是呈現連續性的變化，非球面鏡片是指鏡片的中心區域設計成球面，鏡片的曲率從光學中心的特定位置以一定的比率逐漸變化的設計，鏡片表面的曲率半徑不一致。

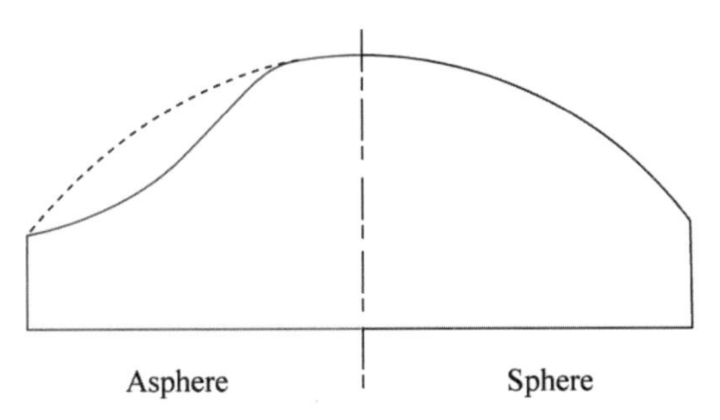

圖 1-16 非球面鏡片與球面鏡片示意圖

1-8 偏光鏡片（PVA 薄膜所製）

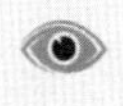

偏光片可以濾除因為光線反射的過強光線，原理是利用光線反射後產生的線性偏振，讓偏光片穿透軸內的分子，使穿透光 P 光留下，反射光濾除，示意圖如圖 1-17。

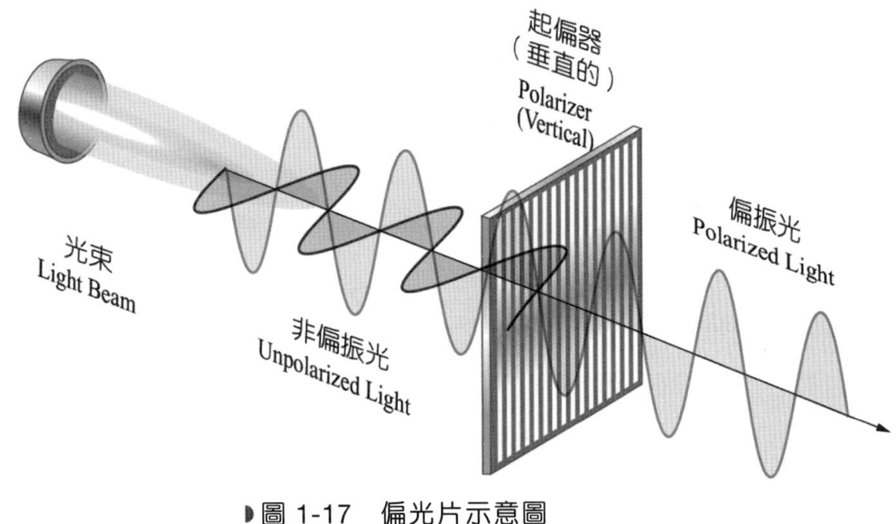

圖 1-17 偏光片示意圖

偏光鏡片不但能使整體光線過濾減弱，還能針對反射的過強光線做特定方向的消除，以下針對偏光片特性做說明：

1. 偏光片型如同一個虛擬的光柵，只能允許單一方向偏振的光線通過，垂直於狹縫的光振將被吸收。
2. 偏振光具方向性，垂直穿透軸可阻隔水平偏振光，清除來自水面、砂地、雪地等的水平偏振散射光。
3. 頭部若傾斜，吸收的水平偏振光越少，眩光越多。(飛行員較不適合配戴)
4. 處方鏡片製造方式：
   (1) 偏光片夾在硬樹脂或聚碳酸材料鏡片間。
   (2) 附在 CAB 材料（醋酸丁酸纖維素）上。
5. 平光鏡片製造方式：夾在兩層 CAB 材料中。
6. PVA(Polyvinyl alcohol)薄膜浸漬在碘中，吸收碘後就是目前偏光片的暗色線。

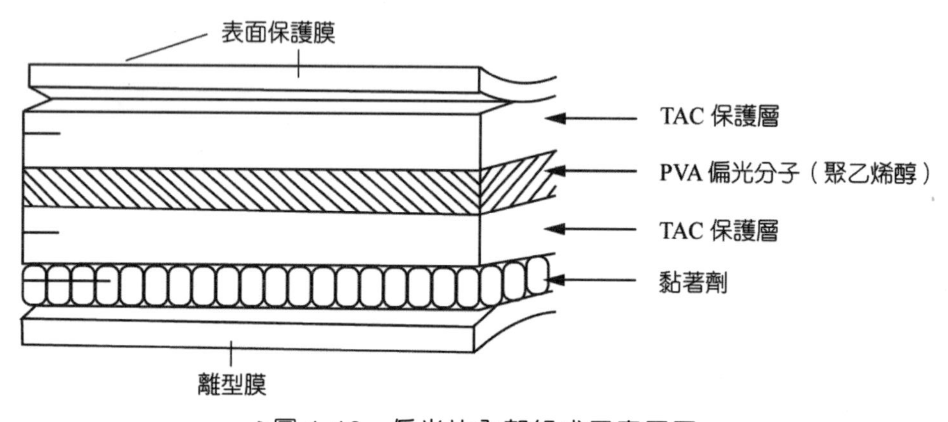

圖 1-18　偏光片內部組成示意層圖

7. 馬呂斯定律(Malus' law) $I=I^0\times\cos^2\theta$

馬呂斯定律是因法國工程師艾蒂安-路易・馬呂斯而命名。非偏振光可以視為很多偏振方向不同的偏振光均勻混合而成，由於 $\cos^2\theta$ 的平均值為 1/2，透射係數為$\frac{I}{I^0}=\frac{1}{2}$；在實際狀況，偏振片表面會反射部分入射光，偏振片本身也會吸收一些入射光，因此實際透射係數會低於這數值。如果二片偏光片放一起時，當二片鏡片的偏振方向互相垂直時，垂直光線會在通過第一片水平偏振片時被阻擋，只剩水平偏振光通過；通過的水平光線會被第二片垂直偏振片阻擋，故通過的光線將消失，水平與垂直光線就無法通過（暗的）。例如$\frac{I}{I^0}$ =cos(90°)=0%（光線穿透）見下圖 1-19。

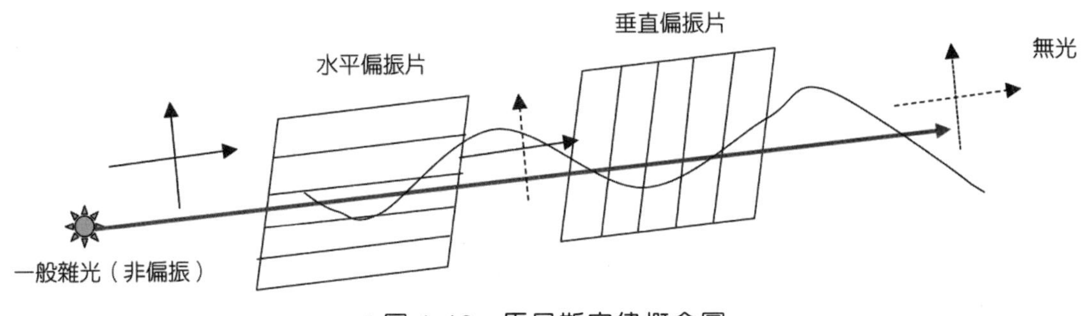

圖 1-19　馬呂斯定律概念圖

EXAMPLE

【練習 5】

(　) 1. 當配戴者的處方為＋3.75D 時，須採用非球面鏡片設計原因為何？1.產生較薄的鏡片、2.產生較輕的鏡片重量、3.產生較平坦的鏡片基弧、4.若度數相同，此鏡片中心比起以球面為基礎的鏡片能產生更好的視力、5.以上皆是　(A)1.2　(B)1.3　(C)2.3　(D)1.2.3　(E)5。

解答：(D)。

(　) 2. 以高度遠視鏡片為例，相較於球面設計，何種鏡片設計能產出最薄的鏡片？　(A)縮徑設計　(B)非球面設計　(C)縮徑設計以及非球面設計　(D)縮徑設計與非球面設計皆無法。

解答：(C)。

歷屆試題

( ) 1. 下列何者最常被應用於製作散光鏡片？ (A)平柱面透鏡 (B)平凹透鏡 (C)雙凹透鏡 (D)環曲面透鏡（球柱面透鏡）。 （106 特生）

( ) 2. 我們可以用眼鏡調整外觀，對於一個右眼無視力且因眼球萎縮而放義眼的病人，下列哪一個做法可以用來改善外觀上兩眼的不對稱性？ (A)在右眼前放正球面透鏡 (B)在右眼前放負球面透鏡 (C)右眼有可能會因眼球萎縮而眼瞼下垂，可以放軸位在 90 度的正圓柱透鏡 (D)右眼可能因為橫向眼瞼裂較窄，可以放軸位在 180 度的正圓柱透鏡。 （106 專普）

( ) 3. 一般用偏光鏡片可以過濾掉入射光的哪一個偏振方向？ (A)45 度偏振方向 (B)90 度（垂直）偏振方向 (C)135 度偏振方向 (D)180 度（水平）偏振方向。 （107 特生）

( ) 4. 當一透鏡對著十字光標旋轉時，若十字光標產生剪刀動態(scissors movement)，則該透鏡屬於下列何者？ (A)負透鏡 (B)正透鏡 (C)平光鏡 (D)柱面透鏡。 （107 特生）

( ) 5. 當凹柱面透鏡沿軸的垂直方向移動時，像的移動方向應為下列何者？ (A)沿軸的垂直方向逆動 (B)沿軸的垂直方向順動 (C)沿軸的垂直方向不動 (D)沿軸的方向順動。 （107 特生）

( ) 6. 有關非球面(aspheric)鏡片的敘述，下列何者錯誤？ (A)非球面鏡片的表面具有不同曲率半徑 (B)可製造漸進光學鏡片 (C)非球面鏡片較一般球面鏡片製作過程更為複雜 (D)其基弧更為陡峭，可減少放大率並使鏡片更加美觀。 （107 專普）

( ) 7. 透過鏡片觀察十字線的位移時，下列敘述何者錯誤？（起始位置是鏡片光心對齊十字線交叉點，請注意答案選項裡的轉動與移動是不同的含意） (A)單性負散鏡片的軸與垂直線對齊，然後順時鐘旋轉鏡片時，在鏡片範圍內的垂直線會順時鐘轉動 (B)單性正散鏡片的軸與水平線對齊，然後順時鐘旋轉鏡片時，在鏡片範圍內的垂直線會順時鐘轉動 (C)正球面鏡片往左邊移動時，在鏡片範圍內的垂直線會往左邊移動 (D)基底 225 的稜鏡鏡片，在鏡片範圍內的十字線會整個往 45° 的方向位移起。 （107 專普）

(　) 8. 市面常用的偏光鏡片是利用何種元素材料來吸收光的偏振？ (A)磷 (B)碘 (C)硼 (D)銀。 （108 特生）

(　) 9. 下列何者不是非球面鏡片的優點？ (A)前表面可以更平坦 (B)可以增加影像放大率 (C)可以更輕薄 (D)可以製作出漸進多焦鏡片。 （108 特生）

(　) 10. 設一鏡片前表面度數為 +5.00D，則後表面度數在 90 度軸線上為 −2.00D，於 180 度軸線上為 −4.00D，則鏡片處方為何？
(A) −3.00DS / −2.00DC × 180 (B) +3.00DS / −2.00DC × 090
(C) +1.00DS / −4.00DC × 180 (D) −1.00DS / +4.00DC × 090。 （108 特生）

(　) 11. 使用處方 −2.00DS / −2.00DC × 045 設計一個環曲面鏡片(toric lens)，試以沃格爾公式(Vogel's formula)計算前表面的球面度數（基弧屈光力）？ (A) +2.00D (B) +3.50D (C) +4.50D (D) +6.00D。 （108 專普）

(　) 12. 承上題，此環曲面鏡片的後表面設計，在 135 度方向的屈光度數是多少？ (A) −5.50D (B) −6.50D (C) −7.50D (D) −8.50D。 （108 專普）

(　) 13. 一般偏光太陽眼鏡是利用何種光學作用將水平偏振光阻擋掉？ (A)吸收 (B)散射 (C)反射 (D)干涉。 （109 特生）

(　) 14. 光眼鏡鏡片具有特殊的方向性，其目的是為了消除： (A)斜向振波 (B)垂直振波 (C)水平振波 (D)所有振波。 （109 特生）

(　) 15. 利用 Vogel's 公式計算，處方為 +1.75DS / −1.50DC × 030 鏡片的基弧度數為下列何者？ (A) +6.00D (B) +7.00D (C) +8.00D (D) +9.00D。 （109 專普）

(　) 16. 下列何者不是非球面鏡片的特點？ (A)減少球面像差 (B)減少多重光圈效應 (C)減少視野範圍 (D)降低鏡片厚度。 （106 特師）

(　) 17. 對於正透鏡而言，當鏡片遠離眼球時： (A)鏡片有效屈光力不變 (B)需減少鏡片的度數以維持等效 (C)眼鏡的傾斜角一定會增加 (D)光線的聚散度不變。 （106 特師）

(　) 18. 下列哪一種透鏡旋轉時，十字光標的像會產生剪動？ (A)凹透鏡 (B)凸透鏡 (C)平光鏡 (D)柱面透鏡。 （106 專高[補]）

(　) 19. 一個 –2.00D 的圓柱透鏡試鏡片，其刻度的地方，屈折力為多少？ (A)0 (B) –1.00D (C) –2.00D (D) +2.00D。 （106 專高[補]）

(　) 20. 當鏡片處方為 –3.25DS / –1.50DC×165，試利用沃格爾公式(Vogel's formulas)來估算最佳的基弧（前表面屈光力）應為多少？ (A) +1.00D (B) +2.00D (C) +4.00D (D) +6.00D。 （107 特師）

(　) 21. 有關非球面鏡片(aspheric lens)特性的敘述，下列何者錯誤？ (A)可以製作更薄的鏡片 (B)可以製作更輕的鏡片 (C)可產生更平坦的基弧(flatter base curve) (D)可獲得更好的視力(visual acuity)。 （107 專高）

(　) 22. 一個鏡片處方為 –3.50DS / –1.00DC×180，若要磨成負柱面形式，則以沃格爾公式(Vogel's Formula)計算出鏡片的基弧（前弧）度數為何？ (A) +1.00D (B) +2.00D (C) +3.00D (D) +4.00D。 （107 專高）

(　) 23. 承上題，後表面弧的 180 度方向應設計為多少屈光度數？ (A) –5.50D (B) –6.50D (C) –7.50D (D) –8.50D。 （107 專高）

(　) 24. 偏光眼鏡鏡片具有方向性，可降低來自水平表面的反射光強度，而達到消除眩光的功能，此現象是因為入射光在某一角度（布魯斯特角 Brewster's angle）會全部被偏振，則此偏振光(polarized light)的方向為何？ (A)垂直方向 (B)水平方向 (C)45 度方向 (D)135 度方向。 （107 專高）

(　) 25. 兩球柱面形式於軸向上之鏡度，係由球面之運算而得之。若將此球柱面置於十字線圖表前旋轉，則下列何者錯誤？ (A)此運動稱為剪動(scissor movement) (B)於垂直向度實施視覺像移試驗，依主向度之鏡度不同，將產生逆向或順向像移 (C)於水平向度實施視覺像移試驗，依主向度之鏡度不同，將產生逆向或順向像移 (D)物像將與十字線相對準而維持重疊，不會有逆向或順向像移。 （108 特師）

(　) 26. 有關偏光鏡片的敘述，下列何者正確？ (A)不具方向性，可任意旋轉 (B)頭部傾斜越多，吸收的水平偏光越多 (C)塑膠偏光鏡片對紅外線輻射的吸收效果不佳 (D)釣魚用偏光鏡片的穿透軸在 180 度的方向。 （108 專高）

( ) 27. 常態的偏光鏡片可以讓正向入射光的哪一個偏振方向的光線穿透過鏡片量最多？（以光學十字的方向角表示之） (A)45 度偏振方向 (B)90 度（垂直）偏振方向 (C)135 度偏振方向 (D)180 度（水平）偏振方向。 （109 特師）

( ) 28. 一鏡片放在一個十字線上方，且十字線在鏡片的焦距內時，當鏡片順時鐘旋轉，觀察鏡片範圍內的線條移動情形，下列敘述何者正確？ (A)正度數球面鏡片，垂直線會順時鐘轉動 (B)散光軸對齊 90 度時，正度數單性散光鏡片，垂直線會逆時鐘轉動 (C)散光軸對齊 90 度時，負度數單性散光鏡片，垂直線會逆時鐘轉動 (D)散光軸對齊 90 度時，負度數單性散光鏡片，水平線會順時鐘轉動。 （109 特師）

( ) 29. 鏡片在藍光的折射率(nF)為 1.530、在黃光的折射率(nd)為 1.522、在紅光的折射率(nc)為 1.521，求此鏡片的色散係數(dispersive power)？ (A)0.013 (B) 0.017 (C) 0.022 (D) 0.034。 （109 特師二）

( ) 30. 有關使用非球面設計鏡片配置眼鏡，下列敘述何者正確？ (A)應用於近視鏡片使前表面周邊變陡，減少厚度 (B)需要移心製造稜鏡時，可使用非球面降低像差 (C)可以做出更平坦的鏡片，且增加鏡片的放大率 (D)非球面也屬球形的一部分，各部位的彎度相同且均勻。

（109 特師二）

( ) 31. 在右眼產生 5^{Δ} 基底朝外的稜鏡度，以 360°基底方向表示為何？ (A) 5^{Δ} base 0 (B) 5^{Δ} base 90 (C) 5^{Δ} base 180 (D) 5^{Δ} base 270。

（109 特生二）

( ) 32. 屈光檢查時，頂點距離設定為 12mm，量測出最佳處方為+8.00 DS，今配製成框架眼鏡，若框架眼鏡頂點距離為 16 mm，則下列何者正確？ (A)度數需增加 0.25 D (B)度數需減少 0.25 D (C)度數需增加 0.50 D (D)度數需減少 0.50 D。 （109 特生二）

( ) 33. 有一物在距離此透鏡的 20 cm 處，透鏡為+8.00 D，此透鏡位於物體右側，則此物透過鏡片最終聚焦形成的物像，成像位置位於何處？ (A)鏡片左側 40 cm 處 (B)鏡片右側 25 cm 處 (C)鏡片左側 12.5 cm 處 (D)鏡片右側 33 cm 處。 （110 專高）

(　) 34. 在頂點距離為 7mm 的條件下眼鏡處方度數為−10.00 DS，若頂點距離為 12mm，再配製一副眼鏡，則此眼鏡處方度數最接近下列何者？ (A)−10.25 DS (B)−10.50 DS (C)−11.00 DS (D)−11.50 DS。 (110 專高)

(　) 35. 前弧+3.00 D，後弧−5.00 D，在不考慮鏡片厚度的情況下，此鏡片的度數為何？ (A)+8.00 D (B)−6.00 D (C)+2.00 D (D)−2.00 D。 (110 專普)

(　) 36. 一般抗紫外線(UV)的鏡片鍍膜是指阻擋掉哪一波長以下的光波？ (A)400 nm (B)420 nm (C)450 nm (D)480 nm。 (110 專普)

(　) 37. 有關偏光太陽眼鏡的應用，下列敘述何者錯誤？ (A)在白天下雨時可以配戴偏光眼鏡增加行車安全 (B)配戴偏光眼鏡應避免選用垂直偏振的 LCD 螢幕 (C)在下雪天配戴偏光眼鏡可以減少雪盲症的發生 (D)可減少反射偏振光的眩光，讓顏色不失真更鮮明。 (110 專普)

(　) 38. 某鏡片其曲率半徑為 20 cm，若在空氣中的表面度數為+3.00 D，則此鏡片的折射率為何？ (A)1.33 (B) 1.5 (C)1.6 (D)1.8。 (110 專普)

(　) 39. 有一厚鏡片規格尺寸如下：前表面屈光度= +8.00 D，後表面屈光度= −4.00 D，鏡片厚度 t = 5 mm，折射率 n = 1.6，此鏡片的後頂點度數約為何？ (A)−3.75 D (B) −4.20 D (C)+3.75 D (D)+4.20 D。 (110 專普)

(　) 40. 有一鏡片，處方為−6.00DS/−2.00DC×165，使用 Vogel 公式估算，此鏡片的基弧應為： (A)+2.50 D (B)+3.00 D (C)+4.00 D (D)+6.00 D。 (110 專普)

(　) 41. 將+2.00DC×090/-2.00DC×180 轉變為正柱面形式，應為下列何者？ (A)plano/+2.00DC×180 (B)−2.00DS/+2.00DC×090 (C)−2.00DS/+4.00DC×090 (D)−2.00DS/+4.00DC×180。 (110 專普)

(　) 42. 有關透鏡之敘述，下列何者正確？ (A)正透鏡沿豎直方向平移，影像沿水平方向逆動 (B)正透鏡沿豎直方向平移，影像沿豎直方向順動 (C)負透鏡沿豎直方向平移，影像沿水平方向逆動 (D)負透鏡沿豎直方向平移，影像沿豎直方向順動。 (110 專普)

( ) 43. 一配戴−5.00 D 單光眼鏡鏡片的配戴者，欲清楚看見距離眼鏡平面 40 cm 處的物體，其調節量應為何？（假設頂點距離為 12.5 mm） (A)1.50 D (B)2.15 D (C)2.50 D (D)2.78 D。 （110 專普）

( ) 44. 基本上，紫外線也可分為三個波段，UVC(100~280 nm)、UVB(280~315 nm)、UVA(315~380 nm)，哪一波段的紫外線一般可被大氣層中的氧、氮、臭氧層吸收？ (A)UVA (B)UVB (C)UVC (D)UVA 跟 UVB。 （110 專普）

( ) 45. 關於鏡片設計，下列何種方式能做出最薄的鏡片？ (A)僅球面設計 (B)僅縮徑設計 (C)非球面及縮徑設計 (D)非球面或縮徑設計皆無法減少厚度。 （111 專高）

( ) 46. 高度數鏡片配戴者，在選擇鏡框鏡片裝配時，下列何種鏡片選項最佳？ (A)冕牌玻璃光學鏡片 (B)低折射率鏡片 (C)大尺寸鏡片 (D)非球面或非複曲面鏡片。 （111 專普）

( ) 47. 使用 Vogel’s 公式估算，下列基弧中，何者是製作+1.00 D 球面度數鏡片的最佳選擇？ (A)+4.00 D (B)+5.00 D (C)+6.00 D (D)+7.00 D。 （111 專普）

( ) 48. 鏡片訂製度數為–2.00DS/–1.50DC×115，配鏡人員軸度做成 180 水平軸，則此鏡片在驗度儀(lensmeter)檢驗 115 位置時的實際度數約為何？($\sin^2 25=0.1786$，$\sin^2 65=0.8213$) (A)–3.25 D (B)–3.75 D (C)–4.25 D (D)–4.50 D。 （112 專高）

( ) 49. 某鏡片的度數為+2.00DS/–1.00DC×180，將其磨成正柱面形式。若選擇+5.00D 的基弧，則其後弧應為幾度？ (A)–3.00 D (B)–4.00 D (C)–5.00 D (D)–6.00 D。 （112 專普）

( ) 50. 以 CR-39 樹脂(n=1.5)磨製一個新月形的球面鏡片毛坯(lens blank)，前表面的曲率半徑為+50 cm，則前表面的屈光力為何？ (A)+1.00 D (B)–1.00 D (C)+1.50 D (D)–1.50 D。 （112 專普）

( ) 51. 若一處方為+3.00DS/+2.00DC×090 的鏡片，被磨成負柱面形式，尺寸規格如下：F1=+9.00D、F2@90°=–6.00D、F2@180°=–4.00D，則其複曲面基弧或後基弧為何？ (A)+9.00 D (B)–6.00 D (C)–4.00 D (D)+5.00 D。 （113 專高）

(　) 52. 偏光眼鏡鏡片具有方向性以消除下列哪一個方向的振動光？ (A)垂直振波 (B)水平振波 (C)斜向振波 (D)所有振波。 (113 專高)

(　) 53. 一個環曲面鏡片(toric lens)，以鏡片處方使用沃格爾公式(Vogel's Formula)計算出前表面的球面度數（基弧）為+4.50D，下列何者為此鏡片處方？ (A)–1.00D/–1.00DC×045 (B)–2.00D/–2.00DC×135 (C)+2.00D/–2.00DC×045 (D)plano/–2.00DC×135。 (113 專高)

(　) 54. 承上題，在 135 度方向的鏡片後表面屈光度數是多少？ (A)0.00 D (B)–4.50 D (C)–6.50 D (D)–8.50 D。 (113 專高)

(　) 55. 有關內普定律(Knapp's law)，下列敘述何者錯誤？ (A)使用鏡片足以讓影像恢復正常尺寸 (B)內普定律完整解釋光學理論 (C)眼軸太長或太短都會改變影像大小 (D)軸性的屈光不正只要戴眼鏡全矯正，就能解決不等像的問題。 (113 專高)

(　) 56. 下列對於非球面(aspheric)設計的鏡片敘述何者錯誤？ (A)非球面鏡片表面曲率半徑呈現一致的變化，更可以確保高度數正鏡片穩固安裝在鏡框內 (B)非球面設計的鏡片可以減少放大率與減輕重量增加美觀性 (C)非球面鏡片是根據圓錐曲線的表面曲率來劃分出圓(circle)、橢圓(ellipse)、拋物線(parabola)、雙曲線(hyperbola)四種類型 (D)非球面設計的鏡片可以減少離軸像差(off-axis aberrations)。 (113 專普)

(　) 57. 有一高度遠視的患者配戴金屬鏡架時，對於鏡片處方設計的選擇，下列何者錯誤？ (A)在不考慮鏡片厚度造成的效果下，鏡片前表面基弧選擇+15.00 D 球面的設計會較前表面基弧選擇+10.00 D 球面設計的有更好的中央和周邊視力 (B)在不考慮鏡片厚度造成的效果下，鏡片前表面基弧選擇+10.00 D 非球面的設計會較前表面基弧選擇+10.00 D 球面設計的有更好的中央和周邊視力 (C)在不考慮鏡片厚度造成的效果下，鏡片前表面基弧選擇+15.00 D 球面的設計會較前表面基弧選擇+10.00 D 球面設計的影像放大率會愈大 (D)在鏡片嵌入時，鏡片前表面基弧選擇+15.00 D 球面的設計會較前表面基弧選擇+10.00 D 球面設計的相對較不容易脫落。 (113 專普)

( ) 58. 依照馬呂斯定律(Malus' law)，當兩片偏光鏡片互相垂直疊合在一起時，光線的透射率還剩多少？(A) 100% (B) 50% (C) 25% (D) 0%。 （113 專普）

( ) 59. 一球面鏡片處方+1.50 D，使用沃格爾公式(Vogel's Formula)估算出球面鏡片的前表面基弧度數為何？(A)+6.00 D (B)+7.00 D (C)+7.50 D (D)+8.50 D。 （113 專普）

( ) 60. 承上題，試求此球面鏡片的後表面屈光度數為多少？ (A)–5.50 D (B)-6.00 D (C)–7.00 D (D)–7.50 D。 （113 專普）

( ) 61. 患者右眼使用–5.00DS 頂點距離 12mm 時剛好可以矯正屈光不正的問題，但是有一天打球突然將鏡框內壓，頂點距離變成 10mm，此時鏡片對患者右眼的屈光度最接近下列何者度數？ (A)–5.08DS (B)–5.05DS (C)–4.95DS (D)–4.88DS。 （113 專普）

解答及解析

01.D	02.A	03.D	04.D	05.B	06.D	07.C	08.B	09.B	10.B
11.C	12.D	13.A	14.C	15.B	16.C	17.B	18.D	19.A	20.C
21.D	22.D	23.C	24.B	25.D	26.C	27.B	28.B	29.B	30.A
31.C	32.B	33.D	34.B	35.D	36.A	37.B	38.C	39.D	40.A
41.C	42.D	43.B	44.C	45.C	46.D	47.D	48.A	49.B	50.A
51.C	52.B	53.B	54.C	55.D	56.A	57.D	58.D	59.C	60.B
61.C 或 B									

1. 處方負散光形式：散光做在後表面，又稱內環曲面鏡片、內散鏡片。
   處方正散光形式：散光做在前表面，又稱外環曲面鏡片、外散鏡片。
2. (A)裝義眼患者，會讓眼睛看起來較小，此時可用正透鏡讓眼睛放大達到雙眼外觀協調。
   (B)會縮得更小。
   (C)眼瞼下垂使外觀顯得橫向眼瞼裂較寬，放軸位在 180 度的正圓柱透鏡才能讓外觀協調。
   (D)橫向眼瞼裂較窄，放軸位在 90 度的正圓柱透鏡能讓外觀協調。
3. 一般用偏光鏡片是將水平方向偏振光過濾掉，減少眩光。

4. 兩條軸經過透鏡旋轉時，看到影像張開又合攏的現象，此為剪刀運動，一般發生在柱面透鏡。正柱面透鏡產生逆向剪刀運動，負柱面透鏡產生順向剪刀運動。
5. 正柱面透鏡產生逆向剪刀運動，負柱面透鏡產生順向剪刀運動。
6. 非球面鏡片其基弧更為平坦，可減少像差與放大率，使鏡片外觀更美觀。
7. 正球面鏡片往左邊移動時，在鏡片範圍內的垂直線會往右邊移動，如同正柱面透鏡產生逆向剪刀運動。
8. 市面常用的偏光鏡片是由 PVA（聚乙烯醇）與碘分子相結合而成。
9. 可減少影像放大率，但鏡片會更加美觀。
10. 圖解如下。

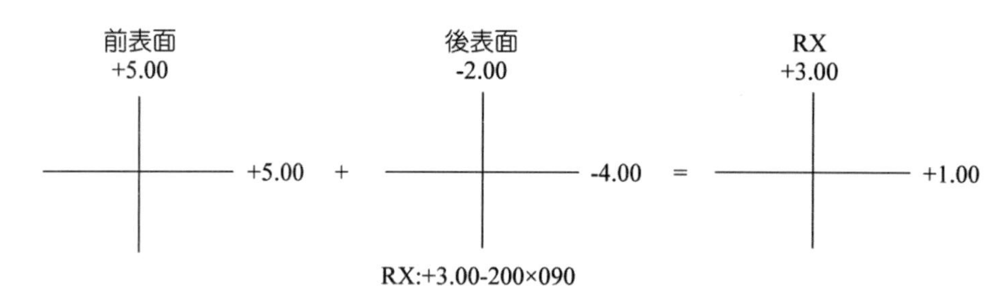

11. 沃格爾公式(Vogel's formula)：基弧 $=\dfrac{等價球面}{2}+6.00D$ 。

近視最佳基弧：$\dfrac{-2.00+\left(-2.00/2\right)}{2}+6.00=\dfrac{-3.00}{2}+6.00=+4.50D$ 。

12. $RX:2.00DS/-2.00DC\times045\rightarrow$負散光形式處方，基弧在前表面。基弧屈光力 $=+4.50D$ 。

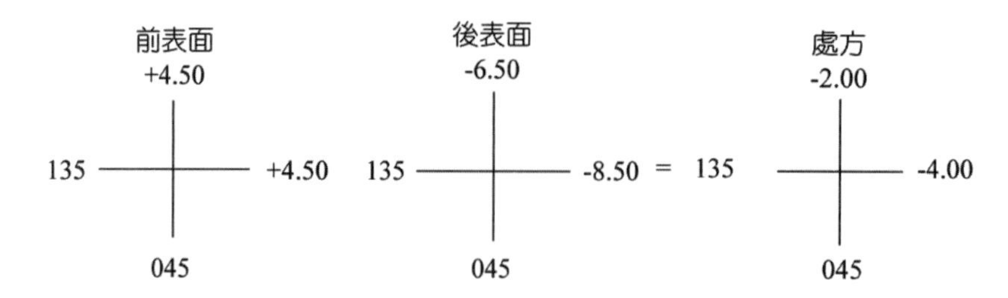

16. 視野範圍會增加。
17. 當正鏡片遠離眼球，正度數會變多，需減少正鏡片度數以維持等效屈光度。

當負鏡片遠離眼球，負度數會變少，需增加負鏡片度數以維持等效屈光度。

18. 兩屈光度不同的主經軸會產生剪動，柱面、球柱面與環曲面透鏡。

19. 柱面透鏡軸上無度數，與軸相差 90°的地方有最大屈光力。

20. 沃格爾公式(Vogel’s formula)：基弧 $=\dfrac{\text{等價球面}}{2}+6.00\text{D}$。

近視最佳基弧：$\dfrac{-3.25+\left(-1.50/2\right)}{2}+6.00=\dfrac{-4.00}{2}+6.00=+4.00\text{D}$。

21. 獲得更好的視力不屬於非球面鏡片特性，中心視力也不會改變。

22. 沃格爾公式(Vogel's formula)：負柱面形式 $=\dfrac{\text{等效球面}}{2}+6.00\text{D}$。

$\dfrac{-3.50+\left(\dfrac{-1.00}{2}\right)}{2}+6.00=-2.00+6.00=+4.00\text{D}$。

23. 負柱面形式球柱面鏡片，前表面是球弧（基弧），後表面是基弧與正交弧。

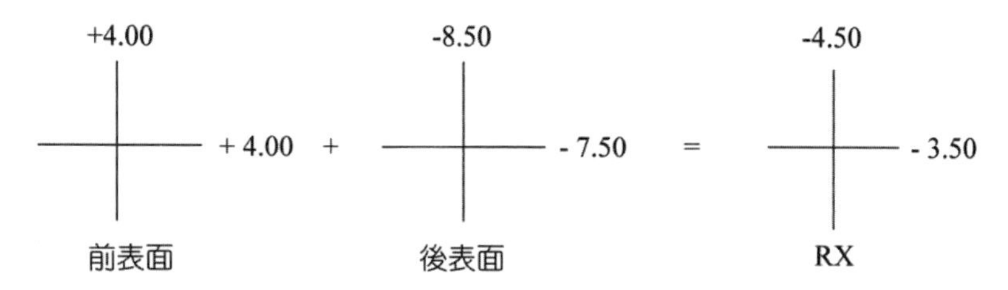

24. 偏光眼鏡鏡片就像一片光柵，可將水平方向的入射光偏振。

25. 依主向度之鏡度不同，將產生逆向或順向像移。

29. $V_d=\dfrac{\text{黃光}-1(\text{空氣})}{\text{藍光}-\text{紅光}}$，$V_d=\dfrac{n_d-1}{n_f-n_c}=\dfrac{1.522-1}{1.529-1.520}=58$，色散係數＝阿貝值的倒數，所以 $\dfrac{1}{58}$=0.017。

30. 近視鏡片非球面鏡片設計，可使前表面周邊變陡或後表面周邊變平，都可減少鏡片厚度。

(B)移心製造稜鏡時會讓厚度與弧度改變，而偏移光心去創造稜鏡量，還是會產生像差。

(C)遠視患者讓鏡片平坦，藉由改變基弧或厚度，會減少影像放大率。

(D)非球面鏡片中心到周邊彎度會趨於平坦。

31. 圖解如下。

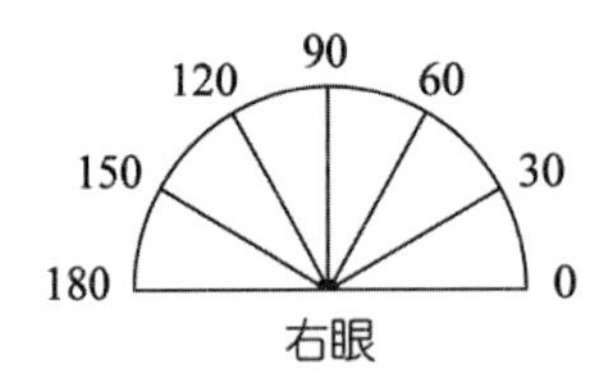

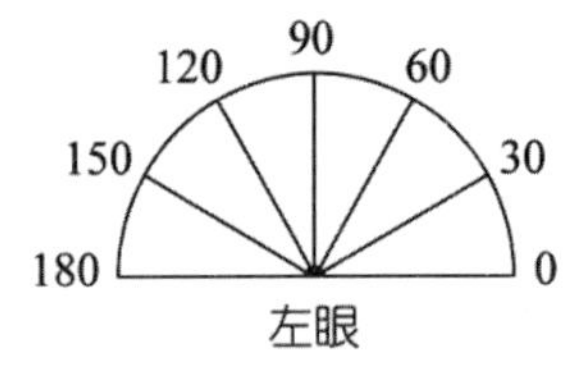

32. $F=\dfrac{\Delta}{d}$，$f=\dfrac{1\times(1000)}{+8}=125\text{mm}$（鏡後焦距），

$125-(12-16)125-(-4)=129\,\text{mm}$，$D=\dfrac{1\times(1000)}{129}=+7.75\,D$。

33. 聚散度成像公式：V = P+U

V = 像方聚散度= $\dfrac{1}{v}$ ，v = 像距

P = 光學元件屈光度 = $\dfrac{1}{f}$，f = 焦距

U = 物方聚散度 = $\dfrac{1}{u}$, u = 物距 $\dfrac{1\times100}{20cm}$=−5D 鏡前−號左側

V=+8+(−5)=+8−5=+3D，f=$\dfrac{1}{D}$, $\dfrac{1}{+3D}$ = 0.33m = 33cm 鏡後+號右側

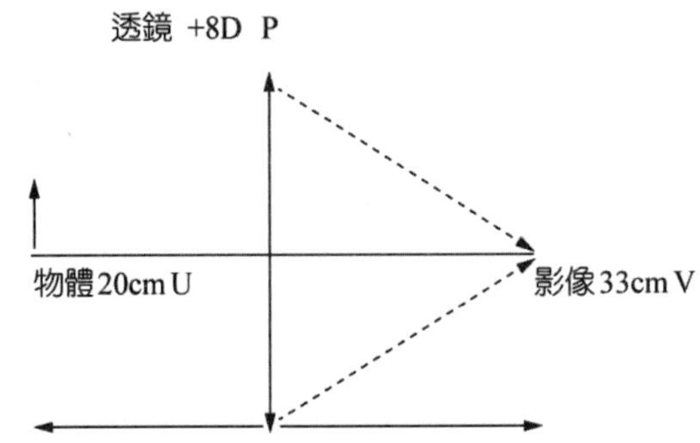

PS：聚散度方程式鏡前帶負號，鏡後帶正號。

34. $f=\frac{1}{D}$ ， $\frac{1\times1000}{-10}$ =−100mm− (7−12)=−100−(−5) =−95mm

$D=\frac{1}{f}=\frac{1\times1000}{-95mm}$=−10.53D

記憶技巧：鏡片靠近帶+號，遠離帶−號，差值「−」號永不變。

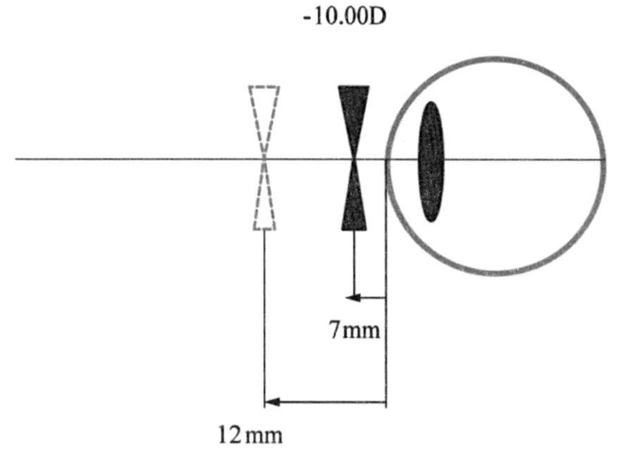

35. $F_{1\,Lens}+F_{2\,Lens}=F_{total\ Lens}$

鏡片不考慮鏡片厚度情況下稱之薄透鏡。+3.00 D+(−5.00 D)=−2.00 D

36. 400 nm~700nm 是可見光波段，400 nm 以下是紫外線波段。

37. 配戴偏光眼鏡應避免選用水平偏振的 LCD 螢幕，要用垂直偏振的 LCD 螢幕，兩片偏振片相差 90 度時會讓光線無法通過，偏光眼鏡是以阻擋水平偏振光，讓垂直偏振光通過，用垂直偏振的 LCD 螢幕，才不會因光線完全阻礙，讓螢幕顯現黑色樣態。

38. 單一折射面公式 $F=\frac{n_2-n_1}{r}$

n_2 =鏡片折射率， n_2 =空氣折射率，r =鏡片曲率半徑，F=鏡片折射面

$+3=\frac{n_2-1}{+0.2m}\rightarrow\ n_2-1=3\times0.2\ \rightarrow\ n_2-1=0.6\rightarrow\ n_2=1.6$

39. F_1=前表面，F_2=後表面，t=鏡片厚度(m)，n=折射率

$F_{bvp}=\frac{F_1}{1-\left(\frac{t}{n}\right)+F_1}+F_2$， $\frac{+8}{1-\left(\frac{0.005mm}{1.6}\right)\times8}+(-4)\ =\frac{+8}{0.975}+(-4)=+4.20\ D$

40. Vogel 估算基弧公式：

正鏡片＝等價球面度數 $+6.00D$

負鏡片＝ $\frac{等價球面度數}{2}+6.00D$

等價球面度數 $=S+\frac{C}{2}$ （S＝球面度數，C＝柱面度數）

$\frac{-7.00D}{2}$+6.00=+2.50D

41. 正柱面形式找比較負的度數為軸：

−2.00DS+2.00DC −(−2.00DC)×090=−2.00 +4.00×090

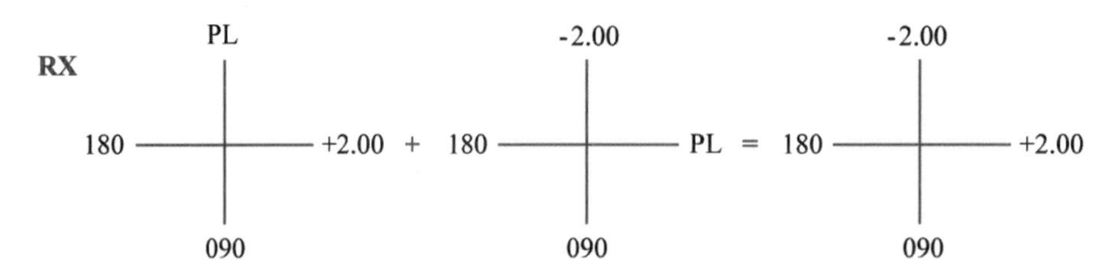

42. (A)正透鏡沿豎直方向平移，影像沿豎直方向逆動。

(B)正透鏡沿豎直方向平移，影像沿豎直方向逆動。

(C)負透鏡沿豎直方向平移，影像沿豎直方向順動。

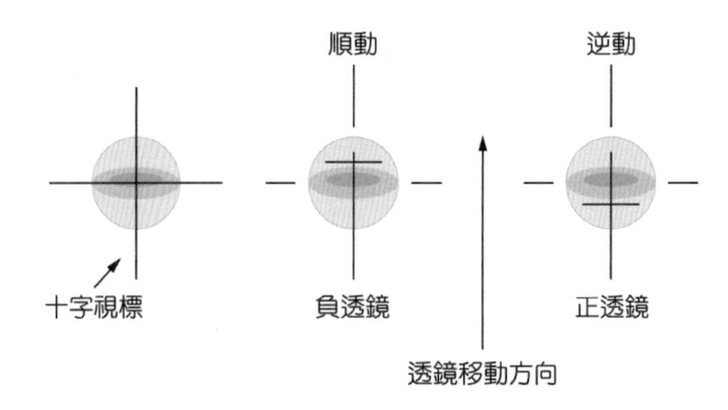

43. 戴著眼鏡的調節量，先用聚散度公式再用調節量公式解題。

聚散度公式：V=P+U

V=像方聚散度　像方聚散度=−5+(−2.5)=$\dfrac{1\times100}{-7.5D}$ = 鏡前 13.33cm

P=屈光度　眼鏡平面=−5.00D

U=物方聚散度　40 公分物體=−2.50D

13.33cm+1.25cm=14.58cm（頂點距離加眼鏡像方聚散度的距離）

調節量公式：Ffp=AC+U

$U=\dfrac{1\times100}{14.58cm}=-6.86D$（角膜到物方的調節遠點）

$Ffp=f=\dfrac{1\times1000}{-5}=-200mm-12.5mm \rightarrow Ffp=\dfrac{1\times1000}{-212.5mm}-4.70D$

AC= Ffp−U →−4.70−(−6.86)=+2.15D

Ffp=角膜上屈光遠點
AC=調節量
U=物方調節遠點

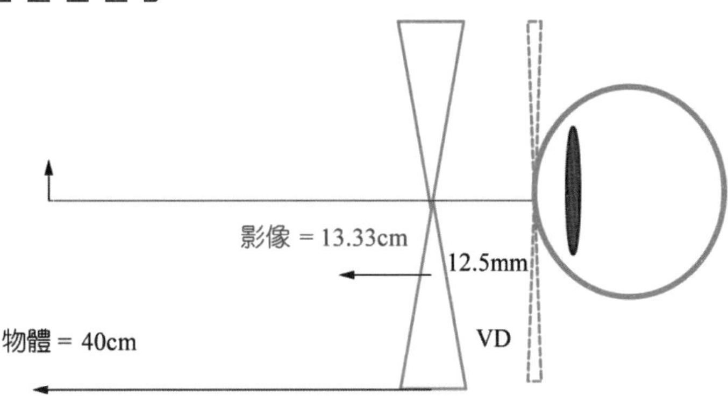

44. UVC:(100~280 nm)，一般可被大氣層中的氧、氮和臭氧層吸收，但不排除工業來源的 UVC。

45. 非球面鏡片改變表面弧度，讓正鏡片中心變薄，負鏡片周邊變薄。
縮徑鏡片讓鏡片直徑變小，本身也是非球面設計，使正鏡片中心變更薄，負鏡片周邊變更薄。

46. (A)鏡片會過重　(B)鏡片會過厚　(C)正鏡片中心過厚，負鏡片周邊過厚　(D)非球面及非複曲面會讓正鏡片中心變薄，負鏡片周邊變薄，非複曲面效果會更佳。

47. Vogel's formula　正鏡片基弧=等價球面度數+6.00D
+1.00 等價球面度數=+1.00
+1.00+6.00=7.00D

48. 運用斜向屈光度的概念找出偏離約產生之度數。
畫出光十字帶入公式。
$F\theta = s + c\sin 2(\theta - \alpha)$
$F\theta$ = 偏離軸向後產生之度數
s = 球面屈光度數
c = 柱面散光度數最大值
θ = 處方度數之角度
α = 偏離原處方的角度

(θ–α) = 偏離原軸向的夾角

算法：–2+–1.5(0.8213×0.8123)=約–3.24D。

49. 環曲面透鏡的製作：

(1) 處方中柱面符號要與基弧相同。

(2) 判斷種類（內外散）。

(3) 符號轉換–基弧與處方柱面符號相同軸度相反（此題為水平方向）。

(4) 填入已知，找出未知。

(5) 寫出處方。

+2.00DS/–1.00DC×180 轉換成+1.00DS/+1.00DC ×090（選+5.00 的基弧）。

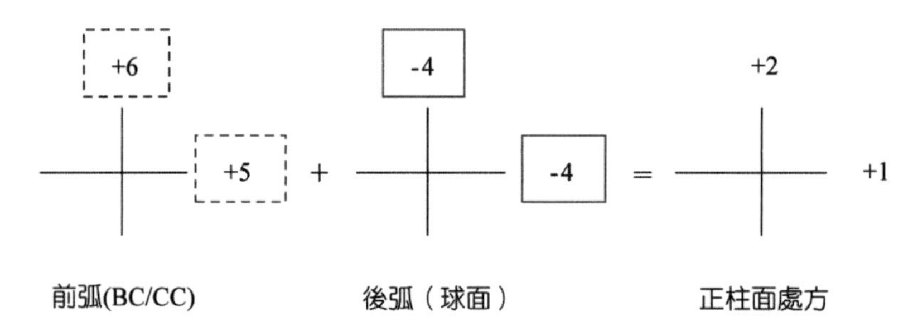

50. 此為鏡片單一折射面概念，導入公式：$F\frac{n^2-n^1}{r}$

F = 折射面屈光度

n^2 = 鏡片本體折射率

n^1 = 空氣折射率

r = 鏡片曲率半徑

51. 負散光形式散光製作後表面，前表面為球面。

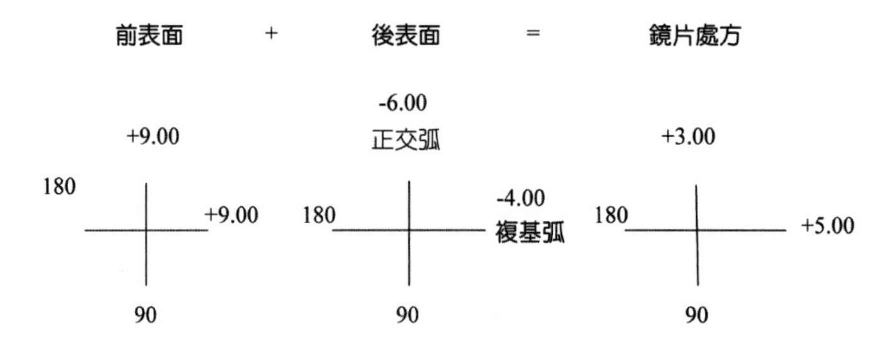

52. 偏光眼鏡具有吸收軸與穿透軸，垂直穿透軸可消除水平偏振光，猶如虛擬光柵，消除水面等水平散射光。

53. 依據 Vogel 估算基弧公式

(1) □+6.00D=+4.50D

(2) □=−1.50D（屬於負鏡片） $=\dfrac{等價球面度數}{2}+6.00D$

(3) 等價球面度數=−3.00D/2=−1.50D，故選(B)

$$負鏡片=\frac{等價球面度數}{2}+6.00D$$

Vogel 估算基弧公式： $等價球面度數=S+\dfrac{C}{2}$

（S＝球面度數，C＝柱面度數）

54.

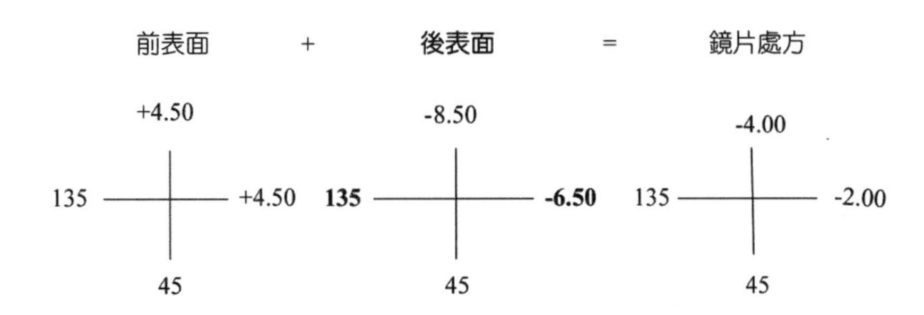

55. 屈光不正主要是由於雙眼軸長差異引起的即軸性屈光不正，框架眼鏡矯正時形成的雙眼視網膜像大小差異較小，比較適合矯正軸性屈光不正，並非隱形眼鏡不能解決。

56. 非球面鏡片表面曲率半徑呈現連續性的變化；曲率從光學中心的特定位置以一定的比率逐漸變化的矯正鏡片，曲面的曲率半徑不一致。

57. 同樣是球面設計，度數越多，前表面基弧相對越彎，較易脫落。

58. 如果二片偏光片放一起時，當二片鏡片的偏振方向互相垂直時，通過第一片偏光片的偏振光會被第二片偏光片擋住，看起來就黑黑的（暗的）。

59. 正鏡片基弧=等價球面度數+6.00D

+1.50+6.00=+7.50D

60. 正鏡片基弧=等價球面度數+6.00D

(1) +1.50+6.00=+7.50D（前表面基弧）。

(2) +1.50（鏡片處方）。

(3) 填入已知，找出未知（光十字）。

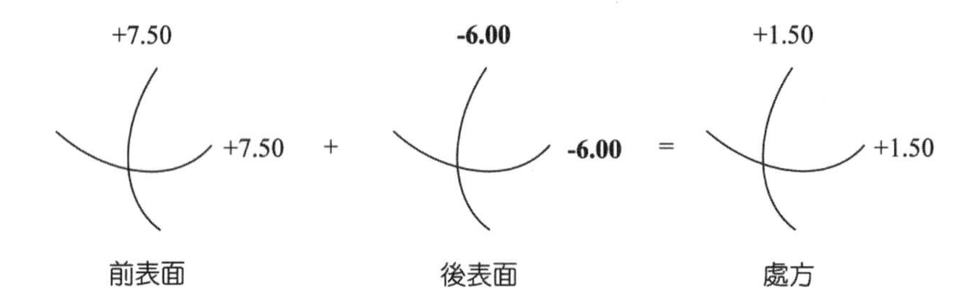

61. (1) $\frac{1}{-5}$ –(12mm–10mm)=–200–2= $\frac{1000}{-202}$ =–4.95

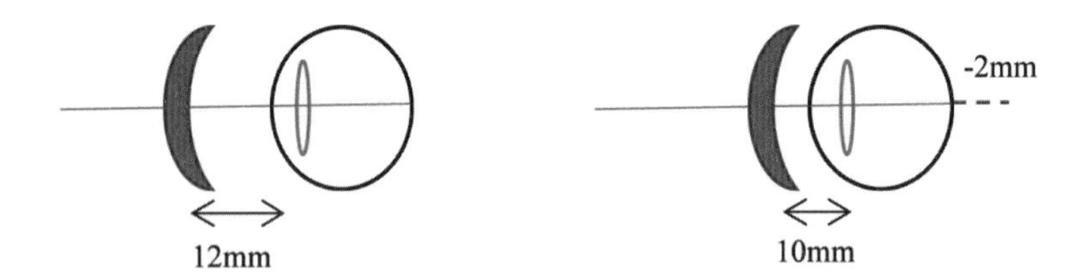

因 12mm 恰可矯正並焦點落於網膜上為–5.00DS，若頂距向內壓縮至10mm，也就是有 2mm 會移至網膜後，此時產生更多的負度數，所以須降低度數維持等效，讓焦點落於網膜上。故選(C)。

(2) $\frac{1}{-5}$ + (12mm–10mm)=–200+2= $\frac{1000}{-198}$ =–5.05

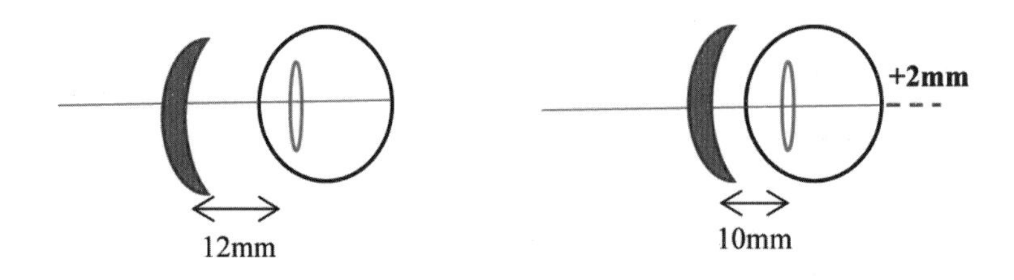

若沒有維持等效，焦點會落於網膜後，產生更多的負度數。故選(B)。

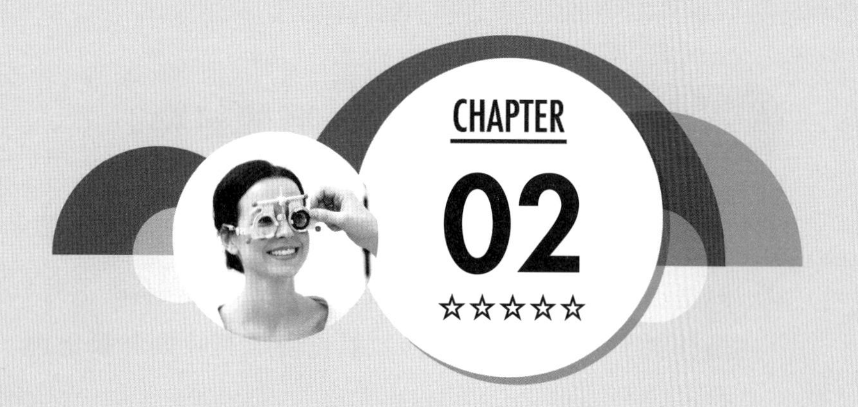

鏡片（材料）分類與特性

2-1 光學玻璃鏡片（無機材料）

2-2 光學樹脂材料（有機材料）

2-3 天然材料（無機材料）

2-4 光致變色鏡片

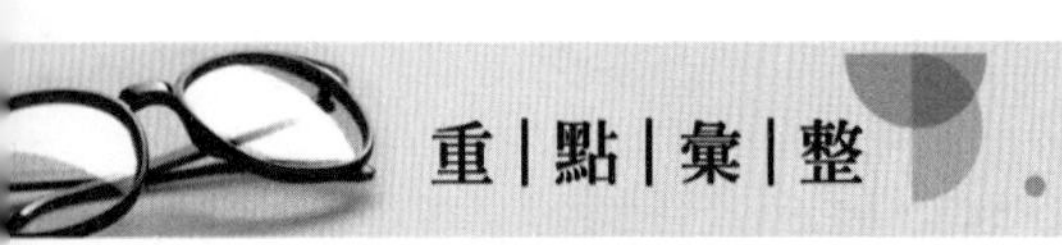

重|點|彙|整

2-1 光學玻璃鏡片（無機材料）

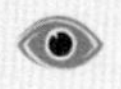

1. 光學玻璃鏡片成分為二氧化矽，冷卻時呈非晶體狀態，可在高溫下溶解。
2. 冠冕玻璃，也稱皇冠玻璃或冕牌玻璃，折射率 1.523，為傳統光學鏡片的製造材料，60～70%成分為二氧化矽，其餘則為氧化鈣，以及鈉和硼等多種物質混合。
3. 高折射率鏡片：
   (1) 1.7 折射率：主要成分為鈦元素，阿貝數 41。
   (2) 1.8 折射率：主要成分為鑭元素，阿貝數 34。
   (3) 1.9 折射率：主要成分為鈮元素，阿貝數 30。（目前折射率最高的鏡片材料）
4. 雖然高折射率材料製造的鏡片越來越薄，卻沒有減少鏡片的重量。折射率的增加，材料密度也隨之增加，抵銷了因為鏡片厚度減少而帶來的重量上的減輕。密度＞體積（視鏡片直徑大小而定）。
5. 優點：
   (1) 良好的透光率。
   (2) 硬度高、破碎成片狀。
   (3) 耐高溫。
   (4) 較不易發生變形。
   (5) 同度數下比樹脂鏡片薄，折射率可做較高。
6. 缺點：
   (1) 易破裂，碎裂時成尖銳狀。
   (2) 密度高，重量重。
   (3) 易起霧。
   (4) 抗 UV 差。

7. 染色玻璃材料：
   (1) 玻璃材料中混合入一些具有特殊吸收性質的**金屬鹽**後，會表現出著色的效果。
   (2) 加鎳和鈷呈現紫色，加鈷和銅呈現藍色，加鉻呈現綠色，加鐵、鎘呈現黃色，加金、銅和硒呈現紅色等。

表 2-1 玻璃鏡片材料種類與物理性

分類	折射率範圍	材料	折射率(ne)	阿貝數	比重
超高折射率	1.80≦ne	鉛玻璃	1.90	28	3.77
		鉛玻璃	1.892	31	3.97
		鉛玻璃	1.835	31.5	3.59
		鉛玻璃	1.806	32.8	3.47
		鉛玻璃	1.800	35	3.50
高折射率	1.70≦ne＜1.80	鉛玻璃	1.702	40.2	2.99
		鉛玻璃	1.701	43	3.16
中折射率	1.55≦ne＜1.70	鉛玻璃	1.605	40.8	2.57
		鉛玻璃	1.600	42.5	2.58
低折射率	ne＜1.55	耐熱玻璃	1.525	59	2.54

2-2 光學樹脂材料（有機材料）

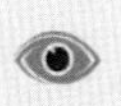

光學樹脂材料屬於高分子有機化合物，可分為模壓澆鑄成型或注塑成型光學樹脂，依材料屬性分類為熱固性材料和熱塑性材料兩種。

一、熱固性材料

熱固性：加熱後硬化，受熱不變形。

中高折射率鏡片：1.586～1.74 以上。

（一）CR-39(Columbia Resin #39)

學名烯丙基二甘醇碳酸脂，四十年代被美國哥倫比亞公司的化學家發現，是美國空軍所研製的一系列聚合物中的第 39 號材料，被稱為 CR-39（哥倫比亞樹脂第 39 號）。

（二）環氧樹脂(optyl)

又稱作人造樹脂、樹脂膠等。廣泛運用於黏著劑、塗料等用途，比醋酸纖維重量輕 20%，材質耐高溫，較安定。一般加熱到攝氏 80 度，軟化至足以用手調整鏡框，其冷卻時間較快，只需 10 秒。鏡框收縮性較差，鏡片研磨時，大小設定必須比一般正常研磨尺寸的鏡片，做得略大一些。

二、熱塑性材料

熱塑性：加熱後軟化，適合運用於熱塑和注塑。

（一）聚碳酸酯(polycarbonate)

聚碳酸酯是一種強韌的熱塑性樹脂，性能接近聚甲基丙烯酸甲酯(PMMA)。不耐紫外線，不耐強鹼，易受有機溶劑侵蝕，耐刮性差，長期暴露於紫外線中會發黃。

（二）壓克力(Acrylic)

學名聚甲基丙烯酸甲酯(polymethyl methacrylate)，簡稱 PMMA，又稱作壓克力。堅硬可保持原型不變，流汗時較不受其影響，色彩豐富。

三、材料特性比較

（一）CR-39(Columbia Resin #39)

折射率 1.5，密度 1.32 g/cm^3，阿貝數 58。材料屬**熱固性**樹脂，加熱後硬化，受熱不變形。熱傳導率低，從溫度低到溫度高的場域時，起霧現象比玻璃鏡片少。

（二）環氧樹脂

1. 優點：耐熱性和耐溶劑性好、蠕變小。
2. 缺點：屬**熱固性**材質，容易有雙折射情形發生。

（三）PC 鏡片

高折射率 1.586，密度 1.22 g/cm^3，阿貝數 30。化學名稱為**聚碳酸酯** (polycarbonate, PC)，**熱塑性**材料，原料為固態。

1. 優點：
   (1) 耐衝擊性高，是 CR-39 的 10 倍以上。
   (2) 比重低，密度為 1.22 g/cm^3，質量較輕。
   (3) 不需額外加工即可 100%抗波長 385mm 的紫外光線。
2. 缺點：
   (1) 表面軟，易刮傷。
   (2) 材料本身不易染色。
   (3) 高色散，阿貝數低，約為 $V_d = 30$。
   (4) 不適用於高濕熱環境。
3. 應用：兒童眼鏡鏡片、太陽眼鏡、水瓶、防彈玻璃、護目鏡、車頭燈等。

（四）PMMA 鏡片（壓克力）

折射率 1.498，密度 1.19 g/cm^3，阿貝數 57.6。化學名稱為聚甲基丙烯酸甲酯（PMMA 樹脂）。破碎時不產生尖銳碎片，美國、日本法律中強制規定，建築必須採用，其為熱塑性材料。

1. 缺點：受熱易變形及耐磨性差，被 CR-39 替代。
2. 應用：早期曾用於製造硬性隱形眼鏡，目前市面上的現成老花眼鏡及低價太陽眼鏡，也都常用此材質鏡片。

（五）Trivex NXT 鏡片（鈦晶鏡片）

折射率 1.53，密度 1.11 g/cm^3，阿貝數 35～45。

1. 優點：比重較 PC 輕，比 PC 更耐撞擊，高韌度，高阿貝值，適合製作低度數無邊框眼鏡。
2. 應用：運動墨鏡。無邊框、半邊框需 1.6 折射率以上材質較合適。

（六）聚氨酯(PU)

屬於熱塑性成型光學透鏡，學名氨基甲酸酯，是多異氰酸酯與聚醚型多元醇在一定比例下反應的產物。熱塑性聚氨酯(TPU)的折射率超過 1.54，阿貝數超過 27。

表 2-2　塑膠鏡片材料種類與物理性

分類	折射率範圍	材料	折射率(ne)	阿貝數	比重	備註
超高折射率	1.65≦ne	環硫樹脂	1.70～1.76	30	1.49	
		硫代氨基甲酸乙酯	1.67	32	1.35	
高折射率	1.58≦ne＜1.65	1.60	42	1.30		
		聚酯纖維	1.60	32	1.37	光硬化樹脂
		PC（聚碳酸酯）	1.59	31	1.20	熱塑性樹脂
中折射率	1.55≦ne＜1.58	聚氨酯	1.56	41	1.17	
		環氨樹脂	1.56	40	1.19	
		二烯丙酯	1.56	37	1.23	
		DAP 樹脂	1.56	40	1.27	
低折射率	ne＜1.55	聚氨酯系樹脂	1.53	43	1.11	
		聚氨酯	1.51	58	1.12	
		丙烯酸樹脂	1.51	47	0.99	
		PMMA 壓克力	1.49	58	1.18	熱塑性樹脂

表 2-3　光學樹脂鏡片特性比較

性能	CR-39	PMMA	PC	差異
分類	熱固性	熱塑性	熱塑性	
比重	1.32	1.19	1.20	
透光率(T)	89～92%	92%	85～92%	PC 稍差
折射率(N)	1.50	1.49	1.586	PC 最高
耐磨性(H)	4H	2H	B	CR-39＞PMMA＞PC
抗衝擊性(kg-cm)	2.4	5.6	9.2	PC＞PMMA＞CR-39
阿貝數(Abbe)	57.8	57.6	30	CR-39＞PMMA＞PC

2-3 天然材料（無機材料）

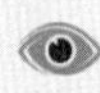

水晶鏡片

1. 天然石英結晶體，成分為二氧化矽，折射率和密度略高於光學玻璃。
2. 特點：硬度高，耐高溫，耐摩擦，不易潮濕，含雜質、棉狀或冰凍狀花紋等。
3. 缺點：重量較大，加工困難。紫外線、紅外線能通過水晶，光穿透後產生雙折射現象，非理想眼鏡材料。

2-4 光致變色鏡片

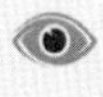

一、玻璃變色鏡片

1. 無色或有色玻璃成分中添加鹵化銀化合物，可使鏡片在紫外線照射時分解成銀離子和鹵素原子，顏色由淺變深，為可逆的化學循環。
2. 鹵化銀未被分解時幾乎為透明，被化學分解後鏡片呈深色。

3. 鏡片厚度不同導致變色深度不同，不適合屈光參差與高度屈光不正者。
4. 缺點：鏡片越厚，透光率越低。
5. 當鏡片厚度不同時，變色片的顏色濃度也隨之不同。
6. 高度負鏡片邊緣較中間厚，且周圍的顏色也會隨之比中間顏色深。

二、樹脂變色鏡片

1. 樹脂變色材料，材料凸面滲透一層光致變色感光材料，能迅速變色，不受溫度控制。
2. 特殊波段的紫外線輻射下，這些感光物質的結構發生變化，改變了材料的吸收能力。
3. 樹脂變色鏡片運用混合物與材料的結合，利用鍍膜或表面滲透二種方法進行製作：
   (1) 在聚合前液態單體混合：（鏡片本質）變色系統。
   (2) 在聚合後滲入材料中：（鍍膜）變色系統。

見下表 2-4，折射率越高，厚度越薄；密度越高，鏡片越重；阿貝數越高，色像差越小。

表 2-4 鏡片材料參數關係

鏡片材料	折射率	密度	厚度(mm)	阿貝數
CR-39	1.498	1.32	2.0	58
Trivex	1.532	1.11	1～1.3	35～43
聚碳纖維(PC)	1.586	1.22	1～1.5	29
聚氨酯	1.595	1.34	1.5	36
高折射率塑膠	1.74	1.46	1.1	33
皇冠玻璃	1.523	2.54	2～2.2	59
高折射率玻璃	1.7	2.97	2～2.2	31

【練習 I】 EXAMPLE

( ) 1. 關於聚碳酸酯(polycarbonate)鏡片，下列敘述何者錯誤？ (A)密度較小，重量較輕 (B)高折射率，可用於高屈光度數鏡片 (C)低阿貝數(Abbe number)，較少色像差(chromatic aberration) (D)需要有保護膜，避免刮傷。

解答：(C)。

( ) 2. 關於鏡片色散(dispersion)的敘述何者錯誤？ (A)高折射率材質的鏡片比較容易產生色散 (B)低折射率材質的鏡片阿貝數(Abbe number)較低 (C)將兩個色散率不同的鏡片結合，可以減少色像差 (D)消色像差雙片組的兩透鏡中一具正屈光力，另一則具負屈光力。

解答：(B)。

三、鏡片材料特性

鏡片的材料主要評估其光學特性、物理特性、化學特性、機械特性和熱性能。

1. 光學特性包含鏡片折射率、反射率、色散與鍍膜關係。
2. 物理特性包含鏡片密度、硬度及抗衝擊性強度關係。
3. 化學特性包含鏡片表面對於有機溶劑、冷熱水、酸類條件下，材料的反應特性。

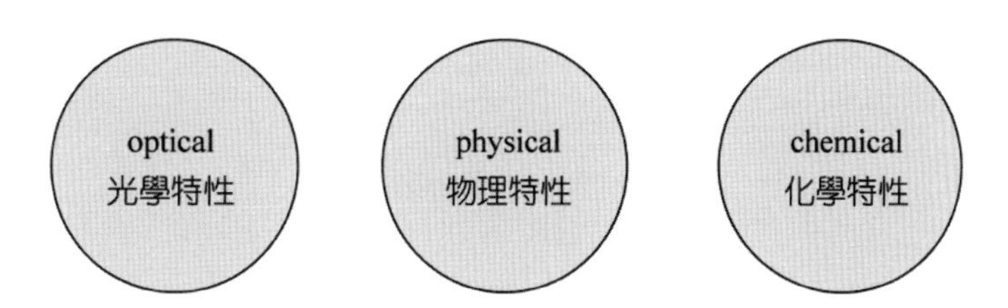

(一) 光學特性

1. 光線在鏡片表面會產生反射現象，影響鏡片的清晰度。
2. 鏡片材料折射率越高，鏡片表面反射率越大，因反射而損失的光線越多。
3. 對於鏡片設計而言，折射率越高，可做得越薄。
4. 以同樣的度數而言，折射率越高，鏡片會越薄。

表 2-5 說明鏡片折射率在類別上的差異。圖 2-1 解釋當光線在空氣中，以某一入射角進入到某介質時，光線的偏折變化。此時入射角與折射角的關係遵守司乃耳定律(Snell's Law)。

表 2-5　折射率與鏡片類別

類別	折射率(n)
普通折射率	$1.48<n<1.54$
中折射率	$1.54<n<1.64$
高折射率	$1.64<n<1.74$
超高折射率	$n>1.74$

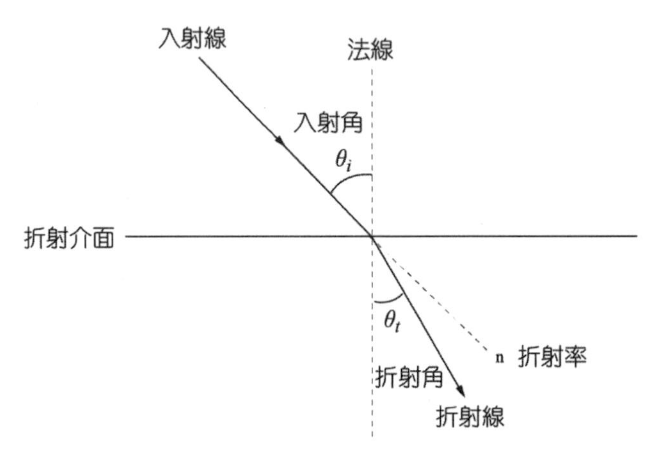

圖 2-1　光線折射路徑

5. 鏡片反射率會影響鏡片的透光率，鏡片反射率越高，透光率相對下降。鍍膜(Coating)可以改善鏡片反射問題，使鏡片的反射率降低，透光率增加，配鏡效果較好。

(1) 鏡片反射現象會使鏡片內部產生光圈現象，從而導致鏡片厚度明顯。

(2) 戴鏡者眼睛會因為鏡片表面光線反射而使其看到虛像，鏡片產生眩光從而降低了對比度。

(3) 光線會從鏡片後表面產生內反射，再從前表面反射到眼睛，造成影像不清晰情況。

表 2-6 說明當鏡片折射率越高，在未鍍膜的處理下，反射率亦會變高。

表 2-6　折射率與反射率關係

折射率(n)	反射率(%)
1.5	7.8
1.6	10.4
1.7	12.3
1.8	15.7
1.9	18.3

圖 2-2 說明光線通過鏡片後，所產生的前表面反射與後表面內反射現象，光線會產生二次偏折及二次的反射。此時折射率越高，反射率越高，而光線透光率將降低。改變此現象最佳處理方式，是將鏡片表面鍍上一層抗反射膜(Anti Reflection, AR)，減少眩光的產生。

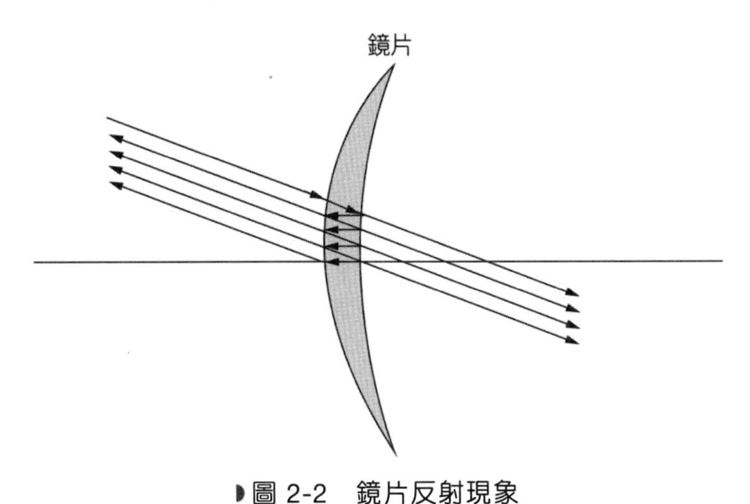

圖 2-2　鏡片反射現象

圖 2-3(a)呈現鏡片尚未鍍膜時的反射光干擾現象。而圖 2-3(b)為鏡片鍍上 AR 膜後的情況，此時反射光消失。因為鏡面反射像窗戶反射光線，所以此現象又稱為「窗戶效應」。

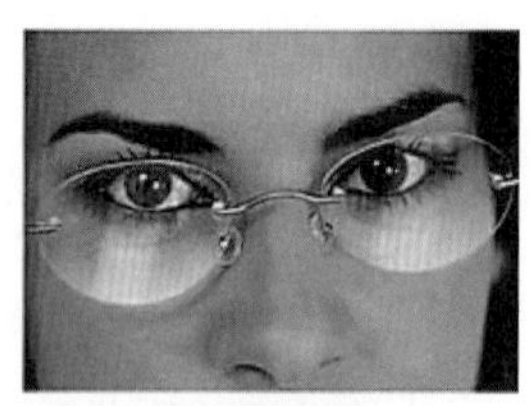
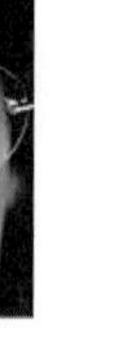
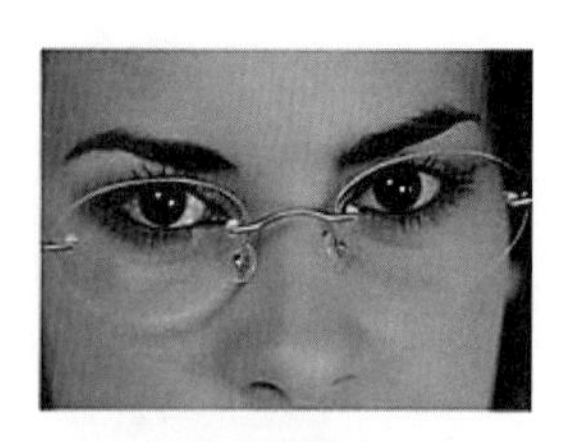

(a)鍍膜前　　(b)鍍膜後

圖 2-3　鏡片鍍膜前後對比

6. 色散(V_d)
   (1) 折射率越高，鏡片色散程度越大（橫向色差）。
   (2) 高色散力會令物體邊緣產生彩色條紋，這會引起配戴者不適。
   (3) 阿貝數(Abbe number)反映鏡片的色散力，可用 V 值表示。
   (4) 阿貝數是材料色散力的倒數，光線色散程度越大，阿貝數越小；反之同理。
   (5) 鏡片材料的阿貝數值約在 30～60 之間。
   (6) 圖 2-4(a)與圖 2-4(b)為阿貝值在視標上所呈現的色散現象。

   色散係數公式：$V_d = \dfrac{n_{d-1}}{n_f - n_c}$

   （n_d = 黃光折射率，n_f = 藍光折射率，n_c = 紅光折射率）

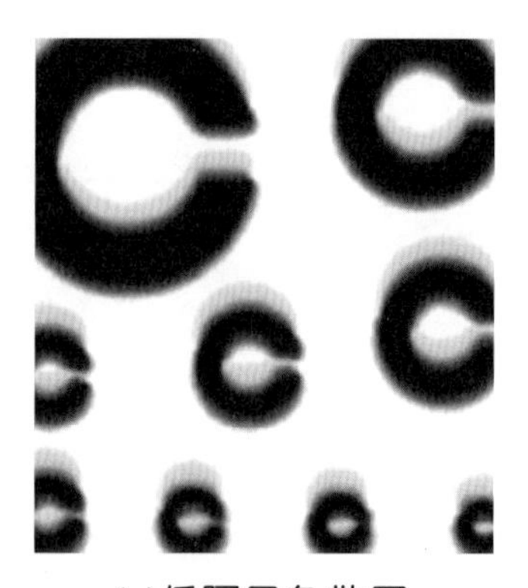
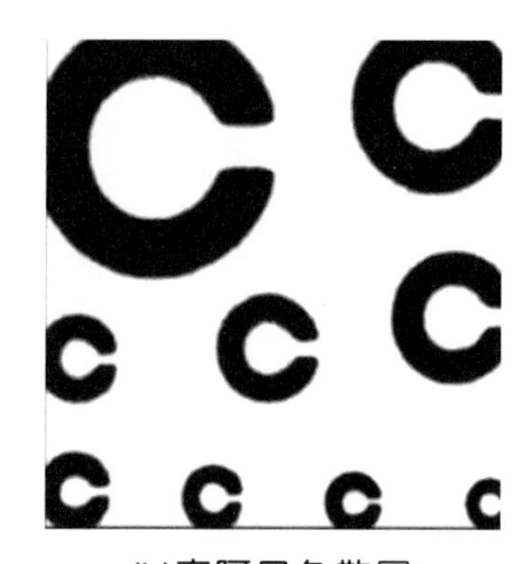

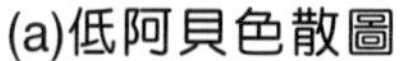
(a)低阿貝色散圖　　(b)高阿貝色散圖

圖 2-4　阿貝色散圖

表 2-7 顯示玻璃、樹脂鏡片材質與折射率的相對關係。在玻璃材質中，鏡片與折射率呈線性關係；在樹脂材質中，鏡片與折射率則屬非線性關係，其中又以 1.59(PC)鏡片阿貝數較高，色散程度較為明顯。

表 2-7　鏡片材質與色散關係

玻璃材質		樹脂材質	
折射率	色數 V_d	折射率	色數 V_d
1.5	59	1.5	58
1.6	42	1.56	37
1.7	42	1.59	31
1.8	35	1.6	36
1.9	31	1.67	32
		1.74	33

圖 2-5 為光線通過三稜鏡時，白光因色散所呈現出不同波長偏折的現象。虛線部分是光線原始該走的路徑，遇到稜鏡後偏離原始路徑，此時偏折的角度與原始光線的夾角稱為偏向角。

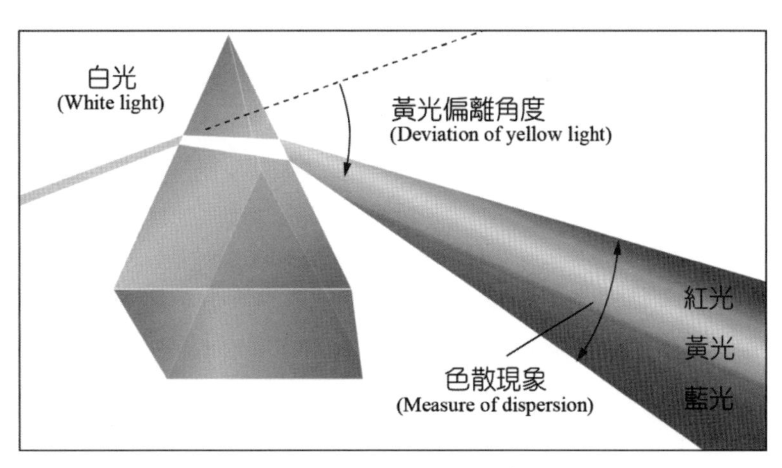

圖 2-5　稜鏡的色散現象

表 2-8　鏡片材料與阿貝數

鏡片材料	折射率	阿貝數
冠冕玻璃	1.523	58
CR-39 樹脂鏡片	1.498	58
Trivex	1.523	57
1.6 PGX	1.6	42
聚碳酸酯 PC	1.586	30

（二）物理特性

1. 密度與鏡片重量和種類有關，但非線性關係。
2. 硬度與鏡片材質和密度有相關性，不同的鏡片種類與製造方式會影響鏡片硬度。
3. 抗衝擊性與鏡片材料、鏡片面積、鏡片形狀及受衝擊時的相對位置角度有關。

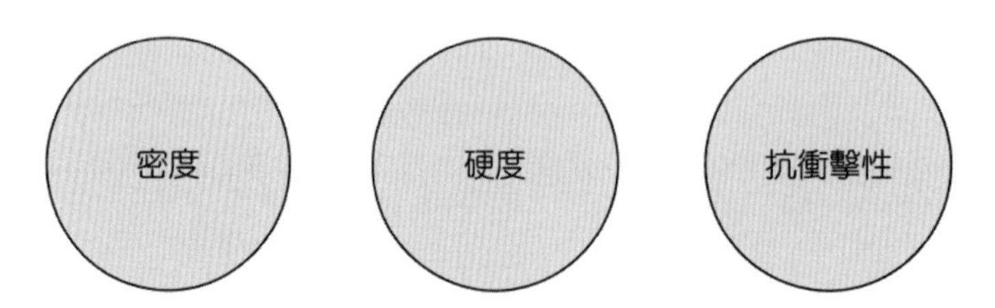

1. 密度
   (1) 1cm^3 材料的質量，單位是 g/cm^3。
   (2) 已知材料的密度不能預知鏡片的質量。
   (3) 密度大的材料比相同屈光度密度小的材料要輕，因為密度大的鏡片有可能鏡片用料較少。

▶表 2-9 玻璃鏡片與樹脂鏡片密度值

玻璃鏡片		樹脂鏡片	
折射率(n)	密度(g/cm³)	折射率(n)	密度(g/cm³)
1.5	2.54	1.5	1.32
1.6	2.63	1.56	1.23
1.7	3.21	1.59	1.20
1.8	3.65	1.6	1.34

2. 硬度

(1) 玻璃鏡片

a. 玻璃鏡片的密度比樹脂鏡片高。

b. 玻璃易碎，但非常硬。

c. 在長期使用或者防護不當的狀況下，玻璃鏡片也會被磨損。

d. 鏡片上大量細小的表面磨損會使入射光發生散射，改變鏡片玻璃的透光率，影響成像品質。

e. 折射率越大，密度越大，重量就增加。

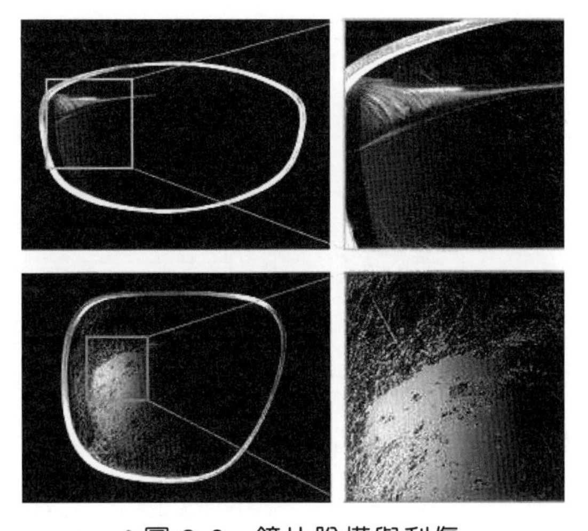

▶圖 2-6 鏡片脫模與刮傷

(2) 樹脂鏡片

a. 硬度比玻璃鏡片差。

b. 單憑硬度指標不能評價其耐磨損性能，還須綜合考量鏡片材料的彈性變形、塑性變形以及材料的分子結合力等情況。

c. 一般折射越高時鏡片密度越大，適合在無邊鏡框的鑽孔與開槽製作時，比較不易裂孔或脆裂，但須注意色散所造成的干擾。其中折射率 1.56 材質的樹脂鏡片(CR-39)，因片基易脆裂較不適合使用於無邊框製作。

3. 抗衝擊性

(1) 定義：鏡片材料在規定條件下，抵抗硬物衝擊的能力。

(2) 材料抗衝擊性取決於物的尺寸和形狀。

(3) 安全標準：

a. 中等強度抗衝擊試驗：鏡片必須能承受 16 公克鋼珠，從 127cm 高度落下。

b. 高等強度抗衝擊試驗：鏡片必須能承受 44 公克鋼珠，從 130cm 高度落下。

(4) 有些國家強制規定某些特定人群應該配戴的鏡片種類。

(5) 玻璃鏡片無法通過此測試。

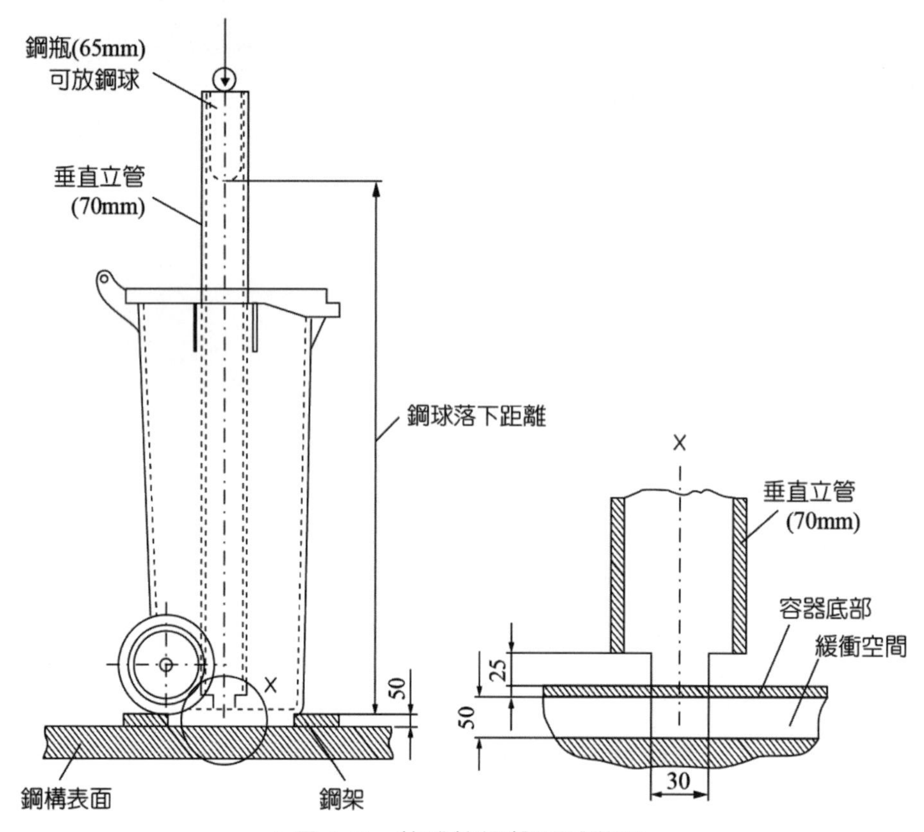

▶圖 2-7　落球抗衝擊測試裝置

（三）化學特性

1. 鏡片材料對化學物質的反應特性，或極端條件下材料的反應特性，樹脂鏡片材料應避免接觸化學製品（圖 2-8）。

2. 測試時使用冷水、熱水、酸類，以及各種有機溶劑，如油脂、蠟、樹脂、橡膠、染料等（見圖 2-9）。

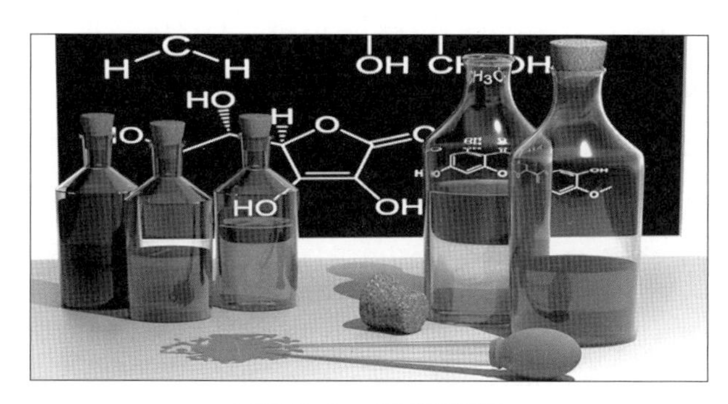

圖 2-8　有機溶劑

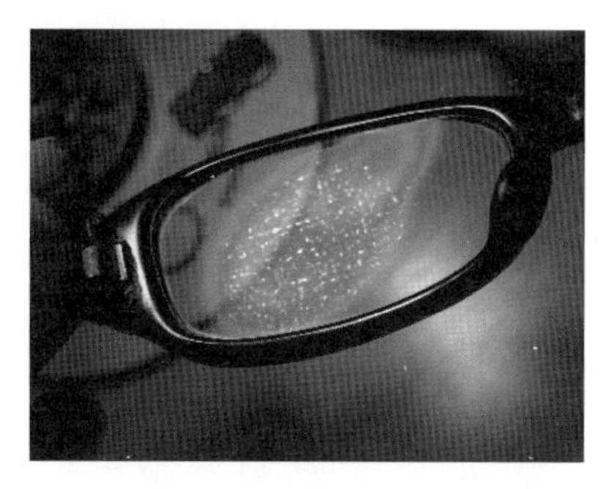

圖 2-9　有機溶劑侵蝕鏡片

（四）熱性能

包括熱膨脹係數、導熱係數和熱穩定性等。冬季從戶外進室內，鏡片凝結一層水蒸氣，是導熱係數較大緣故。

熱穩定性指玻璃鏡片在劇烈溫度變化中，不發生破裂現象的性能。其與熱膨脹係數、導熱係數有關。導熱係數大或熱膨脹係數小，熱穩定性便較為良好。

歷屆試題

( ) 1. 塑膠鏡片中，聚碳酸酯(polycarbonate, PC)鏡片，下列何者不是其特性？ (A)透光率近 100% (B)輕薄 (C)安定性高 (D)耐撞擊。 (106 特生)

( ) 2. 關於變色鏡片敘述，下列何者錯誤？ (A)在高溫下，鏡片顏色變深更快 (B)可抵擋紫外光 (C)內含物為鹵化銀或氯化銀 (D)在雪地中抵擋紫外光之效果比在炎熱高溫環境下好。 (106 特生)

( ) 3. 關於樹脂鏡片的優缺點，下列何者錯誤？ (A)等體積樹脂鏡片的重量比玻璃鏡片輕很多 (B)樹脂鏡片的耐衝擊性比玻璃鏡片高，安全性較佳 (C)樹脂鏡片可染色，顏色表現較多變化 (D)同度數的樹脂鏡片要比玻璃鏡片薄很多。 (106 特生)

( ) 4. 下列材質的鏡片中，何者的密度最高？ (A)CR-39(Columbia resin #39)鏡片 (B)PMMA(polymethylmethacrylate)鏡片 (C)冕牌玻璃(crown glass)鏡片 (D)聚碳酸酯(polycarbonate)鏡片。 (106 特生)

( ) 5. 關於玻璃鏡片的優缺點，下列何者錯誤？ (A)玻璃鏡片的硬度高而耐刮性較好 (B)同度數的玻璃鏡片要比樹脂鏡片薄很多 (C)玻璃鏡片裝框時，由於其密度較樹脂鏡片高且硬，鏡片較不易發生變形 (D)玻璃鏡片抗 UV 的效果比樹脂鏡片來的好。 (106 特生)

( ) 6. 下列何者不是一個良好的鏡片必須具備的特點？ (A)不可以有氣泡及雜質 (B)耐用且防刮 (C)重量輕以增加配戴的舒適性 (D)低阿貝數(Abbe number)以避免高色散，影響成像品質。 (106 特生)

( ) 7. 關於聚碳酸酯(polycarbonate)鏡片，下列敘述何者錯誤？ (A)密度較小，重量較輕 (B)高折射率，可用於高屈光度數鏡片 (C)低阿貝數(Abbe number)，較少色像差(chromatic aberration) (D)需要有保護膜，避免刮傷。 (106 專普)

( ) 8. 下列哪一種鏡片的耐衝擊性最佳，適合做為撞擊運動用的保護眼鏡？ (A)CR-39(Columbia resin #39) (B)化學硬化的冕牌玻璃(chemically tempered crown lens) (C)聚碳酸酯鏡片(polycarbonate lens) (D)熱處理的冕牌玻璃(heat-treated crown lens)。 (106 專普)

( ) 9. 下列哪些鏡片加工方法，可以有效限制部分光線通過？①染色 ②偏光鏡(polarizing lenses) ③鍍膜 ④變色鏡片(photochromic lenses) (A)僅①②④ (B)僅①③④ (C)①②③④ (D)僅②③。 （106 專普）

( ) 10. 關於玻璃鏡片和塑膠鏡片的比較，下列敘述何者正確？ (A)玻璃鏡片較耐刮 (B)塑膠鏡片較不易變形 (C)塑膠鏡片較耐高溫 (D)玻璃鏡片較輕。 （106 專普）

( ) 11. 關於鏡片材料光學特性的敘述，何者正確？ (A)低折射率材料可減少鏡片厚度 (B)阿貝數越高，色散就越小 (C)只有鏡片後表面會造成反射光，影響清晰度 (D)材料折射率越低，光被反射的比例越高。 （106 專普）

( ) 12. 樹脂鏡片 CR-39，此材料是屬於： (A)熱固性材料 (B)熱塑性材料 (C)無機材料 (D)熱熔性材料。 （106 專普）

( ) 13. 使用下列何種鏡片材質所產生的側向色像差(lateral chromatic aberration)最小？ (A)聚碳酸酯(polycarbonate) (B)冕玻璃(crown glass) (C)CR-39 樹脂 (D)Trivex 樹脂。 （107 特生）

( ) 14. 下列何者是聚碳酸酯鏡片的特性？ (A)易破裂 (B)低折射率 (C)高色像差 (D)鏡片厚重。 （107 特生）

( ) 15. 近視鏡片的選擇中，下列何種材質製作出的鏡片邊緣厚度最薄？ (A)CR-39 樹脂(n＝1.50) (B)聚氨酯(polyurethane)(n＝1.59) (C)聚碳酸酯(n＝1.60) (D)高折射玻璃(n＝1.7) 。 （107 特生）

( ) 16. 有關變色鏡片的敘述，下列何者錯誤？ (A)熱硬化加工會使玻璃鏡片的變色效果變緩慢 (B)玻璃變色鏡片是將鹵化銀鍍在玻璃表面產生變色效果 (C)塑膠變色鏡片可以吸收紫外光，即可增強對紫外線的防護 (D)塑膠變色鏡片的厚度不會影響變色的不均勻性。 （107 特生）

( ) 17. 下列何者是高折射玻璃鏡片的優點？ (A)低色像差 (B)鏡片輕 (C)鏡片薄 (D)高硬度耐撞擊。 （107 專普）

( ) 18. 某近視鏡片由下列四種鏡片材質製成，在相同度數、直徑、中心厚度及球面設計下，其邊緣厚度由小至大的順序為何？①冕牌玻璃(crown glss) ②CR-39 樹脂 ③聚碳酸酯(polycarbonate) ④聚甲基丙烯酸甲

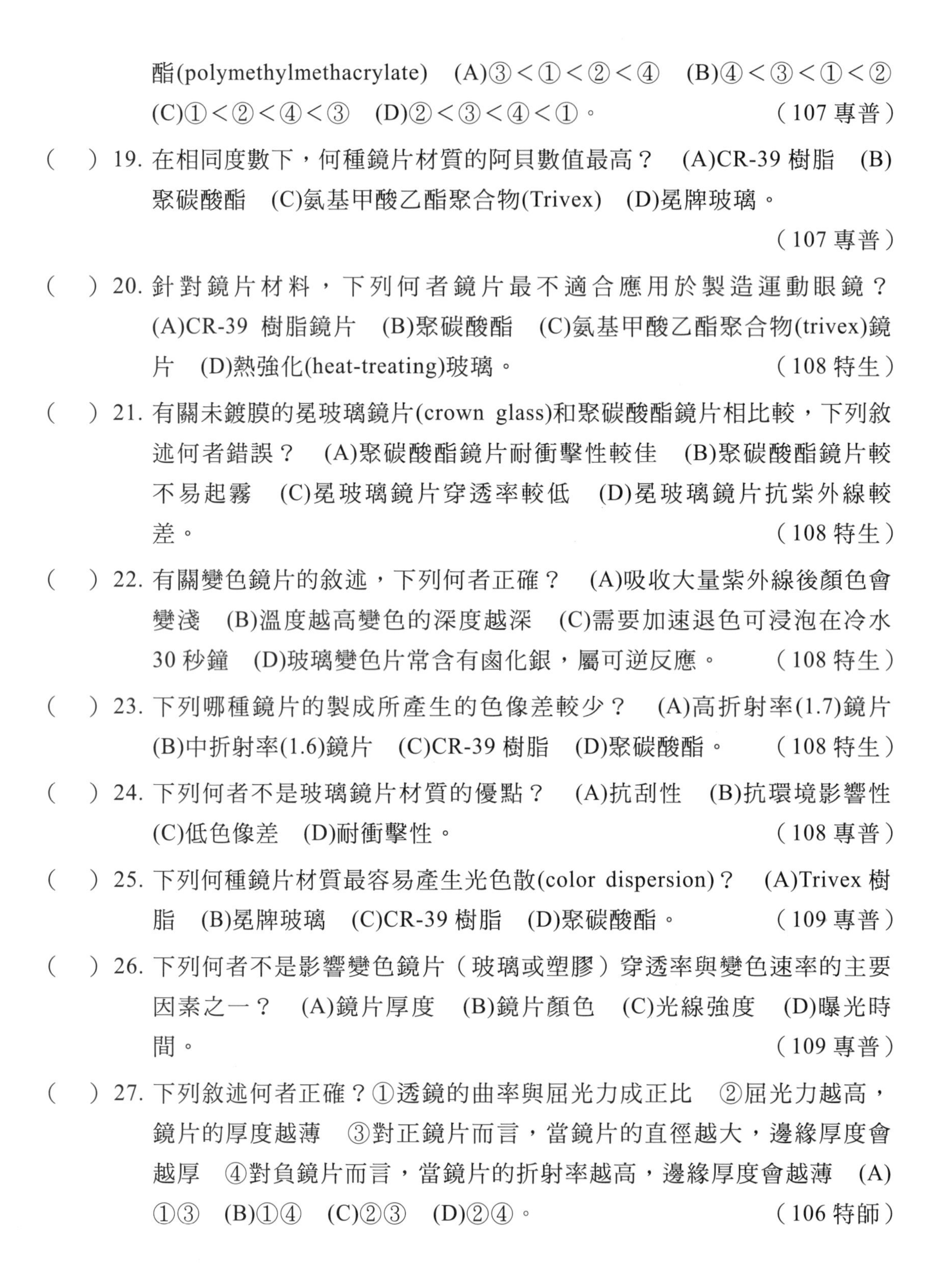

酯(polymethylmethacrylate) (A)③＜①＜②＜④ (B)④＜③＜①＜② (C)①＜②＜④＜③ (D)②＜③＜④＜①。（107 專普）

( ) 19. 在相同度數下，何種鏡片材質的阿貝數值最高？ (A)CR-39 樹脂 (B)聚碳酸酯 (C)氨基甲酸乙酯聚合物(Trivex) (D)冕牌玻璃。（107 專普）

( ) 20. 針對鏡片材料，下列何者鏡片最不適合應用於製造運動眼鏡？ (A)CR-39 樹脂鏡片 (B)聚碳酸酯 (C)氨基甲酸乙酯聚合物(trivex)鏡片 (D)熱強化(heat-treating)玻璃。（108 特生）

( ) 21. 有關未鍍膜的冕玻璃鏡片(crown glass)和聚碳酸酯鏡片相比較，下列敘述何者錯誤？ (A)聚碳酸酯鏡片耐衝擊性較佳 (B)聚碳酸酯鏡片較不易起霧 (C)冕玻璃鏡片穿透率較低 (D)冕玻璃鏡片抗紫外線較差。（108 特生）

( ) 22. 有關變色鏡片的敘述，下列何者正確？ (A)吸收大量紫外線後顏色會變淺 (B)溫度越高變色的深度越深 (C)需要加速退色可浸泡在冷水 30 秒鐘 (D)玻璃變色片常含有鹵化銀，屬可逆反應。（108 特生）

( ) 23. 下列哪種鏡片的製成所產生的色像差較少？ (A)高折射率(1.7)鏡片 (B)中折射率(1.6)鏡片 (C)CR-39 樹脂 (D)聚碳酸酯。（108 特生）

( ) 24. 下列何者不是玻璃鏡片材質的優點？ (A)抗刮性 (B)抗環境影響性 (C)低色像差 (D)耐衝擊性。（108 專普）

( ) 25. 下列何種鏡片材質最容易產生光色散(color dispersion)？ (A)Trivex 樹脂 (B)冕牌玻璃 (C)CR-39 樹脂 (D)聚碳酸酯。（109 專普）

( ) 26. 下列何者不是影響變色鏡片（玻璃或塑膠）穿透率與變色速率的主要因素之一？ (A)鏡片厚度 (B)鏡片顏色 (C)光線強度 (D)曝光時間。（109 專普）

( ) 27. 下列敘述何者正確？①透鏡的曲率與屈光力成正比 ②屈光力越高，鏡片的厚度越薄 ③對正鏡片而言，當鏡片的直徑越大，邊緣厚度會越厚 ④對負鏡片而言，當鏡片的折射率越高，邊緣厚度會越薄 (A)①③ (B)①④ (C)②③ (D)②④。（106 特師）

( ) 28. 下列有關鏡片材質的敘述何者正確？ (A)樹脂鏡片屬於無機材料 (B)熱固性材料具有加熱後硬化的特質，受熱不會變形，如聚碳酸酯(polycarbonate) (C)CR-39(Columbia resin #39)耐磨性高，是世界上鏡片材料的大宗 (D)聚碳酸酯(polycarbonate)最大的特色就是優異的耐衝擊性，而且相當輕且薄。 （106 特師）

( ) 29. 光致變色玻璃鏡片是無色或有色光學玻璃基礎成分中添加鹵化銀等化合物，當鏡片受到下列何種射線照射後，此化合物會分解成銀和鹵素，鏡片顏色會由淺變深？ (A)γ 射線 (B)紅外線 (C)X 射線 (D)紫外線。 （106 特師）

( ) 30. 有關高折射鏡片(high-index lens)敘述下列何者錯誤？ (A)阿貝數(Abbe number)高 (B)增加色像差 (C)可做超薄鏡片 (D)透光度高。 （106 特師）

( ) 31. 若眼鏡片的表面沒有鍍抗反射膜，且鏡片材質折射率為 n，則下列何者對配戴者的視覺較容易產生眩光或降低對比度？ (A)CR-39 樹脂鏡片(Columbia resin #39)(n＝1.498) (B)冕牌玻璃鏡片(n＝1.523) (C)鋇冕玻璃鏡片(n＝1.604) (D)重燧石玻璃鏡片(n＝1.706)。 （106 專普）

( ) 32. 有關鏡片材質的說法，下列何者錯誤？ (A)衡量樹脂鏡片光學性能的參數有折射率、色散係數、透光率等 (B)鏡片的折射率越高，鏡片越薄，但阿貝數(Abbe number)越大，鏡片邊緣色散越大 (C)玻璃鏡片常見的鍍膜材料為氟化鎂(MgF_2)，其折射率為 1.38 (D)冕牌玻璃鏡片的折射率高於樹脂鏡片的折射率。 （106 專高）

( ) 33. 在相同的度數下，理論上何種鏡片的比重最大？ (A)CR-39 樹脂 (B)聚碳酸酯(polycarbonate) (C)冕牌玻璃 (D)鈦晶。 （106 專高）

( ) 34. 安裝樹脂鏡片材料於無框鏡框(rimless frame mounting)時，須精密量測鏡片邊緣之厚度與距離，俾利鑽孔裝配。下列何種眼鏡鏡片最容易於鑽孔安裝時產生龜裂、破損或壓裂？ (A)樹脂鏡片(CR-39) (B)聚碳酸酯鏡片(polycarbonate) (C)PMMA 鏡片(polymethyl methacrylate) (D)氨基甲酸乙酯聚合物(trivex)。 （106 專高[補]）

( ) 35. 下列哪種鏡片最耐撞擊(impact resistance)，為工作防護首選？ (A)化學強化玻璃(chemical tempered glass) (B)熱強化玻璃(heat tempered glass) (C)CR-39 樹脂 (D)聚碳酸酯。 (106 專高[補])

( ) 36. 下列塑膠鏡片(plastic lens)材料中，何者的阿貝數(Abbe number)最高？ (A)CR-39 樹脂 (B)聚碳酸酯 (C)聚氨酯(polyurethane) (D)氨基甲酸乙酯聚合物(trivex)。 (106 專高[補])

( ) 37. 下列常用於矯正鏡片的材料中，在未鍍膜之前，何者的光線穿透率(transmittance)最高？ (A)冕玻璃(n=1.523) (B)聚碳酸酯(polycarbonate (n=1.586)) (C)高折射率樹脂(n=1.74) (D)CR-39(n=1.498)。 (107 特師)

( ) 38. 關於樹脂與玻璃鏡片的比較，下列敘述何者正確？ (A)玻璃鏡片比樹脂鏡片硬度更大，較不易碎裂 (B)高折率玻璃鏡片往往具有較高的阿貝數 (C)高折射率樹脂鏡片的阿貝數通常較低 (D)玻璃鏡片通常由有機材料(organic material)所做成。 (107 特師)

( ) 39. 有關塑膠變色鏡片的敘述，下列何者正確？ (A)表面硬化鍍膜會影響變色速度 (B)環境溫度不影響變色速度和深淺度 (C)鏡片厚度會影響變色深淺度 (D)加熱可以幫助褪色變回透明狀態。 (107 特師)

( ) 40. 某未鍍膜鏡片由下列四種鏡片材質製成，比較其窗戶效應(window effect)順序為何？①氨基甲酸乙酯聚合物(trivex) ②CR-39 樹脂 ③聚氨酯(polyurethane) ④聚碳酸酯 (A)③＜②＜①＜④ (B)④＜③＜①＜② (C)②＜①＜④＜③ (D)④＜②＜③＜①。 (107 特師)

( ) 41. 某種鏡片材質特性測量結果：折射率＞1.5、阿貝數＞40、比重＜1.3，下列何種材質最符合此特性？ (A)CR-39 樹脂 (B)聚碳酸酯 (C)聚氨酯 (D)氨基甲酸乙酯聚合物。 (107 特師)

( ) 42. 下列何種材料製作出的鏡片（未鍍膜）反射率最大？ (A)CR-39 樹脂(Columbia Resin #39) (B)聚碳酸酯(polycarbonate) (C)氨基甲酸乙酯聚合物(Trivex) (D)壓克力(PMMA)。 (107 專高)

(　) 43. 某鏡片在紅光的折射率(nc)為 1.520、在黃光的折射率(nd)為 1.522、在藍光的折射率(nF)為 1.529，其阿貝數(Abbe number)為何？ (A)74 (B)58 (C)45 (D)29。 （107 專高）

(　) 44. 為高度近視的老年人配鏡時，下列何種鏡片材質，戴起來最輕薄？ (A)冕牌玻璃(crown glass) (B)高折射率玻璃(high-index glass) (C)CR-39 樹脂 (D)氨基甲酸乙酯聚合物。 （107 專高）

(　) 45. 下列何種鏡片材料的阿貝數(Abbe number)最小？ (A)聚氨酯(polyurethane) (B)聚甲基丙烯酸甲酯(PMMA) (C)聚碳酸酯(polycarbonate) (D)氨基甲酸乙酯聚合物(trivex)。 （108 特師）

(　) 46. 下列何者不是聚碳酸酯鏡片的特性？ (A)不易刮傷 (B)耐撞擊 (C)高折射率 (D)阿貝數低。 （108 特師）

(　) 47. 下列塑膠鏡片材質中，何者折射率最高？ (A)CR-39 樹脂(Columbia resin #39) (B)聚碳酸酯 (C)聚氨酯 (D)氨基甲酸乙酯聚合物。 （108 特師）

(　) 48. 有關鏡片材質的敘述，下列何者正確？ (A)氨基甲酸乙酯聚合物是目前鏡片材質中比重最低者 (B)CR-39 樹脂是熱固性材料，破碎後可回收再製 (C)聚碳酸酯耐磨性佳，常用於太陽眼鏡上 (D)塑膠鏡片較玻璃鏡片容易起霧。 （108 特師）

(　) 49. 有關氨基甲酸乙酯聚合物的特性，下列敘述何者錯誤？ (A)光學特性佳 (B)抗衝擊性佳 (C)堅硬性佳 (D)輕量性佳。 （108 特師）

(　) 50. 有關近視用鏡片的厚度敘述，下列何者正確？ (A)鏡片折射率越高，邊緣厚度越厚 (B)鏡片直徑越大，邊緣厚度越薄 (C)鏡片度數越高，邊緣厚度越薄 (D)鏡片基弧越彎，邊緣厚度越厚。 （108 特師）

(　) 51. 下列不同厚度的平光鏡片，何者最耐衝擊？ (A)厚度為 2 mm 的聚碳酸酯(polycarbonate)鏡片 (B)厚度為 3 mm 的變色化學硬化玻璃鏡片 (C)厚度為 3 mm 的 CR-39 鏡片 (D)厚度為 3 mm 經熱處理的冕牌玻璃鏡片。 （108 專高）

(　) 52. 有關鏡片材質的敘述，下列敘述何者錯誤？ (A)氨基甲酸乙酯聚合物(Trivex)是熱塑性材料 (B)聚碳酸酯(polycarbonate)耐衝擊性佳，常用於安全眼鏡上 (C)CR-39 樹脂鏡片(Columbia resin #39)色像差小，常用於運動眼鏡上 (D)冕牌玻璃鏡片耐刮性較佳。 (109 特師)

(　) 53. 某右眼鏡片的處方為 +3.00DS/−3.00DC×090，若鏡片向外偏移 4 mm，並向下偏移 3 mm，其產生的稜鏡效應為何？ (A)水平稜鏡效應為 2.4^{Δ}，垂直無稜鏡效應 (B)水平無稜鏡效應，垂直稜鏡效應為 0.9^{Δ} (C)水平稜鏡效應為 0.9^{Δ}，垂直稜鏡無效應 (D)水平無稜鏡效應，垂直稜鏡效應為 2.4^{Δ}。 (109 特師)

(　) 54. 下列常見的鏡片材料，色散程度由小到大依序為何？①聚碳酸酯(PC) ②CR-39 樹脂 ③1.6 玻璃（如康寧玻璃） ④1.67 樹脂鏡片（如 Essilor Stylis） (A)②③④① (B)①②③④ (C)③②①④ (D)②④③①。 (109 專高)

(　) 55. 有關鏡片材質特性的敘述，下列何者正確？ (A)鏡片的刮傷並不會影響耐衝擊性 (B)玻璃鏡片比樹脂鏡片有更好的耐衝擊性 (C)Trivex 樹脂有重量輕、耐衝擊及化學性好的特性 (D)高阿貝值的材質容易出現邊緣的彩色條紋。 (109 專高)

(　) 56. 下列何者不是一般樹脂鏡片優於玻璃鏡片的特點？ (A)鏡片薄 (B)重量輕 (C)不易破裂 (D)不易起霧。 (109 專高)

(　) 57. 落球測試(drop ball test)是用於測試玻璃鏡片耐撞擊力(impact resistance)，但下列何種鏡片不需要進行落球測試？ (A) −1.00D 單光變色稜鏡削薄玻璃鏡片(slab-off lenses) (B) +1.75D 富蘭克林（E 型）冕玻璃雙光鏡片 (C)縮徑白內障鏡片(lenticular cataract lenses) (D) −5.00D 單光冕玻璃鏡片。 (109 特師二)

(　) 58. 在沒有任何鍍膜處理下，將下列鏡片依表面產生光反射強度排序？①冕牌玻璃 (n=1.523) ②高折射率樹脂 (n=1.66) ③CR-39 樹脂 (n=1.498) ④聚碳酸酯 (n=1.586) (A)④>②>①>③ (B)②>④>①>③ (C)①>②>③>④ (D)②>①>④>③。 (109 特生二)

( ) 59. 以色像差問題為參考依據來選擇高度數鏡片時，下列何種材質最不適合做為高度數鏡片？ (A)冕牌玻璃 (B)聚氨酯 (C) CR-39 樹脂 (D)聚碳酸酯。 (109 特生二)

( ) 60. 下列鏡片材質，在未鍍膜的條件下，何者透光率最高？ (A)冕牌玻璃 (B) CR-39 樹脂 (C)聚碳酸酯 (D)高折射率玻璃鏡片。 (109 特生二)

( ) 61. 在同樣度數、同樣體積的條件下，下列常見鏡片的材料何者的重量最重？ (A)氨基甲酸乙酯聚合物(Trivex)鏡片 (B)冕牌玻璃(crown glass) (C) 1.7 高折射率樹脂 (D) 1.8 高折射率玻璃。 (109 特生二)

( ) 62. 下列何者不屬於低致過敏性材料？ (A)環氧樹脂(Optyl) (B)醋酸纖維素(cellulose acetate) (C)不鏽鋼(stainless steel) (D)鈦(titanium)。 (109 特生二)

( ) 63. 眼鏡製作時，鏡片鍍多層膜之最主要目的為何？ (A)增加美觀 (B)增加屈光力 (C)增加硬度 (D)減少反射率。 (109 特生二)

( ) 64. 下列哪一個鏡片材質在同一屈光設計所製作出的鏡片最輕？ (A)冕玻璃 (B)CR-39 樹脂(Columbia Resin #39) (C)聚碳酸酯(polycarbonate) (D)鈦晶(Trivex)。 (110 專高)

( ) 65. 在夜間駕駛鏡片鍍抗反射膜，下列何者是優點？①其原理來自增加鏡片表面對光反射之比率 ②鏡片後表面鍍抗反射膜可減少後方來車大燈的干擾 ③鏡片前後表面鍍抗反射膜可提升夜間視力 (A)② (B)①② (C)②③ (D)①②③。 (110 專普)

( ) 66. 鏡片材料於未鍍膜時，下列何種鏡片出現的窗戶效應(window effect)最明顯？ (A)聚碳酸酯(polycarbonate, PC) (B)氨基甲酸乙酯聚合物(Trivex) (C) CR-39 (D)聚氨酯(polyurethane)。 (111 專高)

( ) 67. 關於阿貝數，下列敘述何者錯誤？ (A)阿貝數是色散力的倒數 (B)鏡片材料的阿貝數可判斷色像差的程度 (C)阿貝數越大，色像差越高 (D)一個 +6.00 D 的鏡片，阿貝數為 30，其縱向色像差為 0.20 D。 (111 專高)

(　　) 68. 有關 CR-39 樹脂光學鏡片優於冕牌玻璃光學鏡片之特點，下列何者錯誤？ (A) CR-39 鏡片重量更輕 (B) CR-39 鏡片更耐衝擊 (C) CR-39 鏡片鍍膜後抗刮度可以增加 (D) CR-39 鏡片更防霧。（111 專普）

(　　) 69. 鏡片的阿貝數及稜鏡效應是影響視力的重要因素，已知某屈光不正的眼睛配戴 –4.00 DS 時，如果眼睛的視線經由光學中心看視標，測得視力值為 1.0；當此眼睛的視線經由光學中心往鼻側偏移約 20 mm 處看視標時，在鏡片的阿貝數約為 20 的情況下，推測此眼睛的視力值約為多少？ (A) 0.2 (B) 0.5 (C) 0.8 (D) 1.0。（111 專普）

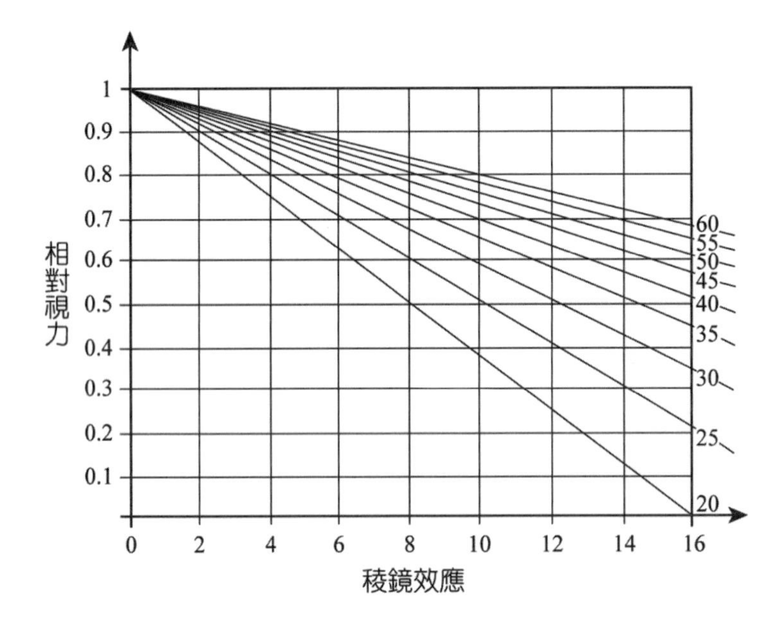

(　　) 70. 在相同屈光度下，下列何種鏡片材質的阿貝數最低？ (A)冕牌玻璃 (B) CR-39 樹脂 (C)聚碳酸酯(polycarbonate) (D)氨基甲酸乙酯聚合物(Trivex)。（111 專普）

(　　) 71. 一副只有藍色鏡面鍍膜(mirror coating)的太陽眼鏡，其眼鏡正面反射出藍色光，配戴者從鏡片內觀看白色天空，視覺會產生什麼顏色的色偏？ (A)紅色 (B)黃色 (C)綠色 (D)藍色。（111 專普）

(　　) 72. 若患者需要預防高色像差的問題，使用下列何種材質的鏡片最不恰當？ (A)CR-39 (B)聚碳酸酯 (C)聚氨酯 (D)冕牌玻璃。（112 專高）

(　) 73. 下列選項中，何者會影響樹脂與玻璃變色鏡片的光線穿透率與變色速率？①光線強度　②溫度　③先前曝光時間　④鏡片厚度　(A)僅③④　(B)僅①②　(C)僅①②③　(D)①②③④。（112 專高）

(　) 74. 對於 CR-39 樹脂(CR-39 plastic)鏡片與冕牌玻璃(crown glass)鏡片的敘述，何者錯誤？　(A)冕牌玻璃鏡片與 CR-39 鏡片的阿貝數非常接近　(B)冕牌玻璃鏡片阻斷紫外線的能力比 CR-39 鏡片更差　(C)冕牌玻璃鏡片折射率(refractive index)比 CR-39 鏡片更低　(D)抗衝擊落球實驗中 CR-39 鏡片比冕牌玻璃鏡片更抗衝擊。（112 專普）

(　) 75. 有關光學鏡片中阿貝數的敘述，下列何者錯誤？　(A)通常鏡片材料的阿貝數在 30～60 之間　(B)折射率越低的負鏡片邊緣越厚　(C)阿貝數與材料的色散力成反比　(D)阿貝數越大，色散就越大；阿貝數越小，色散就越小。（112 專普）

(　) 76. 對於無框眼鏡之鏡片材質選擇，下列何者最佳？　(A)冕牌玻璃鏡片(crown glass)　(B)CR-39 樹脂鏡片　(C)高折射率玻璃鏡片　(D)氨基甲酸乙酯鏡片(Trivex)。（112 專普）

(　) 77. 下列哪一種不是塑膠鏡片(plastic lens)的變色製作技術？　(A)使用鹵化銀(silver halide)　(B)前表面鍍膜(front surface coating)　(C)浸漬鍍膜(dip coating)　(D)浸潤(imbibition)。（112 專普）

解答及解析

01.A	02.A	03.D	04.C	05.D	06.D	07.C	08.C	09.C	10.A
11.B	12.A	13.B	14.C	15.D	16.B	17.C	18.A	19.D	20.D
21.C	22.D	23.C	24.D	25.D	26.B	27.B	28.D	29.D	30.A
31.D	32.B	33.C	34.A	35.D	36.A	37.D	38.C	39.D	40.C
41.D	42.B	43.B	44.D	45.C	46.A	47.C	48.A	49.C	50.D
51.A	52.C	53.B	54.A	55.C	56.A	57.D	58.B	59.D	60.B
61.D	62.B	63.D	64.D	65.C	66.D	67.C	68.C	69.B	70.C
71.B	72.B	73.D	74.C	75.D	76.D	77.A			

1. 聚碳酸酯(PC)鏡片透光率約 85～91%，並非近 100%。
   (B)PC 鏡片輕薄（密度 $=1.20g/cm^3$）。
   (C)高韌性、耐撞擊性、尺寸安定性高。

(D)耐撞擊高（是 CR-39 鏡片的 10 倍）。

2. 變色鏡片隨紫外線增加，溫度下降會增加鏡片變色深度。相對地，高溫下變色效果不好。
3. 同度數與相同折射率的樹脂鏡片要比玻璃鏡片厚很多，玻璃密度較高。
4. 玻璃鏡片密度會大於樹脂鏡片。

   (A)CR-39 樹脂(Columbia Resin)，比重 1.32。

   (B)PMMA(polymethylmethacrylate)，比重 1.15。

   (C)冕牌玻璃(crown glass)，比重 2.54。

   (D)聚碳酸酯(polycarbonate)，比重 1.2。
5. 玻璃白片防紫外線性能最差，樹脂光學白片能吸收 330nm 以下的此紫外線，中高折射率樹脂片能阻斷達 100%。玻璃要加 UV 唯只能在原料中加入，並且原料必須為矽。樹脂可達 400(UVA)，而玻璃是 400(UVB)，理論上是樹脂較好。
6. 阿貝數越高，色像差越低（色散越不明顯），成像品質較好。
7. 低阿貝數(Abbe number)，高色像差(chromatic aberration)。

   高阿貝數(Abbe number)，低色像差(chromatic aberration)。
8. (B)、(D)玻璃鏡片耐衝擊性差，易破裂。

   (C)聚碳酸酯鏡片適合工業與運動用眼鏡，耐衝擊性佳。
9. 限制部分光線通過，包含吸收與反射方式。

   ①染色：降低光線通過量。

   ②偏光鏡：讓單一偏振光通過，降低眩光影響。

   ③鍍膜：破壞性干涉讓前後反射光互相抵銷，達到減少反射光效果。

   ④變色鏡片：隨著溫度降低與紫外線強度增加影響，使得鏡片變深讓光線通過量變低。
10. (B)塑膠鏡片可塑性較高，易變形。

    (C)塑膠鏡不耐高溫。

    (D)玻璃鏡片密度高，重量較重。
11. (A)低折射率材料會增加鏡片厚度。

    (C)鏡片前後表面都會造成反射光，影響視覺清晰度。

(D)材料折射率越高，反射率越高。

12. CR-39 屬有機材料，熱固性材質。

13. 側向像差 $=\frac{\Delta}{ABBE}$，高阿貝數，低色像差。

(A)聚碳酸酯(polycarbonate)， n＝1.586， Abbe＝30。

(B)冕玻璃(crown glass)， n＝1.523， Abbe＝59。

(C) CR-39 樹脂(Columbia Resin)， n＝1.498， Abbe＝58。

(D)氨基甲酸乙酯聚合物(trivex)， n＝1.532， Abbe＝45。

14. 聚碳酸酯(polycarbonate)， n＝1.586， Abbe＝30。（高色散是 PC 片一大缺點）

15. 折射率越高，鏡片越薄。（相同折射率玻璃鏡片又薄於樹脂鏡片）

16. 玻璃變色鏡片是將鹵化銀材料與玻璃材料一起熔解，通過鏡片毛胚製造，在玻璃材質內產生變色效果。

17. (A)高折射玻璃鏡片折射率 1.6～1.9，阿貝值在 42～31，折射率大，色散大，阿貝值低。

(B)高折射玻璃鏡片折射率 1.6～1.9，密度在 2.63～4.02，折射率大，密度高，鏡片重。

(D)玻璃鏡片高硬度，但耐撞擊性較樹脂鏡片低。

18. 折射率大，鏡片越薄。

①冕牌玻璃(crown glss)， n＝1.523。

②CR-39 樹脂， n＝1.498。

③聚碳酸酯(polycarbonate)， n＝1.586。

④聚甲基丙烯酸甲酯(poly(methyl methacrylate))， n＝1.48。

19. (A)CR-39 樹脂，阿貝值=58。

(B)聚碳酸酯，阿貝值=30。

(C)氨基甲酸乙酯聚合物(Trivex)，阿貝值=35～43。

(D)冕牌玻璃，阿貝值=59。

20. 玻璃鏡片易碎，破裂成尖銳狀，強化硬度處理也不適合應用於製造運動眼鏡。

21. 冕玻璃鏡片色散低，一般要求對可見光透光率在 91%以上。

22. (A)吸收大量紫外線後顏色會變深。
    (B)溫度越高變色的深度越淺。
    (C)變色鏡片變色速度與氣溫和紫外線強度有關。
23. 鏡片阿貝數越高，色像差越少。
    (A)高折射率(1.7)鏡片，Abbe＝41。
    (B)中折射率(1.6)鏡片，Abbe＝42。
    (C)CR-39 樹脂，Abbe＝59。
    (D)聚碳酸酯，Abbe＝30。
24. (A)抗刮性。
    (B)抗環境影響性。
    (C)低色像差。
    (D)耐衝擊性。
27. ②屈光力越高，鏡片的厚度越厚。
    ③對正鏡片而言，當鏡片的直徑越大，邊緣厚度會越薄。
28. (A)樹脂鏡片屬於有機材料。
    (B)熱固性材料具有加熱後硬化的特質，受熱不會變形，是 CR-39 (Columbia resin #39)鏡片，聚碳酸酯(polycarbonate)鏡片為熱塑性材料。
    (C)CR-39 缺點是耐磨性差，不及玻璃鏡片。
29. 光致變色玻璃鏡片加入銀鹵素，當遇紫外線照射時，此化合物會分解，使鏡片顏色變黑。
30. (A)、(D)考選部都給分。
    (A)阿貝數與折射率成反比，折射率越高，阿貝數越低。
    (D)折射率越高，反射率越高，透光率越低（在無鍍膜狀態），所以高折射率鏡片須鍍膜增加透光率($R=(\frac{n_2-n_1}{n_2+n_1})^2$)。
31. 依反射定律$R=(\frac{n_2-n_1}{n_2+n_1})^2$。鏡片折射率越高，反射率越高。（無鍍抗反射膜）。$n_2$=鏡片折射率，$n_1$=空氣。

32. 阿貝數(Abbe number)與折射率成反比，折射率越高，阿貝數越低，邊緣色散越大。

33. (A) CR-39 樹脂， n=1.498，比重 1.32。

 (B)聚碳酸酯， n=1.586，比重 1.20。

 (C)冕牌玻璃， n=1.523，比重 2.54。

 (D)鈦晶， n=1.53，比重 1.11（Trivex 材質）。

34. CR-39 最容易於鑽孔安裝時產生龜裂、破損或壓裂。

 容易破裂程度排序：CR-39＞PMMA＞聚碳酸酯鏡片＞trivex。

35. (A)、(B)玻璃無法通過耐撞擊測試。

 PC 鏡片耐撞擊性 $(kg-cm/cm^2)=9.2$ ，CR-39 $(kg-cm/cm^2)=2.4$ ，約差 3～4 倍。

36. (A)CR-39 樹脂，折射率 1.498，阿貝數 58。

 (B)PC 聚碳酸酯(polycarbonate)，折射率 1.586，阿貝數 30。

 (C)PU 聚氨酯(polyurethane)，折射率 1.56、1.60、1.67，阿貝數 39～43。

 (D)鈦晶(trivex)，折射率 1.532，阿貝數 43～45。

37. （鏡片）折射率↓，反射率↓，穿透率↑；折射率↑，反射率↑，穿透率↓。

38. (A)玻璃鏡片較樹脂鏡片抗衝擊性低，容易碎。

 (B)折射率與阿貝數成反比。

 (D)玻璃鏡片為無機材料。

39. (A)硬化膜不影響變色速度。

 (B)溫度變低，變色會越深。

 (C)玻璃變色鏡片才會影響，樹脂不會。

40. 窗戶效應(window effect)與鏡片反射光有關。

 反射光與折射率高低有關，折射率越高，反射率越高。

 ①氨基甲酸乙酯聚合物(trivex)，折射率 1.532。

 ②CR-39 樹脂（烯丙基二甘醇碳酸脂），折射率 1.498。

 ③聚氨酯(polyurethane)，折射率 1.56～1.61。

 ④聚碳酸酯(polycarbonate)，折射率 1.586。

41. NXT 採用的是一種名為 Trivex 的原料，為氨基甲酸乙酯聚合物。

材質	折射率	阿貝數	比重
CR-39 樹脂	1.498	58	1.32
聚碳酸酯	1.586	29	1.20
聚氨酯	1.595	36	1.12～1.2
氨基甲酸乙酯聚合物	1.532	43.35	1.11

(A)CR-39 樹脂（烯丙基二甘醇碳酸脂）：折射率 1.498，阿貝數 58，比重 1.32。

(B)聚碳酸酯(polycarbonate)：折射率 1.586，阿貝數 30，比重 1.2。

(C)聚氨酯(polyurethane)：折射率 1.56～1.61，阿貝數 39～43，比重 1.23。

(D)氨基甲酸乙酯聚合物(trivex)：折射率 1.532，阿貝數 45，比重 1.1。

42. 折射率↑，反射率↑。（折射率越高，反射率越高）

(A)CR-39 樹脂(Columbia Resin #39)，反射率 1.498。

(B)聚碳酸酯(polycarbonate)，反射率 1.586。

(C)氨基甲酸乙酯聚合物(Trivex)，反射率 1.532。

(D)壓克力(PMMA)，反射率 1.48。

43. 公式：$V_d = \frac{n_d - 1}{n_f - n_c} = \frac{1.522 - 1}{1.529 - 1.520} = 58$，$V_d = \frac{\text{黃光} - 1(\text{空氣})}{\text{藍光} - \text{紅光}}$。

44. 密度越小，鏡片越輕；反之，密度越大，鏡片越重。

(A)冕牌玻璃(crown glass)，折射率 1.523，比重 2.54。

(B)高折射率玻璃(high-index glass)，折射率 1.6～1.9，比重 2.63～3.99。

(C)CR-39 樹脂(Columbia Resin)，折射率 1.498，比重 1.32。

(D)氨基甲酸乙酯聚合物(Trivex)，折射率 1.532，比重 1.1。

45. (A)聚氨酯(polyurethane)，$n = 1.56 \sim 1.61$，阿貝數=39～43。

(B)聚甲基丙烯酸甲酯(PMMA)，$n = 1.498$，阿貝數=57.5。

(C)聚碳酸酯(polycarbonate)，$n = 1.586$，阿貝數=30。

(D)氨基甲酸乙酯聚合物(trivex)，$n = 1.532$，阿貝數=45。

46. 聚碳酸酯鏡片表面硬度很低，很容易產生劃痕。

47. (A)CR-39 樹脂(Columbia Resin)， n＝1.498。

(B)聚碳酸酯(polycarbonate)， n＝1.586。

(C)聚氨酯(polyurethane)， n＝1.56～1.61。

(D)氨基甲酸乙酯聚合物(trivex)， n＝1.532。

48. (A)氨基甲酸乙酯聚合物(Trivex)，折射率 1.532，比重 1.1。

(B)CR-39 樹脂是熱固性材料，破碎後無法回收再製。

(C)聚碳酸酯耐磨性差，比較常用於一般安全工業用眼鏡上。

(D)玻璃鏡片導熱係數較大，容易起霧。

49. 氨基甲酸乙酯聚合物有分軟硬程度，但堅硬性佳並非此材質特性。

50. (A)鏡片折射率越高，邊緣厚度越薄。

(B)鏡片直徑越大，邊緣厚度越厚。

(C)鏡片度數越高，邊緣厚度越厚。

51. PC 片韌性強、不易碎，又稱安全鏡片。耐衝擊性樹脂鏡片會高於玻璃鏡片。

耐衝擊性排序：聚碳酸酯鏡片＞CR-39 鏡片＞熱處理的冕牌玻璃鏡片＞變色化學硬化玻璃鏡片。

52. CR-39 樹脂鏡片適用於一般光學眼鏡，運動眼鏡少用。

54. 折射率越低，阿貝值越高，色散越小，其中又以聚碳酸酯(PC)阿貝值最低。CR-39 樹脂 1.498＜玻璃（如康寧玻璃）1.6＜樹脂鏡片（如 Essilor Stylis）1.67＜聚碳酸酯(PC)1.586。

55. (A)鏡片的刮傷會影響耐衝擊性。

(B)樹脂鏡片耐衝擊性較玻璃好。

(D)阿貝值越高，色散越小。

56. 玻璃鏡片會比樹脂鏡片薄。

(B)等體積的樹脂鏡片重量會比玻璃輕 50%。

(C)密度較低相對結構有空間彈性，遇到撞擊比較不易破裂。

(D)熱傳導性低，較不易起霧。

58. 在未鍍膜處理狀況下，折射率越高，反射率越高。

59. 聚碳酸酯鏡片阿貝值 30 最低，容易產生色像差。阿貝值越低，色像差越高。
60. 在未鍍膜處理狀況下，折射率越低，反射率越低，所以透光率會增加。
    冕牌玻璃(n＝1.523)，CR-39 樹脂(n＝1.498)，聚碳酸酯(n＝1.586)。
61. 玻璃材質比重約是樹脂鏡片的兩倍重，折射率越高，密度越大越重。
62. 塑膠低過敏性材料：環氧樹脂(Optyl)、聚醯胺(polyamide)。
    金屬低過敏性材料：鈦(titanium)、不鏽鋼(stainless steel)。
63. 多層膜之最主要目的：增加鏡片透光率，減少鏡片反射光。
64. (A)冕牌玻璃(crown glass)比重 2.54。
    (B)CR-39 樹脂(Columbia Resin #39)比重 1.32。
    (C)聚碳酸酯(polycarbonate)比重 1.2。
    (D)鈦晶(Trivex)比重 1.11。
65. 鍍抗反射膜優點：增加透光率，減少反射光。
66. 窗戶效應(window effect)在敘述鏡片未鍍膜下，反射光所造成的影響，有如窗戶反射時產生的影像，所以折射率越高，在未鍍膜條件下反射率會越高，窗戶效應會越明顯。
    (A)聚碳酸酯(polycarbonate)，折射率 1.586 (B)氨基甲酸乙酯聚合物(Trivex)，折射率 1.532 (C) CR-39 樹脂(Columbia Resin)，折射率 1.498 (D)聚氨酯(polyurethane)，折射率 1.54~1.67。
67. 阿貝數越大，色像差越低。
68. 抗刮度：冕牌玻璃光學鏡片硬度高優於 CR-39 鏡片，其餘在輕量化、耐衝擊性、防霧處理上都是樹脂鏡片較佳。
69. 鏡片光心與眼睛視軸無法對應時產生的稜鏡效應，在不同折射率鏡片條件下，會產生不同的橫向色像差，近而影響視力值。
    稜鏡產生量利用 Prentice 規則 $P^{\Delta}=d\times F$ 4×2(cm)=8$^{\Delta}$ 阿貝數 20，對應相對視力值為 0.5。

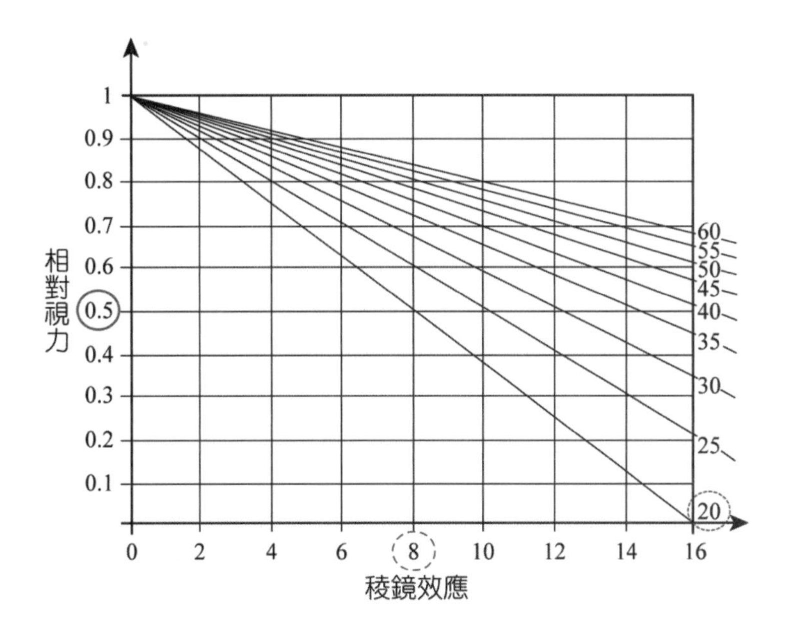

70. 折射率越高，阿貝數越低。

(A)冕牌玻璃(crown glass)，折射率 1.523 (B)CR-39 樹脂(Columbia Resin)，折射率 1.498 (C)聚碳酸酯(polycarbonate)，折射率 1.586 (D)氨基甲酸乙酯聚合物(Trivex)，折射率 1.532。

71. 白光是由 RGB 三種光線混合產生出所有顏色，校正色偏時要盡量調整該顏色的補色，藍光的互補色是黃色，對配戴者而言藍光反射出去，剩餘的紅綠進入到眼睛，產生黃色的色偏，所以吸收藍光用也可用黃染色片。

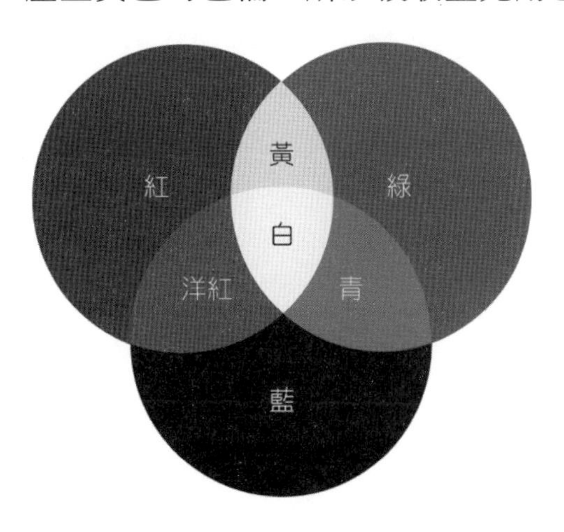

72. 阿貝數越低，色像差就會越高。

    (A)CR-39：阿貝數約 58。

    (B)聚碳酸酯：阿貝數約 30。

    (C)聚氨酯：阿貝數約 36。

    (D)冕牌玻璃：阿貝數約 59。

73. 影像鏡片變色表現的因素：

    (1) 光線強度（玻璃鏡片與塑膠鏡片）。

    (2) 溫度（玻璃鏡片與塑膠鏡片）。

    (3) 曝光記憶（玻璃鏡片）。

    (4) 鏡片厚度（玻璃鏡片）。

    (5) 變色鏡片的紫外線吸收性質（玻璃鏡片與塑膠鏡片）。

74. 冕牌玻璃鏡片折射率 1.523；CR-39 樹脂鏡片折射率 1.498。

75. 阿貝數與色散係數成反比。

    阿貝數越大，色散就越小；阿貝數越小，色散就越大。

76. 容易破裂程度排序：冕牌玻璃鏡片(crown glass)＞高折射率玻璃鏡片＞CR-39 樹脂鏡片＞氨基甲酸乙酯鏡片(Trivex)。

    材料區分：玻璃較樹脂易破裂。

    折射率區分：高折射率較低折射率硬度高。

77. 鹵化銀屬於無機材料變色材料，並非變色技術。

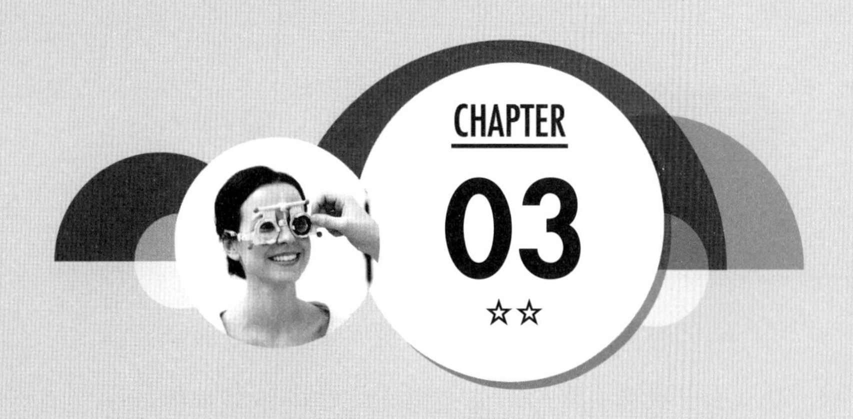

鏡片鍍膜

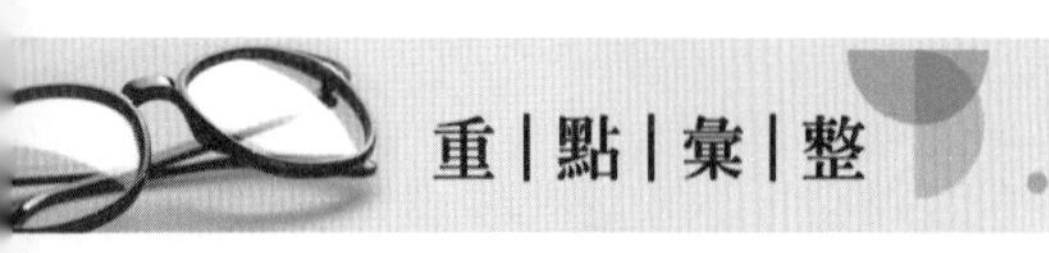

重點彙整

3-1 鍍膜分類、作用、原理

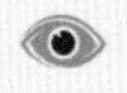

一、鏡片表面鍍膜處理

1. 硬化膜：增加鏡片表面硬度，使其接近玻璃硬度。
2. 抗反射膜：增加可見光透光率和防紫外線性能。
3. 抗衝擊膜：保持和增強其抗衝擊性。
4. 頂膜：提高鏡片表面防水、防霧能力。

圖 3-1 說明鏡片表面鍍膜各膜層厚度及順序排列，最上層為頂膜疏水層，次層是抗反射膜層，最後為硬化膜層連接鏡片基質。

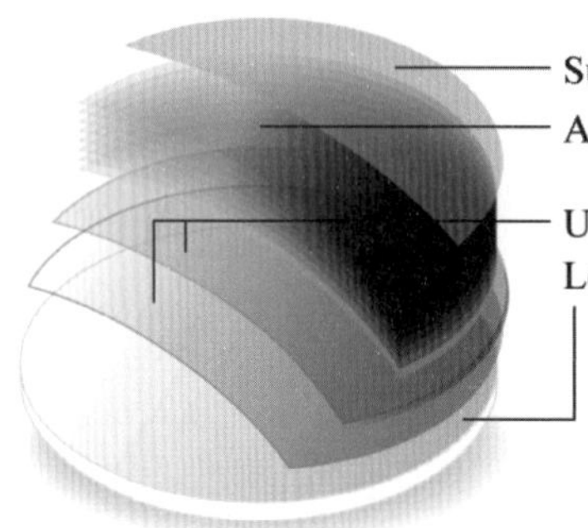

圖 3-1　鍍膜層順序

二、抗磨損膜（硬化膜）

1. 厚約 3～5 μm（最厚）。
2. 與玻璃鏡片相比，樹脂鏡片耐磨性較差。
3. 硬化膜層含有機基質，包括矽元素(SiO_2)的無機超微粒物，使硬化膜具備韌性，又提高了硬度。

4. 鍍膜技術主要採用浸泡法：判斷和測試耐磨性最基本的方法是臨床使用一段時間，用顯微鏡觀察鏡片表面磨損情況。
5. 玻璃硬度可達 9H。
6. 硬化膜硬度最高可達 7H（平均處理後 4～7H）。

三、多層膜（抗反射膜）

1. 厚約 0.3 μm，是非常薄的無機金屬氧化物材料，硬且脆。
2. 根據光學理論，減少反射的單層抗反射膜必須符合兩項條件：
   (1) 路徑條件：鍍膜厚度必須是波長的 1/4，或波長 1/4 的奇數倍，這會讓兩道反射光波的相位相消，造成破壞性干涉並防止反射。
   (2) 振幅條件：鏡片材料內的光波與鍍膜內的光波其振幅要相等，兩道反射光波產生的破壞性干涉才能完成。
3. 鍍膜折射率＝$\sqrt{\text{鏡片折射率}}$，例如：氟化鎂(MgF_2)，折射率(n)＝1.38。
4. 干涉原理：膜層前後表面反射光干涉現象。
5. 555nm 厚度需達 1/4λ 反射率最高。過薄反射光呈淺棕黃，過厚反射光呈藍色。
6. 最低抗反射膜厚度＝可見光中心波長／4×鏡片表面鍍膜折射率。
7. 抗反射膜好壞取決於抗磨損膜。
8. 真空鍍膜：將非金屬材料表面真空蒸鍍聚合物等非金屬功能性鍍膜方式，密合性較高。
9. 多層膜目的在於減少反射光，增加透光率，不可能做到無反射光線。
10. 鏡片表面總有殘留顏色，較多為綠色，殘留顏色在鏡片凹凸面曲率不同，也使鍍膜的速率不同，因此在中央部分可能呈現綠色，邊緣則為淡紫色或其他顏色。
11. 因多層膜是鏡片膜層中不可獲缺的關鍵膜層，坊間常會使用超音波來清洗眼鏡，需注意超音波振動對液體瞬間造成「增壓」及「減壓」，取入溶於液體的氣體成為氣泡，反覆的動作會產生強大的衝擊波於附著物上洗淨汙漬，久而久之抗反射膜的強度相對就會減弱，形成脫膜的現象。

四、抗反射膜和硬化膜關係

1. 抗反射膜層是非常薄的無機金屬氧化物材料，質地硬且脆。
2. 抗反射膜鍍於玻璃鏡片上，片基硬，砂礫劃過，膜層不容易產生劃痕；但鍍於有機鏡片上，片基較軟，砂礫在膜層上劃過，膜層容易產生劃痕。
3. 鏡片在鍍抗反射膜前必須要鍍硬化膜，且兩種膜層的硬度必須相匹配。
4. 鏡片有硬化膜或抗反射膜時，鏡片的耐衝擊性便會降低（依耐衝擊破壞負荷值顯示）。
5. 普通塑膠鏡片未鍍膜硬度約為 2～3H，加硬化膜處理可達 4～7H。3～4H 約是指甲硬度。
6. H 指的是鉛筆硬度，等級種類為 10B、9B、8B、7B、6B、5B、4B、3B、2B、B、HB、F、H、2H、3H、4H、5H、6H、7H、8H、9H、10H。10B 最軟、墨最深；H 偏硬、墨淺；10H 最硬、墨最淺。
7. 塑膠鏡片鍍上硬化或抗反射膜(AR)時，鏡片的耐衝擊性通常會下降，降低程度取決於鏡片材料及抗反射膜類型，而這些膜層硬度皆比塑膠鏡片材料「更硬」，再受撞擊時鏡片軟變形，但膜層脆硬易於產生裂痕。

五、抗反射膜的作用

鏡片效應造成的影響：

1. 減少鏡面反射：鏡前一片白光（拍照）。
2. 減少「鬼影」：
   (1) 鏡片前後表面不同曲率，使鏡片內部反光產生之現象。影響清晰度和舒適性。
   (2) 前後弧不同，鏡片內部產生的內反射現象。

六、抗汙膜（頂膜疏水層）

1. 厚約 0.005～0.1μm（最薄）。

2. 原理：

   (1) 鏡片表面鍍多層膜抗反射膜後，鏡片特別容易產生汙漬，會破壞抗反射膜的減反射效果。

   (2) 顯微鏡下，我們可以發現抗反射膜層呈**孔狀結構**，所以油汙特別容易浸潤至抗反射膜層。

   (3) 解決的方法是在抗反射膜層尚在時，鍍一層具有抗油汙和抗水性能的頂膜，這層膜必須非常薄，使其不會改變抗反射膜的光學性能。

3. 工序：

   (1) 抗汙膜的材料以氟化物為主，有二種加工方法：

      a. 浸泡法。

      b. 真空鍍膜（最常見）。

   (2) 抗反射膜層完成後，用蒸鍍法將氟化物鍍於反射膜上。

   (3) 抗汙膜可將多孔的抗反射膜層覆蓋起來，並且能夠減少水和油與鏡片的接觸面積，使油和水滴不易黏附於鏡片表面，因此也稱為疏水膜。如圖 3-2 所示，表面濕潤角越大越光滑，水滴越容易從表面流失。市場也將抗汙膜以商品名稱作奈米鍍膜或蓮花鍍膜（圖 3-3）。

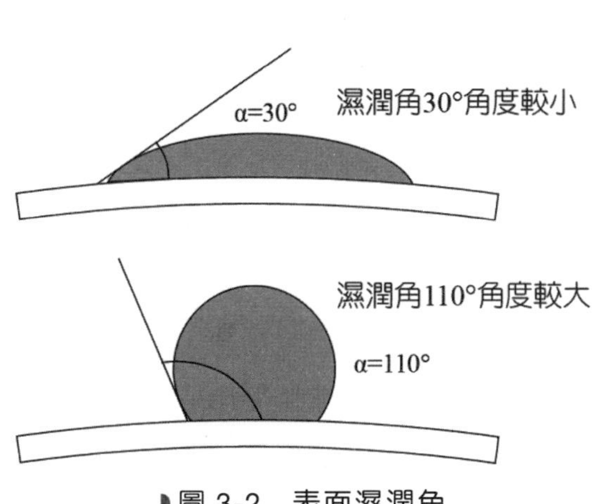

圖 3-2　表面濕潤角

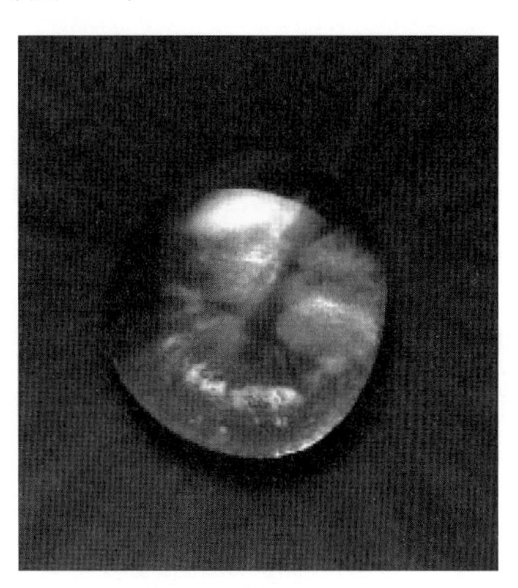

圖 3-3　蓮花鍍膜

(4) 對於有機鏡片而言，理想的表面系統處理應該包括抗磨損膜、多層抗反射膜和頂膜抗汙膜的複合膜。

4. 複合膜層順序：

圖 3-4 為鏡片染色加奈米膜處理時，鏡片在做複合膜處理的鍍膜順序。由 1.鏡片本體先浸泡染色。2.鍍抗衝擊膜。3.抗磨損膜（硬化膜）。4.抗反射膜（AR 膜）。5.最後再鍍上抗汙膜（疏水膜），完成一系列的複合膜處理。

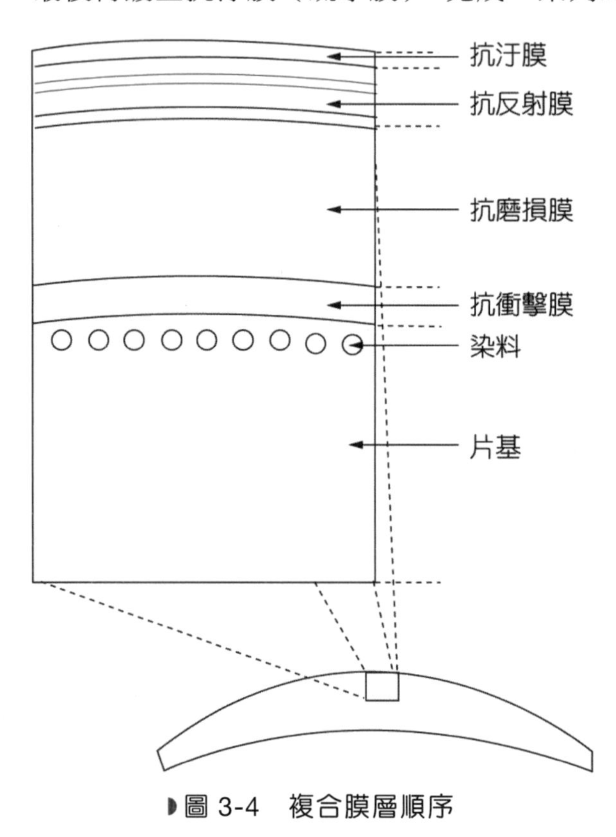

圖 3-4　複合膜層順序

3-2 鏡片染色

鏡片染色可以讓鏡片透光率下降，達到保護與提升對比的效能。先前我們所提到鏡片的光學特性，當鏡片在未鍍膜處理的狀況下，鏡片折射率越高時，反射率將隨之提升，相對的透光率會下降；而當鏡片做染色處理時，吸收率的高低也將影響透光率的穿透。以下針對鏡片染色的特性做說明：

一、鏡片染色與鏡片穿透率

以百分比表示，當穿透率 20%時，等於吸收率 80%。例如市面上 1 號色吸收率約 50%、2 號色約 70%、3 號色約 80～85%，數字越大，鏡片色調越深，而應各家廠牌毛料及鍍膜也有些微差異。

二、玻璃鏡片

1. 相同度數會隨厚度增加而改變穿透率。相同色號，鏡片越厚，顏色越深。
2. 高度正鏡片顏色中央深、周邊淺，如圖 3-5(a)所示；負鏡片顏色中央淺、周邊深，如圖 3-5(b)所示；柱面鏡片在軸上顏色較淺，度數軸顏色較深，如圖 3-5(c)所示。
3. 因為鏡片顏色深淺不一致，所以玻璃鏡片鮮少用於染色。

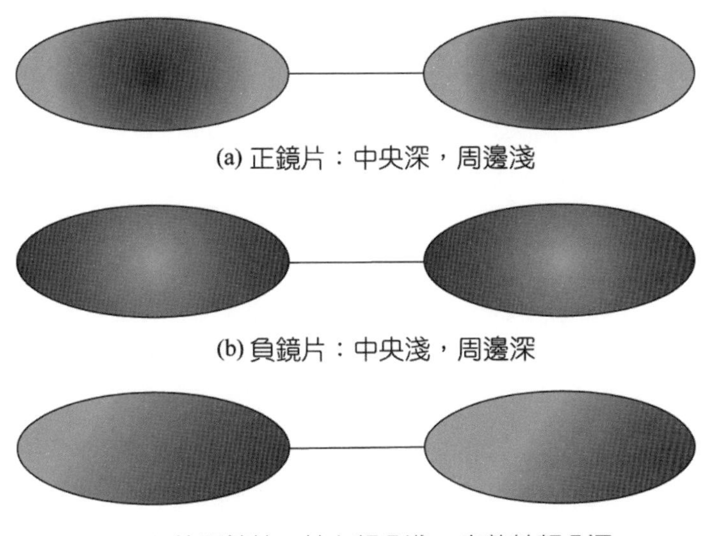

圖 3-5　玻璃鏡片染色時色澤分布

三、樹脂鏡片

1. 長波段光譜紅外線能夠穿透染色塑膠與聚碳酸酯鏡片，可使用吸收紅外線(IR)染料預防。

2. 大多數樹脂染色鏡片，在長波長以及紅外線光譜中吸收率均不佳，紅外線(IR)易穿透。

3. 浸泡式：滯留染劑越久，顏色越深。（與材質及技術層面有相關性）

4. 高折射率鏡片密度較高，滲透慢，相對染色速度較慢，顏色無法太深，於1、2號色之間較適當。

四、鏡片染色深淺建議

1. 太陽眼鏡一般染色深度在70～85%之間。
2. 車輛用鏡片染色深度不高於92%。
3. 滑雪、登山或海灘使用染色深度約97%。
4. 連續長時間受日光曝曬者，最好使用染色深度85%或以上的鏡片。
5. 建議在烈日下工作一整天的族群，從事夜間活動要使用染色深度85～90%以上鏡片，以預防夜間視力短暫喪失的延遲。染色深度50～65%的鏡片較無法預防此現象。
6. 當鏡片穿透率在40%時，UVB穿透量達5%；當鏡片穿透率在20%時，UVB穿透量則達2.5%。鏡片越深，阻隔UVB的穿透量便會增加。（0.125×40%穿透率＝UVB穿透量）

五、各式染色鏡片

1. 粉紅鏡片（膚色片）：可見光譜波段中有**均勻的穿透率**，讓配戴者在色覺辨認上，較不會產生影像色彩失真。接近皇冠玻璃鏡片的穿透率，也較不會對色覺造成視覺干擾。在螢光照明室內燈光下，可增加視覺的對比性，提高視敏度。

2. 黃色鏡片：在競技射擊、雨天或霧霾情況下使用，可增加視覺對比性。

3. 棕色鏡片：與黃色鏡片相似，在短波長有較高的吸收率，能降低藍、靛、紫光波段穿透率，而於黃、紅光波段中穿透率較高。看景物時橘紅光會較明顯，藍紫光較不明顯，一般黃棕色鏡片可運用在抗藍光鏡片。

4. 綠色鏡片：穿透率與人眼睛色彩敏感度曲線極為相似，可以有效地吸收紅外線光和 99%的紫外線。針對紫外線與紅外線光吸收率佳，但其會降低藍、靛、紫光穿透率，使得某些景物的顏色改變。
5. 灰色鏡片：最大優點為整個可見光譜有**平均的穿透率**，各種色彩能自然、不失真、均勻地被看見，適用一般配戴及符合辨色缺陷者需求。灰色以外之染色鏡片容易增加辨色誤差。
6. 藍色鏡片：可吸收 350nm 以下之波長紫外線，能降低可見光亮度，對黃色光吸收較強。

歷屆試題

( ) 1. 太陽眼鏡的顏色中，下列何種顏色可以使色調反差更明顯，使夜間視覺較敏銳？ (A)灰色 (B)茶褐色 (C)墨綠色 (D)黃色。（106 特生）

( ) 2. 下列何種顏色的玻璃鏡片，可以吸收短波長的藍光和紫外線，適合在陰雨天配戴？ (A)茶色 (B)黃色 (C)綠色 (D)灰色。 （106 特生）

( ) 3. 運動型太陽眼鏡的前表面不適合做哪一種加工處理？ (A)染色 (B)鏡面鍍膜(mirror coating) (C)偏光膜 (D)抗反射鍍膜(anti-reflective coating)。 （107 專普）

( ) 4. 一般在某些視角而言，單層抗反射膜鏡片，有著泛紫色的外觀，其原因為何？ (A)紅光與藍光較黃光更易被反射 (B)黃光與綠光較紅光更易被反射 (C)藍光與綠光較黃光更易被反射 (D)紅光與黃光較綠光更易被反射。 （107 專普）

( ) 5. 關於有顏色的染色鏡片，下列敘述何者正確？ (A)染色鏡片可改善辨色異常，可單眼配戴也可雙眼配戴 (B)鍍膜後的聚碳酸酯鏡片可以作為良好的深色太陽眼鏡 (C)在鏡片鍍膜之後可將鏡片進行脫色處理 (D)染色鏡片不需額外抗反射多層膜來維持清晰度。 （108 特生）

( ) 6. 在夜間駕駛時配戴何種鏡片，可以最有效降低後方來車的大燈照射所產生眩光？ (A)染成黃色的鏡片 (B)染成粉紅色的鏡片 (C)內表面鍍抗反射膜的鏡片 (D)深色偏光太陽眼鏡。 （108 專普）

( ) 7. 抗反射鍍膜(antireflection coating)是讓在鏡片表面的反射光產生什麼光學效應？ (A)建設性干涉 (B)破壞性干涉 (C)針孔繞射 (D)散射。 （108 專普）

( ) 8. 有關塑膠鏡片染色的敘述，下列何者正確？ (A)漸層染色鏡片是鏡片的上半部較淺，逐漸往鏡片的下半部變深 (B)染色的均勻性與鏡片厚度有關 (C)高折射率塑膠鏡片的染色速度比 CR-39 鏡片慢 (D)已鍍上抗刮傷膜的聚碳酸酯鏡片進行染色仍可得到均勻的染色效果。 （108 專普）

( ) 9. 針對可見光的中心波長(550nm)所設計，在鏡片表面鍍一層氟化鎂(n = 1.38)的抗反射膜，則下列何者符合此抗反射鍍膜的厚度要求？ (A)100 nm (B)275 nm (C)550 nm (D)1100 nm。 (109 特生)

( ) 10. 下列哪一種眼鏡鏡片的特徵不是用來阻擋紫外線？ (A)染成黃色的鏡片 (B)偏光太陽眼鏡 (C)鍍抗反射膜的鏡片 (D)變色鏡片。 (109 特生)

( ) 11. 下列何種染色鏡片比較不適合做太陽眼鏡來減少對眼睛造成傷害？ (A)藍色 (B)綠色 (C)黃色 (D)紅色。 (109 特生)

( ) 12. 鏡表面鍍上多層膜(anti-reflective coating)來減少鏡片表面多餘的反射光，此多層膜的厚度需為入射光線波長的幾倍？ (A)1 倍 (B)1/4 倍 (C)1/2 倍 (D)2 倍。 (106 特師)

( ) 13. 玻璃鏡片的硬度是 9H，經硬化膜處理的塑膠鏡片，其硬度約多少？ (A)1H (B)2-3H (C)4-5H (D)9H。 (106 專高[補])

( ) 14. 配戴用下列何種太陽眼鏡，對於顏色的感覺比較不會失真，也就是能保持原色？ (A)灰色 (B)藍色 (C)綠色 (D)褐色。 (106 專高[補])

( ) 15. 下列何種染色鏡片最沒有濾除藍光的效果？ (A)紅色 (B)黃色 (C)綠色 (D)藍色。 (107 特師)

( ) 16. 一患者配戴一穿透率為 85%的染色眼鏡，再搭配一穿透率為 20%的夾式太陽眼鏡，則入射光到達眼睛的比率為多少？ (A)15% (B) 17% (C) 20% (D) 35%。 (109 特師二)

( ) 17. 染色鏡片會受鏡片的染料與鏡片屈光度影響，造成鏡片的穿透率而有所不同，當一患者配戴玻璃染色鏡片，其右眼處方為 OD:−2.50DC×180，左眼處方為 OS:+1.00DS，其材料內有染料的玻璃鏡片穿透率會產生何種改變？ (A)右眼 90 度軸線附近顏色最深，左眼中央顏色最淺 (B)右眼 180 度軸線附近顏色最淺，左眼中央顏色最深 (C)右眼 90 度軸線附近顏色最淺，左眼中央顏色最淺 (D)右眼 180 度軸線附近顏色最深，左眼中央顏色最深。 (110 專高)

(　) 18. 依照 ANSI Z80.3-2001 的標準，一般太陽眼鏡的顏色深度，最少應該要有多少百分比的遮光率？ (A) 70% (B) 60% (C) 50% (D) 40%。 (111 專普)

(　) 19. 超音波清潔器是鏡片及鏡架清潔工具之一，下列何項最應避免使用超音波清潔器？ (A)金屬全框鏡架 (B)抗反射鍍膜鏡片 (C)環氧樹脂鏡架 (D)聚碳酸酯鏡架。 (111 專普)

(　) 20. 鏡塑膠鏡片進行染色時，下列敘述何者錯誤？ (A)鏡片浸泡在染劑裡越久，顏色越深 (B)染色的顏色深淺，與鏡片度數及鏡片厚度並無關聯 (C)進行漸層染色時，每次浸泡鏡片需於不同高度 (D)一旦染色後無法再恢復成透明。 (112 專高)

(　) 21. 有關染色鏡片的特性，下列何者錯誤？ (A)淺色的染色鏡片可減輕部分的反射光，效果一般和抗反射鍍膜相同 (B)粉紅染色鏡片在可見光譜中有均勻的穿透率，因此不會造成色彩失真 (C)黃色鏡片可吸收藍光，有助於降低眩光 (D)對於辨色力有缺陷的人而言，佩戴灰色鏡片，相對於其他的顏色鏡片，比較不會誤判色彩（辨色誤差）。 (112 專高)

(　) 22. 有關光學用的鏡片鍍上反射膜後其光學功能，下列何者錯誤？ (A)減少鬼影 (B)減少 UV (C)減輕眩光 (D)減少前表面反光。 (112 專普)

(　) 23. 下列對抗反射鍍膜的敘述何者錯誤？ (A)在鏡片表面可以為數層 (B)可減少來自鏡片表面的反光 (C)增加穿透鏡片的光線 (D)鍍上抗反射膜後，耐衝擊性通常會上升。 (113 專高)

(　) 24. 某鏡片材料為減少配戴者眼睛因強光照射而產生的不適，因此藉由染色方式降低鏡片對光線的穿透率，但染色方式技術會隨著鏡片各區域厚度的變化而產生不同的光線穿透效果，請問下列哪個鏡片度數處方最有可能出現如示意圖顯示的染色鏡片之光線穿透現象（較暗的區域具比較低的光線穿透率）？

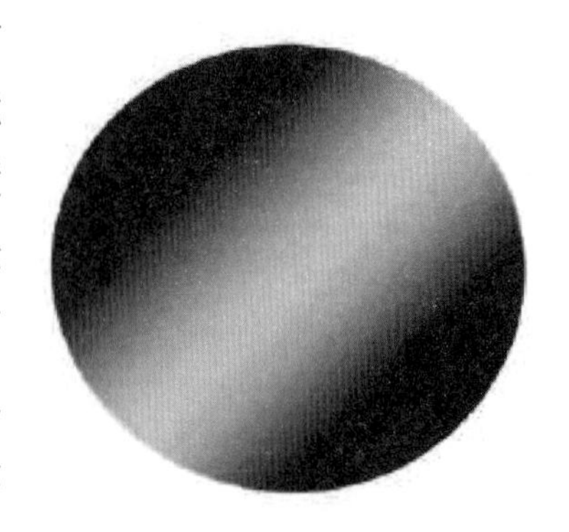

(A)+3.00DS/–2.00DC×45　(B)+3.00DS/–2.00DC×135
(C)–2.00DS/+2.00DC×135　(D)+2.00DS/–2.00DC×135。　（113 專普）

解答及解析

01.D	02.B	03.D	04.A	05.A	06.C	07.B	08.C	09.A	10.C
11.A	12.B	13.C	14.A	15.D	16.B	17.B	18.B	19.B	20.D
21.A	22.B	23.D	24.C						

1. 黃色鏡片適合夜間使用，可提高明亮度，並增加間對比。
2. 藍色互補色為黃色。
3. 抗反射鍍膜會增加透光率，減少反射光，不適用於運動型太陽眼鏡。
5. (B)聚碳酸酯鏡片本身不易著色，無法作為良好的深色太陽眼鏡。
   (C)在鏡片未鍍膜之前可將鏡片進行脫色處理。
   (D)染色片會降低透光量，但表面反射眩光依然存在，需要額外鍍抗反射多層膜來維持清晰度。
6. 因為是要降低後方燈光照射所產生的眩光，鏡片前後表面曲率的不同會產生內反射，鍍抗反射膜可減少鏡片反射，增加透光率。
   (A)、(B)會增加光通量，眩光會更明顯。（染色片或變色片會降低透光量，但表面反射眩光依然存在）
   (D)深色偏光太陽眼鏡較適合日間配戴，夜晚透光率太低，會增加危險性。
7. 抗反射鍍膜以光的干涉現象為基礎，膜層前後光波振幅互相干擾，抵銷光波強度進而減少反射光強度，稱為破壞性干涉光學效應。
8. (A)漸層染色鏡片是鏡片的上半部較深，逐漸往鏡片的下半部變淺。
   (B)染色的均勻性與染料比例、放入染色裝置時的速度和頻率有關。
   (D)聚碳酸酯鏡片鍍上抗刮傷膜前就進行染色處理，所以鍍膜後染色無法達到均勻效果。
12. 厚度為入射光波長$\frac{1}{4}$的奇數倍，讓反射光產生破壞性干涉現象，減少反射形成。
13. 普通塑膠鏡片未鍍膜硬度約為 2～3H，加硬化膜處理可達 4～5H。3～4H 約是指甲硬度。H 指的是鉛筆硬度：10B、9B、8B、7B、6B、5B、4B、

3B、2B、B、HB、F、H、2H、3H、4H、5H、6H、7H、8H、9H、10H。10B 最軟、墨最深；H 偏硬、墨淺；10H 最硬、墨最淺。

14. (A)灰色鏡片能讓可見光譜有著平均穿透率，所以色彩能自然不失真地被人們看見。
   (B)藍色鏡片吸收 350nm 以下之波長紫外線，會降低可見光亮度，對黃色光吸收較強。
   (C)綠色鏡片和灰色鏡片一樣，可以有效地吸收紅外線光和 99%的紫外線，但因為綠色鏡片會降低藍、靛、紫光穿透率，將使得某些景物的顏色改變。
   (D)褐色鏡片藍、靛、紫光穿透率低，黃、紅光穿透率較高，在看景物時橘紅光會較明顯，藍紫光較不明顯，整體色調偏橘紅。

15. 染色藍色鏡片會使藍光進入眼球。

16. $\frac{100\%}{20\%}=5\%$（夾式太陽眼鏡到染色眼鏡之間的比率）。
   $\frac{85\%}{5\%}=17\%$（染色眼鏡到眼睛剩下的比率）。

17. 染色玻璃鏡片因染色方式及屈光度影響，容易造成鏡片外觀上有深淺的差異，右眼是柱面近視鏡片，在 180 度的水平主經軸是平光，90 度垂直主經軸方向是−2.50DC，近視鏡片外觀中心薄邊緣厚；左眼遠視鏡片，中心厚邊緣薄，所以厚的地方會吸收較深的顏色，薄的地方吸收較淺的顏色。

18. 依據 ANSI Z80.3-2001 的標準，一般太陽眼鏡的顏色深度（中等到深色），光穿透率約在 8%~40%，相對的遮光率為 92%~60%，最低為 60%。

19. 抗反射膜層是非常薄的無機金屬氧化物材料，硬且脆，超音波振動對液體瞬間造成「增壓」及「減壓」，取入溶於液體的氣體成為氣泡，反覆的動作會產生強大的衝擊波於附著物上洗淨汙漬，久而久之抗反射膜的強度相對就會減弱，形成脫膜的現象。

20. (A)塑膠鏡片染色屬浸泡法，時間越久顏色越深。
   (B)塑膠鏡片與浸泡時間有關，玻璃鏡片與度數及厚關聯性較高。
   (C)塑膠鏡片在染色時，有深至淺之色差，會利用「浸泡時間」來控制深淺，所以實務上需於不同高度下反覆操作。
   (D)在未鍍多層膜的條件下，是可以進行褪色。

21. 淺色鏡片要減輕部分反射光需加多層膜處理，染色鏡片屬於吸收效應會改變原有光線的色彩差異，鍍膜鏡片屬於干涉效應，會增加透光率，減少反射光，色彩無失真。

22. 多層膜功能：增加透光率，減少反射光，故與 UV 無關。

23. 塑膠鏡片鍍上抗刮或抗反射膜(AR)時，鏡片的耐衝擊性通常會下降，降低程度取決於鏡片材料及抗反射膜類型，而這些膜層硬度皆比塑膠鏡片材料「更硬」，再受撞擊時鏡片軟變形，但膜層脆硬易於產生裂痕。

24. 處方 45 度柱軸因平光無厚度，故顏色最淺（白色）；135 度軸有–2D 度數（黑色），染料較深具較低穿透率。故選(C)。

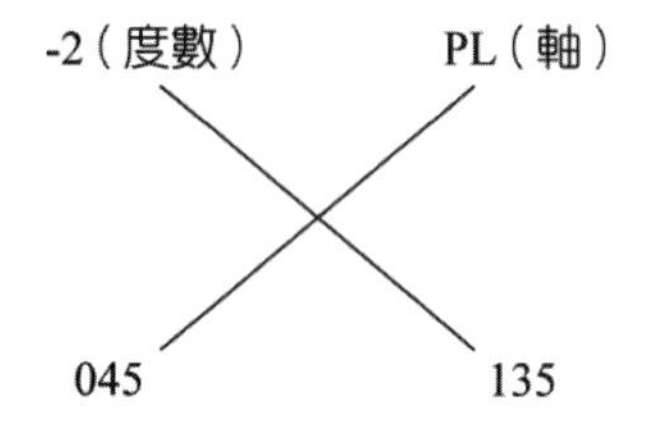

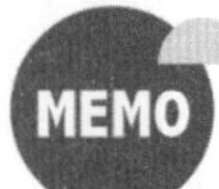

MEMO

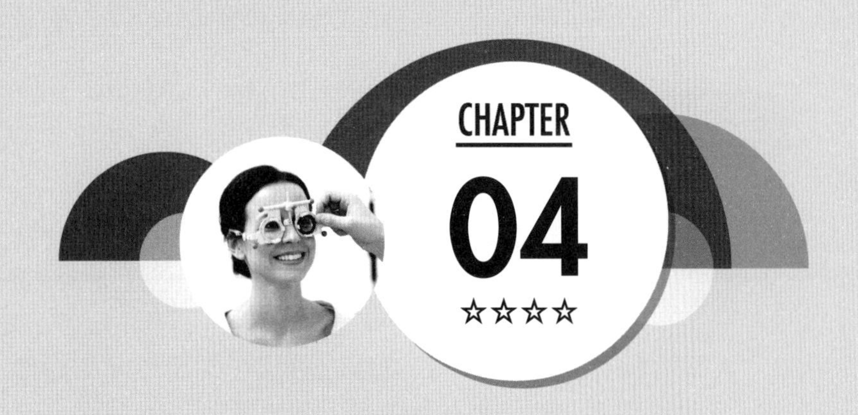

透鏡的稜鏡效應

4-1 稜鏡特性

4-2 透鏡的移心

4-3 球柱面透鏡的的移心與處方轉換

4-4 稜鏡在屈光不正的矯正

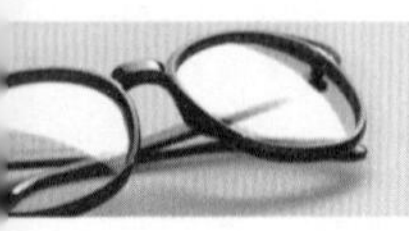

重|點|彙|整

4-1 稜鏡特性

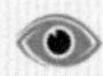

1. 光線通過稜鏡往基底跑，影像往尖端走，如圖 4-1(a)所示。
2. 稜鏡無聚散度，會讓光線偏移，如圖 4-1(a)所示。
3. 人眼睛所看到的影像，是光線在稜鏡尖端所形成的虛像，如圖 4-1(b)所示。

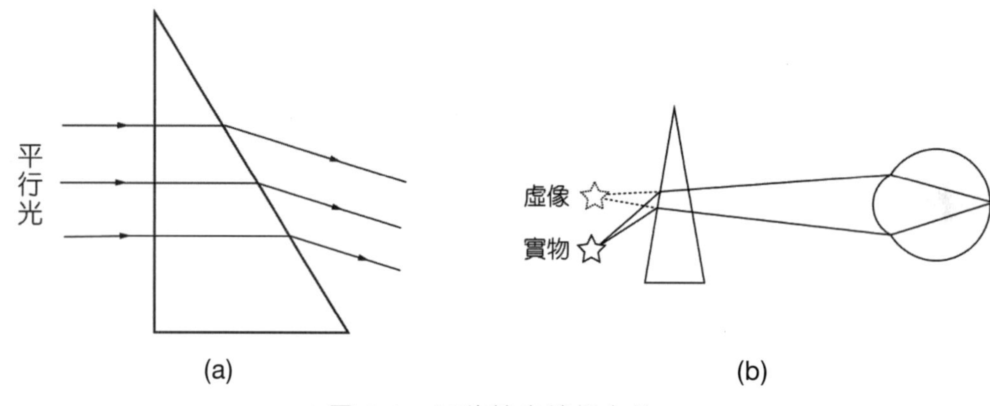

圖 4-1　三稜鏡光線偏向性

4. 三稜鏡偏折強度與頂角及折射率有關，如圖 4-2 所示。

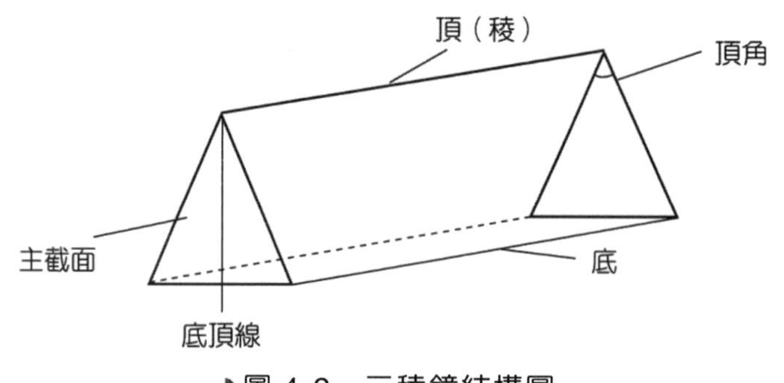

圖 4-2　三稜鏡結構圖

5. 一個稜鏡度 1^{Δ} 定義：在 1 公尺的距離，能讓光線位移 1 公分。能讓光線產生偏移的強度有兩個主要因素，一個是頂角的大小，另一個是稜鏡片本身材質的折射率，當折射率與頂角角度越大時，光線偏移的強度會越大。我們也可藉由此關係式求出偏向角的大小：$\delta=(n-1)\times$頂角（δ=偏向角，n=稜鏡材質折射率，1=空氣折射率），如圖 4-3 所示。

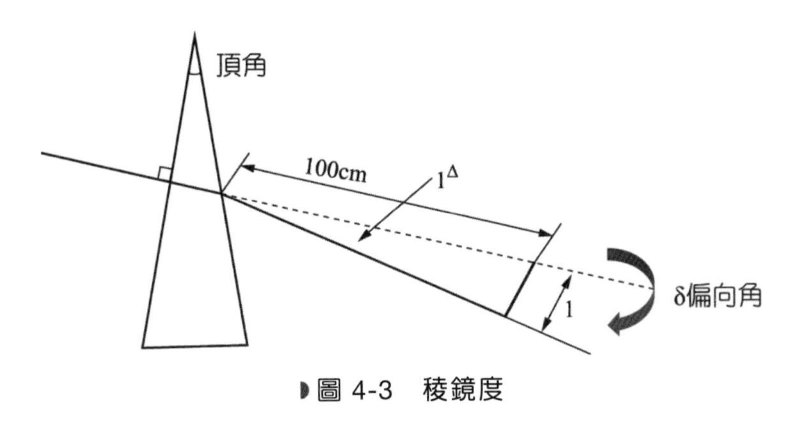

圖 4-3 稜鏡度

4-2 透鏡的移心

當驗光檢測出患者有眼位不正時，我們可以依據處方，利用透鏡偏移光學中心的方式，創造出適當的偏移量，此時所產生的數值稱為稜鏡量，若鏡片光心對應到瞳孔中心，此時無稜鏡效應。若此點偏移鏡片光心，產生稜鏡量時，此點我們稱為 MRP 點，亦稱作主要參考點(Major Reference Point)，也就是說當沒有下稜鏡處方時，無稜鏡產生的點可稱為此時的 MRP 點。

可以利用 Prentice 規則 $P^{\Delta}=d\times F$，計算出透鏡的稜鏡效應。

適當的偏心距離為 $d=\dfrac{\Delta}{F}$，當光線偏離光心越遠，偏折強度越大，稜鏡量越高。

P 為透鏡上某點的稜鏡屈光力，d 為透鏡上某點與中心的距離(cm)，F 為鏡片後頂點屈光力(D)。

一、球面透鏡的移心

1. 正透鏡的移心方向與所需稜鏡底向相同：當鏡片要產生底朝內(BI)的稜鏡效果，就將正球面鏡光心向內移。

2. 負透鏡的移心方向與所需稜鏡底向相反：當鏡片要產生底朝內(BI)的稜鏡效果，就將負球面鏡光心向外移。

二、柱面透鏡的移心

單柱面透鏡可以通過移心，產生稜鏡底的方向與柱軸方向相垂直的稜鏡度。

三、雙眼均分稜鏡：同向相減、反向相加

1. 同向運動：雙眼打開時，右眼前放 BO，左眼放相同量的 BI，此時雙眼的影像都往左邊平行移動。

    BO＋BI＝數字大－數字小

    例如：OD:6BO+OS:2BI，最後的量是右眼 4BO。

2. 反向運動：雙眼打開時，兩眼放置 BO 或 BI 稜鏡，此時眼睛會向內移動及向外移動。

    BO＋BO＝數字大＋數字小

    例如：OD:6BO+OS:2BO，最後的量是右眼 8BO。

3. 處方稜鏡：
    (1) 均分法為最常見在臨床下處方時使用之方法，其在外觀與鏡片重量上較理想。
    (2) 非均分法可考量患者配戴後舒適性，在主力眼給予少量稜鏡度，而在非主力眼給予較多稜鏡度。

四、判別眼鏡稜鏡基底的方向

稜鏡基底位置在眼鏡上的方向及縮寫名稱，如圖 4-4 所示。

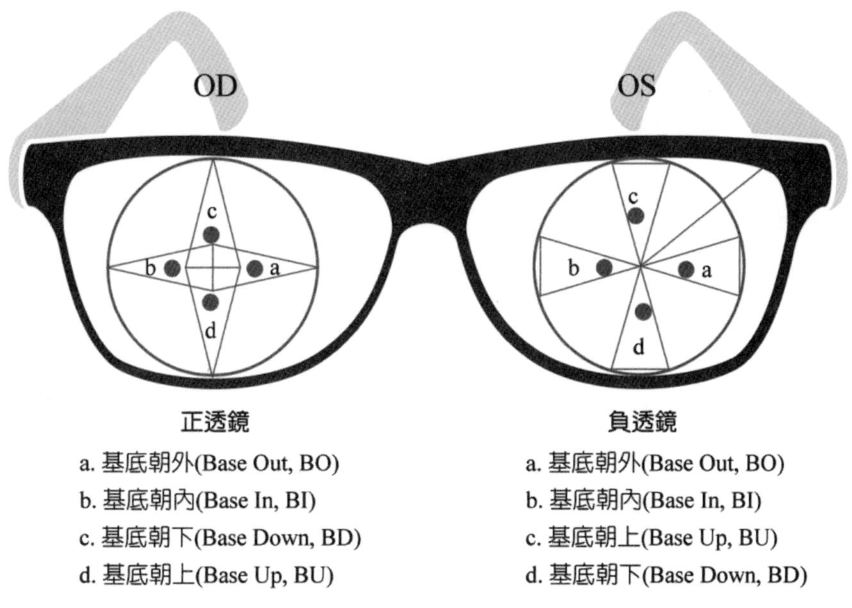

圖 4-4 眼鏡基底方向

【練習 1】

EXAMPLE

( ) 1. 一患者右眼如需要處方為＋5.00DS 及 2^{Δ} 稜鏡基底朝內，可以將鏡片中心位置如何調整來達到效果？ (A)向外偏心 4 mm (B)向內偏心 4 mm (C)向外偏心 0.4 mm (D)向內偏心 0.4 mm。

解答：(B)。移心量公式：$C = P / F$（$P = \Delta$，$F =$ 屈光度），$2/5 = 0.4\text{mm}$，正球面鏡移心與所需稜鏡的底向同方向，負球面鏡移心與所需稜鏡的底向反方向。

( ) 2. 一副眼鏡，右眼 $+1.00\text{DS}/-1.00\text{DC}\times 090$，左眼 $+3.00\text{DS}/-2.00\text{DC}\times 090$，兩眼往下看地面，透過鏡片光心點下方 5 mm 時： (A)右眼影像在上，左眼影像在下，差距 1.0 稜鏡度 (B)右眼影像在上，左眼影像在下，差距 0.5 稜鏡度 (C)右眼影像在下，左眼影像在上，差距 1.0 稜鏡度 (D)右眼影像在下，左眼影像在上，差距 0.5 稜鏡度。

解答：(A)，公式：$P(\Delta) = dF$，先繪畫光學十字，90 度之屈光度利用公式計算：$\text{OD}: +1\text{D}\times 0.5\text{cm} = 0.5^{\Delta}$、$\text{OS}: +3.00\times 0.5\text{cm} = 1.5^{\Delta}$

（$0.5^{\Delta} - 1.5^{\Delta} = 1^{\Delta}$，右眼稜鏡量較小在上，左眼稜鏡量較大在下）。

（　）3. 一位患者眼鏡處方右眼遠視+4.00 DS，左眼遠視+1.00 DS。當其看近物時，雙眼視線均向下偏移 8 mm，同時向鼻側偏移 2 mm，其最後的稜鏡效應，下列何者正確？ (A) 4.0^{Δ} 基底朝上；1.0^{Δ} 基底朝外 (B) 2.4^{Δ} 基底朝上；1.0^{Δ} 基底朝外 (C) 2.4^{Δ} 基底朝上；0.6^{Δ} 基底朝內 (D) 4.0^{Δ} 基底朝上；0.6^{Δ} 基底朝內。

解答：(B)，公式：$P(\Delta) = dF$

（垂直／$OD: +4 \times 0.8cm = 3.2^{\Delta}$，$OS: +1 \times 0.8cm = 0.8^{\Delta}$；

水平／$OD: +4 \times 0.2cm = 0.8^{\Delta}$，$OS: +1 \times 0.2cm = 0.2^{\Delta}$）

總稜鏡量同側相減，異側相加

（$V: 3.2^{\Delta} - 0.8^{\Delta} = 2.4$ / $H: 0.8^{\Delta} + 0.2^{\Delta} = 1$）。

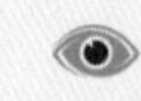

4-3 球柱面透鏡的的移心與處方轉換

一、處方轉換

1. 原球面與柱面的代數和為新球面。例如：$-1.00DS - 1.00DC \times 180 \rightarrow -2.00DS$。
2. 將原柱面的符號正負轉換改變為新柱面。例如：$-1.00DS - 1.00DC \times 180 \rightarrow +1.00DC \times 180$。
3. 新軸與原軸垂直。例如：$-1.00DS - 1.00DC \times 180 \rightarrow \times 090$。
4. 口訣：代數和、變號、轉軸。
   (1) 將球面度數與柱面度數相加。
   (2) 轉換柱面度數符號（＋、－）。
   (3) 使處方軸相差 90 度。

二、形式

一個處方鏡片可以有三種表示形式：

1. 正散光形式

球面＋正柱面：球面正柱面透鏡是凸面為柱面、凹面為球面的透鏡。例如：−2.00DS / +1.00DC×180。

2. 負散光形式

球面＋負柱面：球面負柱面透鏡是凸面為球面、凹面為柱面的透鏡。例如：−2.00DS / −1.00DC×180。

3. 柱面與柱面的疊加

正交柱面：正交柱面透鏡是兩個面均為柱面，且其柱軸相互垂直的透鏡。例如：−1.00DC×180 / −2.00DC×090。

【練習 2】 EXAMPLE

(　) 1. 關於配鏡處方可以有不同的表示形式 +4.00DS / −2.50DC×045 可轉換成下列何者？
(A) +6.50DS / +2.50DC×045　(B) +6.50DS / +2.50DC×135
(C) +1.50DS / +2.50DC×135　(D) +1.50DS / +2.50DC×045。

解答：(C)，新球面（球＋柱），新柱面（＋/－）轉換，新軸度（＋/－90）。

(　) 2. −2.00DC×090 和 +4.00DC×180 兩柱狀鏡相疊加的光學十字，下列何者正確？　(A) −2.00DS / +6.00DC×180　(B) +4.00DS / −6.00DC×180
(C) −2.00DS / +4.00DC×180　(D) +2.00DS / −4.00DC×090。

解答：(A)。

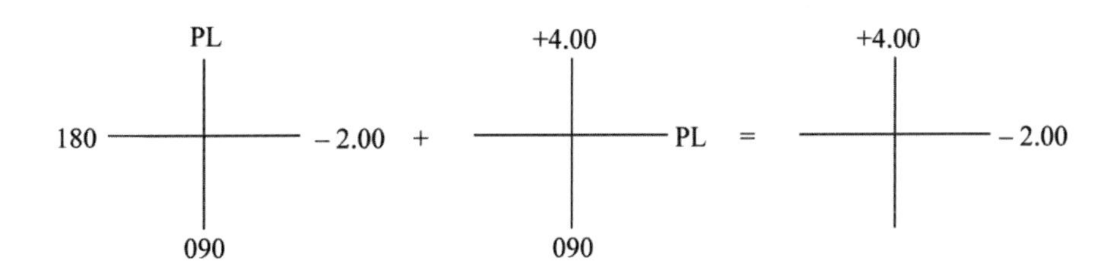

(　) 3. 看遠方時右眼配戴 −1.00DS / −2.00DC×180 的眼鏡矯正，左眼配戴 −3.00DS / −1.00DC×180 的眼鏡矯正。兩眼垂直方向與水平方向的矯正度數差異分別是：(A)垂直 1 屈光度，水平 1 屈光度 (B)垂直 1 屈光度，水平 2 屈光度 (C)垂直 2 屈光度，水平 1 屈光度 (D)垂直 2 屈光度，水平 2 屈光度。

解答：(B)，先畫出雙眼光學十字，再以水平 180 度與垂直 90 度之雙眼屈光度相減，即得差值。

4-4 稜鏡在屈光不正的矯正

藉由稜鏡的光學特性，光線往基底跑，影像往尖端走，所以在矯正或紓緩眼睛屈光不正或調節異常時，眼睛會往稜鏡基頂方向轉動，藉以矯正異常雙眼視相關問題，見下圖 4-5、4-6。在配鏡學中也常利用移光學中心的方式，去創造出稜鏡量，藉以改善斜視或斜位問題。

若稜鏡量過高無法以移光學中心方式獲取稜鏡量時，可以厚度差的方式車削出較大的稜鏡量，也可藉由稜鏡貼片方式改善此問題，以下介紹一般常見稜鏡的臨床矯正應用：

1. 外（隱）斜視：BI 稜鏡可使影像往外移與視網膜達到對應，藉以改善複視情況，外隱斜可以用 BI 稜鏡矯正。

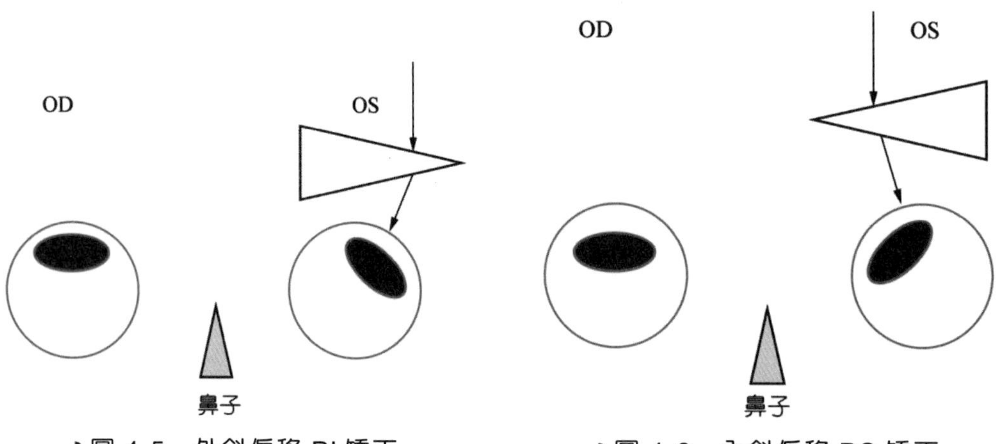

圖 4-5　外斜偏移 BI 矯正

圖 4-6　內斜偏移 BO 矯正

2. 內（隱）斜視：BO 稜鏡可使影像往內移與視網膜達到對應，藉以改善複視情況，內隱斜可以用 BO 稜鏡矯正。
3. 上斜視：BD 稜鏡可使影像往上移與視網膜達到對應，藉以改善複視情況，上隱斜可以用 BO 稜鏡矯正。
4. 下斜視：BU 稜鏡可使影像往下移與視網膜達到對應，藉以改善複視情況，下隱斜可以用 BU 稜鏡矯正。
5. 同側性偏盲：可利用稜鏡（菲涅耳稜鏡）的影像位移原理，運用在單側性偏盲配戴者，將缺損視野的殘餘影像，轉移到正常的方向，藉此提升正常視野方向的空間感，讓配戴者明顯意識到殘餘影像的存在，見下圖 4-7。

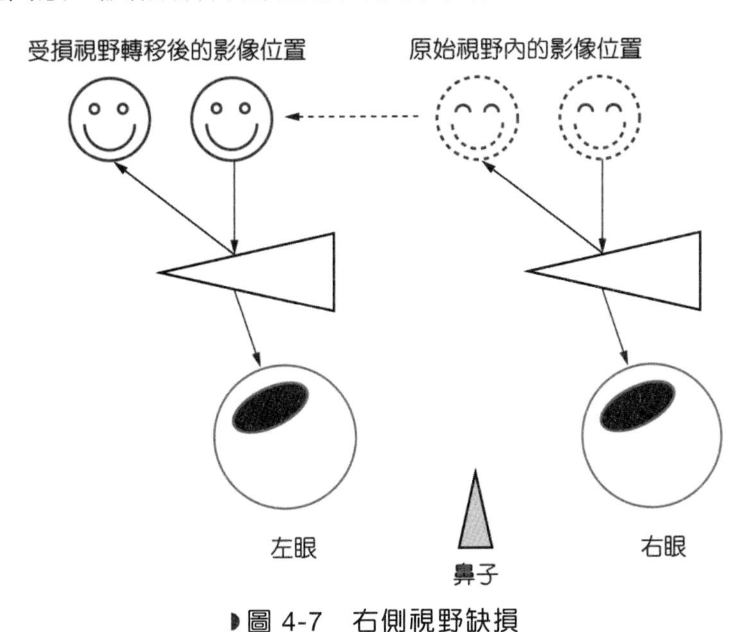

圖 4-7　右側視野缺損

歷屆試題

( ) 1. 一個屈光力為 +3.00D 的偏心鏡片，它的光學中心在瞳孔往鼻側方向 2 mm 處，則病人在使用該透鏡時，產生之稜鏡度約為多少？ (A)6^{Δ} (B)1.5^{Δ} (C)0.9^{Δ} (D)0.6^{Δ}。 （106 專普）

( ) 2. 右眼 −4.00DS / −1.00DC × 180，左眼 −5.00DS / −1.00DC × 090，已知單眼 PD 相等，雙眼總 PD 為 60 mm，鏡片配製時，製作成總 PD 66 mm，則將產生多少稜鏡度？ (A)2.7^{Δ}，基底朝內 (B)2.7^{Δ}，基底朝外 (C)3^{Δ}，基底朝內 (D)3^{Δ}，基底朝外。 （106 專普）

( ) 3. 有一個病人患有先天性眼球震顫，其中和點（眼球震顫幅度最小的點）為眼球往左看 10 度，若要幫此病人配上稜鏡來改善其轉頭不適的症狀，則稜鏡的方向要如何調整？ (A)右眼基底朝內，左眼基底朝內 (B)右眼基底朝外，左眼基底朝外 (C)右眼基底朝內，左眼基底朝外 (D)右眼基底朝外，左眼基底朝內。 （106 專普）

( ) 4. 一個病人有右眼外隱斜視，他的近視度數是 −6.00D，此病人需要右眼 4^{Δ} 基底朝內的稜鏡處方才能緩解眼睛疲勞症狀，病人原先瞳孔間距是 60 mm，若完全使用偏心的方法將稜鏡的處方加入透鏡中，則兩鏡片光學中心距離應該為多少？ (A)72.6 mm (B)66.6 mm (C)58.6 mm (D)60.2 mm。 （106 專普）

( ) 5. 兩個圓柱透鏡其屈光力各為 +1.00DC × 090，+3.00DC × 180，密接組合後新球柱透鏡等效屈光力為多少？
(A) +1.00DS / −2.00DC × 090 (B) +1.00DS / +2.00DC × 180
(C) +1.00DS / −1.00DC × 180 (D) +3.00DS / +2.00DC × 090。 （106 專普）

( ) 6. +3.00DS / −1.50DC × 060 與 +1.75DS / +1.00DC × 150 兩個薄透鏡疊加，效果等同下列何者？
(A) +5.75DS / −2.50DC × 060 (B) +4.75DS / −1.50DC × 060
(C) +4.75DS / −0.50DC × 060 (D) +1.25DS / −2.25DC × 060。 （106 專普）

( ) 7. 一支鏡框標示為 50□17−140，若患者雙眼瞳孔距離(pupillary distance, PD)為 69 mm，則應如何移動鏡片中心才能與瞳孔中心相互對應？ (A)在框的幾何中心上水平向鼻側移 2 mm (B)在框的幾何中心上水平向鼻側移 1 mm (C)在框的幾何中心上水平向耳側移 2 mm (D)在框的幾何中心上水平向耳側移 1 mm。 （107 特生）

( ) 8. 使用光學式鏡片驗度儀測量眼鏡的度數時，先測量右眼鏡片+1.50D，再測量左眼鏡片−2.50D 時發現驗度儀裡面的光標中心在水平中線下方 2 稜鏡度的位置，請問，左眼鏡片光心在右眼相對位置的何處，相距多少？ (A)上 0.8 cm (B)上 0.5 cm (C)下 0.8 cm (D)下 0.5 cm。 （107 專普）

( ) 9. 若雙眼皆為−5.00D 的近視眼鏡，其光學中心距離(distance between optic center; DBOC)大於配戴者的瞳孔距離 6 mm 時，產生的稜鏡效應為何？〔請依普氏法則(Prentice's rule)計算〕 (A)3^{Δ} 基底朝內 (B)3^{Δ} 基底朝外 (C)1.5^{Δ} 基底朝內 (D)1.5^{Δ} 基底朝外。 （108 特生）

( ) 10. 一副鏡架的眼型尺寸為 56 mm，鏡片間距為 18 mm，患者的瞳距為 64 mm，鏡片磨製定心時，鏡片應該如何移動及偏心量為何？ (A)朝鼻側，5 mm (B)朝顳側，5 mm (C)朝鼻側，10 mm (D)朝顳側，10 mm。 （108 特生）

( ) 11. 近視眼鏡的雙眼鏡片光心間距離(distance between optic centers)與配戴者瞳距不等，鏡片光心間距小於瞳孔間距，戴上眼鏡後，下列敘述何者正確？ (A)將產生基底朝內的稜鏡 (B)物體會感覺變小了 (C)眼位朝外擴方向移動 (D)可能會間接放鬆調節。 （108 專普）

( ) 12. 眼鏡處方 OD：−1.50DS / −1.50DC × 090；OS：plano / −0.50DC × 180，配戴後看到影像往右偏移，其右眼鏡片的光學中心往哪一個方向偏移？ (A)向鼻側 (B)向顳側 (C)向上 (D)向下。 （108 專普）

( ) 13. 眼鏡的右眼處方−3.00DS，左眼處方−5.00DS，瞳距為 58 mm，眼鏡的光學中心均向上偏移 2 mm，雙眼配戴眼鏡後會產生多少稜鏡效應？ (A)無稜鏡效應 (B)0.4^{Δ} 基底朝下 (C)1.6^{Δ} 基底朝下 (D)1.6^{Δ} 基底朝上。 （108 專普）

( ) 14. 驗光師以稜鏡配鏡矯正，在患者左眼前放置一個稜鏡片，左眼看到影像往右偏移，此稜鏡的擺放方向為何？ (A)基底朝右 (B)基底朝左 (C)基底朝下 (D)基底朝上。 （108 專普）

( ) 15. 對於垂直稜鏡的敘述，單眼前方放置一基底朝上的稜鏡所產生效果，等同於另一眼放置何種稜鏡方向可產生同等效應？ (A)基底朝上 (B)基底朝內 (C)基底朝下 (D)基底朝外。 (108 專普)

( ) 16. 一患者右眼處方：–4.00DS；左眼處方：–3.50DS；其瞳距為 62 mm，若選用過大的鏡框導致雙眼鏡片光心間距離需放大至 66 mm 才可製作，則所產生的稜鏡量為何？ (A)右眼 0.8^{Δ} 基底向內；左眼 0.7^{Δ} 基底向內 (B)右眼 1^{Δ} 基底向內；左眼 0.8^{Δ} 基底向內 (C)右眼 1.2^{Δ} 基底向外；左眼 1^{Δ} 基底向外 (D)右眼 0.5^{Δ} 基底向外；左眼 0.4^{Δ} 基底向外。 (108 專普)

( ) 17. 將+4.00D 之球面鏡片置於右眼，處方指定 2^{Δ} 基底朝外，則此鏡片需如何偏心，才能得到正確的稜鏡量？ (A)向外偏心 5 mm (B)向內偏心 5 mm (C)向外偏心 2 mm (D)向內偏心 2 mm。 (109 特生)

( ) 18. 配戴一單光球面鏡片，鏡片的光學中心向下偏移 4mm，產生 2^{Δ} 基底朝上的稜鏡效應，此鏡片的屈光度數是多少？ (A)+0.50 D (B) –0.50 D (C)+5.00 D (D) –5.00 D。 (109 特生)

( ) 19. 有一處方，OD：–3.75DS / –1.25DC×180 2^{Δ}BD，OS：–4.25DS / –0.75DC×180 2^{Δ}BU，則配鏡時移心量和方向為何？ (A)右眼向上移 5.3 mm，左眼向下移 4.7 mm (B)右眼向下移 5.3 mm，左眼向上移 4.7 mm (C)右眼向上移 4 mm，左眼向下移 4 mm (D)右眼向下移 4 mm，左眼向上移 4 mm。 (109 特生)

( ) 20. 有一患者想藉由增寬鏡架鼻橋區域，以改善舒適度。下列何者情況不適用？ (A)漸進多焦點鏡片中心高度過低 (B)鏡片距離眼部過遠 (C)鏡架於臉部位置過高 (D)鼻橋對於鼻部過小。 (109 特生)

( ) 21. 對於有輕微外斜視的老花眼，配鏡給予正透鏡處方，下列何種方法可以減緩看近所產生的雙眼內聚疲勞？ (A)增加眼鏡的光學中心間距 (B)減少眼鏡的光學中心間距 (C)給予基底朝外的稜鏡處方 (D)眼鏡的光學中心向上偏移。 (109 專普)

( ) 22. 某患者有外斜視，右眼鏡片屈光處方為 –4.00DS / –1.00DC×180，並給予稜鏡處方 4^{Δ} 基底朝內(BI)，稜鏡處方將讓鏡片的光學中心產生多少偏移？ (A)向鼻側偏移 8 mm (B)向顳側偏移 8 mm (C)向鼻側偏移 10 mm (D)向顳側偏移 10 mm。 （109 專普）

( ) 23. 將一球柱面透鏡放在鏡片自動驗度儀，測量度數結果顯示為 S：+1.25；C：−0.75；A：045，下列何者符合此量測結果？
(A)+1.25DC×045/+0.50DC×135 (B)+0.50DC×045/+1.25DC×135
(C) −0.75DC×045/+1.25DC×135 (D)+1.25DC×045/−0.75DC×135。
（109 專普）

( ) 24. 若有一位患者的處方為 OD:+4.00DS/−0.75DC×090，OS:+5.00DS/−1.00DC×045，則在閱讀高度 10 mm 會受到不平衡的垂直稜鏡作用有多少？ (A)0.25^{Δ} (B)0.50^{Δ} (C)0.75^{Δ} (D)1.00^{Δ}。 （106 專高）

( ) 25. 當鏡片有稜鏡處方時，眼鏡鏡片的光學中心一般不會出現在： (A)瞳孔中心 (B)瞳孔上方 (C)瞳孔下方 (D)瞳孔內側。 （106 專高）

( ) 26. 右眼鏡片−5.00DS/−1.00DC×090，左眼鏡片−4.00DS/−1.00DC×180，如右眼鏡片光學中心往上偏離瞳孔 3 mm，左眼往下偏離 3 mm，會產生下列何種現象？ (A)右眼 1.5^{Δ} 基底朝下，左眼 1.5^{Δ} 基底朝上 (B)右眼 1.5^{Δ} 基底朝上，左眼 1.5^{Δ} 基底朝下 (C)右眼 1.5^{Δ} 基底朝下，左眼 1.2^{Δ} 基底朝上 (D)右眼 1.5^{Δ} 基底朝上，左眼 1.2^{Δ} 基底朝下。 （107 特師）

( ) 27. 鏡片−6.00DS/−2.00DC×090，如果測量出 4 個稜鏡度的水平稜鏡量，則表示測量時偏離中心多少？ (A)從光心處水平位移 4 mm (B)從光心處水平位移 5 mm (C)從光心處水平位移 6.7 mm (D)從光心處水平位移 10 mm。 （107 特師）

( ) 28. 有關柱鏡片的垂直不平衡(vertical imbalance)，某眼鏡其 OD：−2.00DS/ −3.00DC×180；OS：+1.50DS/−1.00DC×180；鏡框尺寸 B：34 mm；子片高度(segment height)：14 mm；閱讀高度在雙光子片頂端下方 4 mm，根據普倫提西氏法則(Prentice's rule)此處方的垂直稜鏡校正方式應為下列何者？ (A)右眼 3.85^{Δ} 基底朝上 (B)左眼 3.85^{Δ} 基底朝上 (C)右眼 3.15^{Δ} 基底朝上 (D)左眼 3.15^{Δ} 基底朝上。 （107 特師）

( ) 29. 有關球面透鏡的視覺像移(image displacement)，下列何者錯誤？ (A)正球面透鏡的視覺像移與鏡片移動方向相反，稱之為逆動 (B)配戴負球面透鏡看物體時，因像比實物小，故感覺較實際距離遠 (C)鏡片的幾何中心是兩條不會產生視覺像移且互相垂直的線之交點 (D)將兩個屈光度相同但正負符號相反的球面透鏡重疊，則不會產生視覺像移。

（107 專高）

( ) 30. 眼鏡處方右眼遠視+5.00 DS，左眼遠視+5.00 DS，瞳距為 62 mm，右眼瞳距 32 mm 及左眼瞳距 30 mm，需要 4^{Δ} 基底朝外的稜鏡矯正。矯正眼鏡應該如何製作？

(A)右眼應該矯正 2^{Δ} 基底朝內，屈光度為遠視+5.00 D，向外偏移 4 mm；左眼應該矯正 2^{Δ} 基底朝內，屈光度為遠視+5.00 D，向外偏移 4 mm

(B)右眼應該矯正 2^{Δ} 基底朝外，屈光度為遠視+5.00 D，向外偏移 4 mm；左眼應該矯正 2^{Δ} 基底朝外，屈光度為遠視+5.00 D，向外偏移 4 mm

(C)右眼應該矯正 2^{Δ} 基底朝內，屈光度為遠視+5.00 D，向外偏移 2 mm；左眼應該矯正 2^{Δ} 基底朝外，屈光度為遠視+5.00 D，向外偏移 2 mm

(D)右眼應該矯正 2^{Δ} 基底朝外，屈光度為遠視+5.00 D，向外偏移 2 mm；左眼應該矯正 2^{Δ} 基底朝內，屈光度為遠視+5.00 D，向外偏移 2 mm。（107 專高）

( ) 31. 王小姐配了一副鏡架雙光眼鏡，驗光師使用剛選擇的鏡架來測量其雙光子片高度。右眼和左眼的子片高度皆為 21 mm，若左眼鏡片處方有 3^{Δ} 的基底朝上稜鏡的設定，應訂製高度為何的子片，才能在有稜鏡情況下使瞳孔同時觸及子片分界線？ (A)R：20 mm，L：22 mm (B)R：21 mm，L：22 mm (C)R：21 mm，L：21 mm (D)R：21 mm，L：20 mm。（107 專高）

( ) 32. 一位年輕男性，因為車禍導致左邊第 3 對腦神經麻痺，外觀呈現左眼外斜視，病人也因此受複視困擾，若此時要幫病人配戴稜鏡眼鏡，下列何種配鏡方式可能改善病人複視情況？（以下鏡片皆放在病人左眼前，右眼未放置稜鏡） (A)稜鏡基底朝上 (B)稜鏡基底朝下 (C)稜鏡基底朝外 (D)稜鏡基底朝內。（108 特師）

( ) 33. 配鏡處方 R：−6.00 DS，L：−5.00 DS，右眼鏡片的光學中心位於幾何中心之上方 2 mm，左眼鏡片的光學中心位於幾何中心之上方 0.8 mm，此眼鏡垂直方向的稜鏡差異效應(differential prismatic effect)及基底方向為何？ (A) 1.4^{Δ}，基底向下 (B) 1.2^{Δ}，基底向下 (C) 1.0^{Δ}，基底向下 (D) 0.8^{Δ}，基底向下。 (108 專高)

( ) 34. 個案配鏡處方 OD：−3.00DS/−2.00DC×045，OS：−2.00DS/−1.50DC×135，PD：64 mm（個案兩眼的單眼 PD 相同），眼鏡完成時，DBOC：68 mm（眼鏡兩邊的光學中心距離相同），該眼鏡對於個案產生多少的水平方向稜鏡效應？ (A) OD：1.6^{Δ}BI，OS：1.1^{Δ}BI，總稜鏡：2.7^{Δ}BI (B) OD：1.6^{Δ}BI，OS：1.1^{Δ}BI，總稜鏡：0.5^{Δ}BI (C) OD：0.8^{Δ}BI，OS：0.55^{Δ}BI，總稜鏡：1.35^{Δ}BI (D) OD：8^{Δ}BI，OS：5.5^{Δ}BI，總稜鏡：13.5^{Δ}BI。 (108 專高)

( ) 35. 製作完成一副眼鏡後，重新定位後發現右眼的主要參考點在鏡片光學中心的顳側 4 mm 處，右眼處方為−3.00DS/−1.50DC×090，如果讓患者配戴此副眼鏡，右眼產生的稜鏡效應為何？ (A)1.2 稜鏡度，基底朝內 (B)1.2 稜鏡度，基底朝外 (C)1.8 稜鏡度，基底朝內 (D)1.8 稜鏡度，基底朝外。 (109 專高)

( ) 36. 某一遠用處方 4^{Δ} 基底向內，將該鏡片配戴距離眼球旋轉中心(center of rotation)30mm 處，對於距離 40cm 的物體，此稜鏡的有效度數為何？ (A)3.12^{Δ} (B)3.36^{Δ} (C)3.72^{Δ} (D)3.56^{Δ}。 (109 專高)

( ) 37. 病人經檢測，發現有同側性偏盲(homonymous hemianopia)，如屬左、右兩眼視野右半側盲的視野缺損，可利用菲涅耳稜鏡(Fresnal prism)改善，其使用方法為下列何者？ (A)黏貼於左、右兩鏡片的左側，基底向右 (B)黏貼於左、右兩鏡片的左側，基底向左 (C)黏貼於左、右兩鏡片的右側，基底向右 (D)黏貼於左、右兩鏡片的右側，基底向左。 (109 專高)

( ) 38. 患者左眼處方為 −5.00DS / +3.00DC × 090，在瞳孔中心處產生 2^{Δ} base 90 及 1^{Δ} base 180 的稜鏡效應，求水平方向及垂直方向的移心量與移動方向？ (A)垂直方向 5 mm，向上移；水平方向 4 mm，向內移 (B)垂直方向 4 mm，向下移；水平方向 5 mm，向外移 (C)垂直方向 6

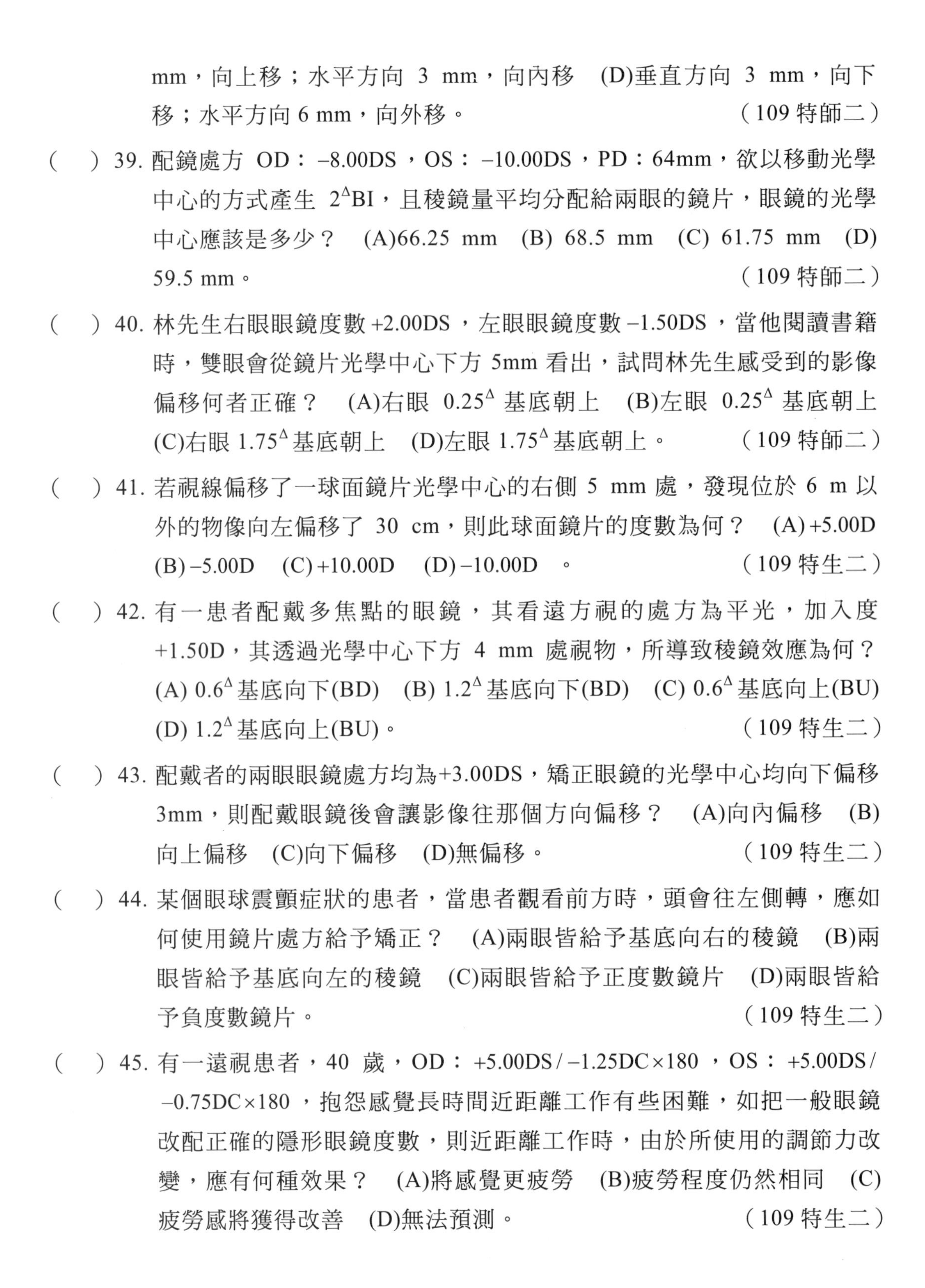

mm，向上移；水平方向 3 mm，向內移 (D)垂直方向 3 mm，向下移；水平方向 6 mm，向外移。（109 特師二）

( ) 39. 配鏡處方 OD：–8.00DS，OS：–10.00DS，PD：64mm，欲以移動光學中心的方式產生 2^{Δ}BI，且稜鏡量平均分配給兩眼的鏡片，眼鏡的光學中心應該是多少？ (A)66.25 mm (B) 68.5 mm (C) 61.75 mm (D) 59.5 mm。（109 特師二）

( ) 40. 林先生右眼眼鏡度數 +2.00DS，左眼眼鏡度數 –1.50DS，當他閱讀書籍時，雙眼會從鏡片光學中心下方 5mm 看出，試問林先生感受到的影像偏移何者正確？ (A)右眼 0.25^{Δ} 基底朝上 (B)左眼 0.25^{Δ} 基底朝上 (C)右眼 1.75^{Δ} 基底朝上 (D)左眼 1.75^{Δ} 基底朝上。（109 特師二）

( ) 41. 若視線偏移了一球面鏡片光學中心的右側 5 mm 處，發現位於 6 m 以外的物像向左偏移了 30 cm，則此球面鏡片的度數為何？ (A) +5.00D (B) –5.00D (C) +10.00D (D) –10.00D 。（109 特生二）

( ) 42. 有一患者配戴多焦點的眼鏡，其看遠方視的處方為平光，加入度 +1.50D，其透過光學中心下方 4 mm 處視物，所導致稜鏡效應為何？ (A) 0.6^{Δ} 基底向下(BD) (B) 1.2^{Δ} 基底向下(BD) (C) 0.6^{Δ} 基底向上(BU) (D) 1.2^{Δ} 基底向上(BU)。（109 特生二）

( ) 43. 配戴者的兩眼眼鏡處方均為+3.00DS，矯正眼鏡的光學中心均向下偏移 3mm，則配戴眼鏡後會讓影像往那個方向偏移？ (A)向內偏移 (B)向上偏移 (C)向下偏移 (D)無偏移。（109 特生二）

( ) 44. 某個眼球震顫症狀的患者，當患者觀看前方時，頭會往左側轉，應如何使用鏡片處方給予矯正？ (A)兩眼皆給予基底向右的稜鏡 (B)兩眼皆給予基底向左的稜鏡 (C)兩眼皆給予正度數鏡片 (D)兩眼皆給予負度數鏡片。（109 特生二）

( ) 45. 有一遠視患者，40 歲，OD：+5.00DS / –1.25DC×180，OS：+5.00DS / –0.75DC×180，抱怨感覺長時間近距離工作有些困難，如把一般眼鏡改配正確的隱形眼鏡度數，則近距離工作時，由於所使用的調節力改變，應有何種效果？ (A)將感覺更疲勞 (B)疲勞程度仍然相同 (C)疲勞感將獲得改善 (D)無法預測。（109 特生二）

( ) 46. 有一稜鏡由折射率 1.5 的材質所製成，其頂角呈 6 度，利用薄稜鏡的近似值，其偏移角為多少度？ (A) 2.2 度 (B) 3 度 (C) 3.8 度 (D) 4 度。 （109 特師二）

( ) 47. 鏡框製作過程中要注意患者配戴眼鏡時，通常會使患者眼睛產生稜鏡效應現象，因此鏡框製作過程光學鏡片在裝配鏡框上會產生水平或垂直稜鏡的現象，這樣垂直稜鏡些許的誤差值在患者眼睛內是不一定可被接受；若垂直稜鏡誤差值過大，超出下列何種範圍的標準是不可以被接受的？

(A)主要參考點位置的垂直距離小於 1.0 mm 或垂直稜鏡超過 0.33^{Δ}

(B)主要參考點位置的垂直距離小於 1.0 mm 且垂直稜鏡超過 0.67^{Δ}

(C)主要參考點位置的垂直距離大於 1.0 mm 且垂直稜鏡超過 0.33^{Δ}

(D)主要參考點位置的垂直距離大於 1.0 mm 或垂直稜鏡超過 0.67^{Δ}。

（110 專高）

( ) 48. 有一患者配戴眼鏡，其處方右眼 OD:−3.00 DS 有 2^{Δ}，左眼 OS:−1.00 DS 有 3.5^{Δ}，雙眼各別將使距離 4 m 的物像產生多少位移？ (A)右眼位移 6 cm，左眼位移 3.5 cm (B)右眼位移 24 cm，左眼位移 3.5 cm (C)右眼位移 1.5 cm，左眼位移 0.875 cm (D)右眼位移 8 cm，左眼位移 14 cm。 （110 專高）

( ) 49. 一副鏡架其鏡腳標示為 53□18 145，若 PD 為 63 mm，要使眼鏡片的光學中心與瞳距相符，則水平移心量是多少？光學中心向哪個方向移動？ (A)4 mm，向鼻側移動 (B)4 mm，向耳側移動 (C)8 mm，向鼻側移動 (D)8 mm，向耳側移動。 （110 專普）

( ) 50. 當光線通過有 10 個稜鏡度的稜鏡之後，光線在 10 m 處會偏移多少距離？ (A)1 cm (B)10 cm (C)1 m (D)10 m。 （110 專普）

( ) 51. 某右眼鏡片度數為 plano/−4.00DC×180，右眼 PD = 32 mm，若眼鏡的右 PD 誤做為 37 mm，其產生的稜鏡效應為何？ (A)2^{Δ}BI (B)2^{Δ}BO (C)2^{Δ}BU (D)無稜鏡效應。 （110 專普）

( ) 52. 個案兩眼皆為−5.00 DS，若要使左眼產生 2^{Δ}BU，兩眼的光學中心點的位置為何？ (A)左眼比右眼的光心高 2 cm (B)左眼比右眼的光心高

2 mm (C)左眼比右眼的光心低 4 cm (D)左眼比右眼的光心低 4 mm。 （110 專普）

( ) 53. 一位 PD 64 mm 的個案，右眼−4.00 DS，左眼+4.00 DS，若要使其兩眼皆產生 2^{Δ}BI(base in)，眼鏡的光學中心距離應為多少？ (A)64 mm (B)74 mm (C)54 mm (D)69 mm。 （110 專普）

( ) 54. 一個有雙眼複視的內斜視患者，驗光師欲用稜鏡配鏡矯正，使患者右眼配戴稜鏡片時，雙眼看到影像往內偏移，此稜鏡應如何擺放？ (A)基底朝右 (B)基底朝左 (C)基底朝下 (D)基底朝上。 （110 專普）

( ) 55. 右眼的鏡片處方為−1.00DS/−1.00DC×180，當右眼配戴後產生 0.4^{Δ}基底朝上的稜鏡量，則鏡片的光學中心偏移多少？ (A)向上 2 mm (B)向下 2 mm (C)向上 4 mm (D)向下 4 mm。 （110 專普）

( ) 56. 有關稜鏡之敘述，下列何者錯誤？ (A)稜鏡製作時稜鏡偏向角之誤差值(deviation angle's error of prism)須小於 5% (B)稜鏡之偏向與其頂角有關，與折射率無關 (C) P^{Δ} =100×tan d；d=偏向角(deviation angle) (D)偏向角 4 度約等於 7 個稜鏡度。 （111 專高）

( ) 57. 患者眼鏡度數分別為 OD：–4.25DS /–1.50DC×180，OS：+0.50DS/–1.25DC×180，其眼鏡被小孩弄歪往他的右邊偏 4 mm，且向下滑落 3 mm。此時患者雙眼同時看出去時感受的稜鏡效應為何？ (A)右眼有 1.5^{Δ}基底朝外，同時左眼有 1.5^{Δ}基底朝上 (B)左眼有 1.5^{Δ}基底朝外，同時右眼有 1.5^{Δ}基底朝上 (C)右眼有 1.9^{Δ}基底朝內，同時左眼有 1.5^{Δ}基底朝下 (D)左眼有 1.9^{Δ}基底朝外，同時右眼有 1.5^{Δ}基底朝下。

（111 專高）

( ) 58. 患者加入度為+2.00 DS，使用雙光子片時，雙眼各需加入 1.00^{Δ}基底朝外的稜鏡，若要透過改變子片的位置來提供稜鏡量，則應該如何調整？ (A)右眼子片向鼻側偏移 5 mm，左眼子片向耳側偏移 5 mm (B)右眼子片向耳側偏移 5 mm，左眼子片向鼻側偏移 5 mm (C)雙眼子片皆向耳側偏移 5 mm (D)雙眼子片皆向鼻側偏移 5 mm。

（111 專高）

( ) 59. 一患者右眼度數為 OD：+2.00DS/–2.00DC×090，左眼度數為 OS：+1.00DS/–1.00DC×090，主要參考點高度為 24 mm，鏡框垂直尺寸(B)為 50 mm，則產生的稜鏡效應為何？ (A)右眼為 0.4^{Δ}基底向上，左眼 0.2^{Δ}基底向下 (B)右眼為 0.2^{Δ}基底向下，左眼 0.2^{Δ}基底向上 (C)右眼為 0.1^{Δ}基底向下，左眼 0.1^{Δ}基底向下 (D)右眼為 0.2^{Δ}基底向上，左眼 0.1^{Δ}基底向上。 (111 專高)

( ) 60. 假如使用驗度儀去測量鏡片，右眼鏡片測量到 2^{Δ}BU 和左眼鏡片測量到 3^{Δ}BD，下列敘述何者正確？ (A)對於配戴者右眼來說產生 5^{Δ}BU (B)對於配戴者左眼來說產生 5^{Δ}BU (C)對於配戴者右眼來說產生 1^{Δ}BU (D)對於配戴者左眼來說產生 1^{Δ}BU。 (111 專普)

( ) 61. 使用聚碳酸酯(n=1.586)製成–3.00 D 的鏡片，鏡框水平寬度為 40 mm，鏡片在鼻側邊緣厚度為 4.5 mm、在顳側邊緣厚度為 6.2 mm，求此鏡片中心產生的稜鏡度為哪一種斜視的矯正處方？ (A)單眼上斜視 (B)單眼下斜視 (C)內斜視 (D)外斜視。 (111 專普)

( ) 62. 患者左眼鏡片處方 +1.50DS/–2.50DC×090，右眼鏡片處方–1.00DS/–1.00DC×180，雙眼鏡片中心間距(DBOC)為 62 mm，雙眼配戴眼鏡後產生 0.4^{Δ}基底朝外的稜鏡量，求患者的雙眼瞳距(PD)？ (A)58 mm (B)60 mm (C)64mm (D)66 mm。 (111 專普)

( ) 63. 鏡片度數為–5.50 D，其向外偏移 2 mm，向下偏移 3 mm，其產生的稜鏡效應為何？ (A)1.1^{Δ}基底朝內，1.65^{Δ}基底朝下 (B)1.1^{Δ}基底朝內，1.65^{Δ}基底朝上 (C)1.65^{Δ}基底朝外，1.1^{Δ}基底朝上 (D)1.65^{Δ}基底朝外，1.1^{Δ}基底朝下。 (111 專普)

( ) 64. 若稜鏡度數為 0.5^{Δ}，使物體位移了 50mm，則該物體與稜鏡之距離為何？ (A) 5 m (B) 50 cm (C) 100 cm (D)10 m。 (111 專普)

( ) 65. 某患者處方為 OD：–4.00DS，OS：–2.00DS，遠用瞳距為 64mm，單眼瞳距為 OD：34mm，OS：30mm，當鏡片依照配戴者單眼瞳距為 OD：32mm，OS：32mm 來製作時，此錯置的鏡片將導致何種稜鏡效應？ (A)0.2^{Δ}基底向內 (B)0.2^{Δ}基底向外 (C)0.4^{Δ}基底向內 (D)0.4^{Δ}基底向外。 (112 專高)

(　) 66. 一眼鏡的右眼鏡片球面度數為+4.75 D，鏡片折射率為 1.65。從主要參考點向顳側偏移 20mm 處量得鏡片厚度為 7.8mm，若由主要參考點向鼻側偏移 20mm 處的鏡片厚度為 5.4mm，則在主要參考點的稜鏡效應和基底方向為何？ (A)3.9$^{\Delta}$基底向內 (B)3.9$^{\Delta}$基底向外 (C)4.7$^{\Delta}$基底向內 (D)4.7$^{\Delta}$基底向外。 (112 專高)

(　) 67. 有一患者需配製稜鏡鏡片，依開立處方者的方法，若此稜鏡位於配戴右眼，基底方向朝向檢查者之右邊，另一稜鏡位於配戴左眼，基底方向朝向檢查者之左邊，則此眼用稜鏡眼鏡的基底方向為何？ (A)右眼基底向內(BI)，左眼基底向內(BI) (B)右眼基底向內(BI)，左眼基底向外(BO) (C)右眼基底向外(BO)，左眼基底向外(BO) (D)右眼基底向外(BO)，左眼基底向內(BI)。 (112 專高)

(　) 68. 光學十字在 045 子午線上的屈光度為+2.00 D，在 135 子午線上的屈光度為–2.00 D，則此鏡片的處方為何？ (A)+2.00DS/–4.00DC×135 (B)+2.00DS/–4.00DC×045 (C)+2.00DS/–2.00DC×045 (D)+2.00DS/–2.00DC×135。 (112 專高)

(　) 69. 有一–4.00DS/–1.00DC×090 鏡片之光學中心點，從瞳孔中心向外偏移 5 mm，則其產生的稜鏡效應及基底方向為何？ (A)2$^{\Delta}$BI (B)2$^{\Delta}$BO (C)2.5$^{\Delta}$BI (D)2.5$^{\Delta}$BO。 (112 專高)

(　) 70. 某鏡片尺寸設計，前表面 90°的度數(power)為+4.00 D 在 180°的度數(power)為+4.00 D，後表面 90°的度數為–5.00 D，180°的度數為–4.00 D，假設不考慮鏡片厚度問題，下列敘述何者正確？ (A)此鏡片為正柱鏡形式，鏡片可以用–1.00 DC×180 表示 (B)此鏡片為負柱鏡形式，鏡片可以用–1.00 DC×090 表示 (C)此鏡片為負柱鏡形式，鏡片可以用–1.00 DC×180 表示 (D)此鏡片為正柱鏡形式，鏡片可以用–1.00 DC×090 表示。 (112 專普)

(　) 71. 將–5.00 DS 的透鏡置於左眼，若要產生 2$^{\Delta}$基底朝外的稜鏡量，要如何移心？ (A)向外偏心 4mm (B)向內偏心 4mm (C)向外偏心 2mm (D)向內偏心 2mm。 (112 專普)

( ) 72. 個案兩眼皆為–4.00DS/–1.00DC×180，若要使左眼產生 2^{Δ}BU，左眼鏡片的光學中心點與右眼的相對位置為何？ (A)左眼比右眼的光心高 2 cm (B)左眼比右眼的光心高 2 mm (C)左眼比右眼的光心低 4 cm (D)左眼比右眼的光心低 4 mm。 (112 專普)

( ) 73. 眼球震顫是眼部持續左、右來回運動的一種現象，有些案例，當病人眼睛側看時會減緩此症狀，因此，當檢查時發現病人眼睛向右側看時，眼球震顫的情形減緩，此狀況可利用兩眼使用相同的稜鏡量達成此目的，則正確的基底方向應為何？ (A)右眼基底方向朝內，左眼基底方向朝外 (B)右眼基底方向朝外，左眼基底方向朝內 (C)右眼基底方向朝外，左眼基底方向朝外 (D)右眼基底方向朝內，左眼基底方向朝內。

(113 專高)

( ) 74. 下列哪位不等視者，在看近時通過光學中心下方 5 mm，產生的垂直稜鏡不平衡的現象最大？ (A) OD：–1.00–1.00×180；OS：–4.50–1.00×090 (B) OD：+1.00-2.00×180；OS：–2.00–1.50×180 (C) OD：+4.00-2.00×180；OS：+1.00–1.50 × 180 (D) OD：–1.00DS；OS：–5.00DS。 (113 專高)

( ) 75. 雙光子片高度會受到外加稜鏡度數而產生變化，有 2 個稜鏡基底向下的鏡片，眼鏡平面到眼睛旋轉中心距離為 20 mm 及子片高度為 23 mm，需要訂製子片高度約為多少？ (A)22.4 mm (B)23 mm (C)23.4 mm (D)23.6 mm。 (113 專普)

( ) 76. 右眼鏡片：–4.00DS/–1.00DC×45，左眼鏡片：–5.00DS/–1.00DC×45，若右眼鏡片光學中心向上偏離瞳孔中心 3 mm，左眼鏡片光學中心向下偏離瞳孔中心 3 mm，則會產生多少的稜鏡效應？ (A)右眼：1.35^{Δ}base down，左眼：1.65^{Δ}base up (B)右眼：1.35^{Δ}base up，左眼：1.65^{Δ}base down (C)右眼：1.65^{Δ}base down，左眼：1.35^{Δ}base up (D)右眼：1.65^{Δ}base up，左眼：1.35^{Δ}base down。 (113 專普)

( ) 77. 關於稜鏡之敘述，下列何者正確？ (A)光線通過稜鏡後，向頂點方向偏折 (B)眼睛通過稜鏡看東西時，影像會往基底方向跑 (C)如果想讓眼睛向上轉，則置於眼前的稜鏡基底應該朝下 (D)如果想讓眼睛向上轉，則置於眼前的稜鏡基底應該朝上。 (113 專普)

解答及解析

01.D	02.C	03.D	04.B	05.B	06.A	07.D	08.A	09.A	10.A
11.B	12.B	13.B	14.B	15.C	16.A	17.A	18.D	19.C	20.A
21.B	22.D	23.B	24.B	25.A	26.A	27.B	28.A	29.C	30.B
31.D	32.D	33.D	34.C	35.D	36.C	37.C	38.B	39.A	40.C
41.D	42.C	43.B	44.B	45.C	46.B	47.C	48.D	49.A	50.C
51.D	52.D	53.A	54.A	55.B	56.B	57.C	58.C	59.D	60.A
61.C	62.D	63.B	64.D	65.D	66.B	67.A	68.B	69.C	70.C
71.B	72.D	73.A	74.D	75.C	76.A	77.C			

1. 稜鏡效應(Prism effect)公式：$P = d \times F > 0.2\text{cm} \times +3.00D = 0.6^{\Delta}$ 。

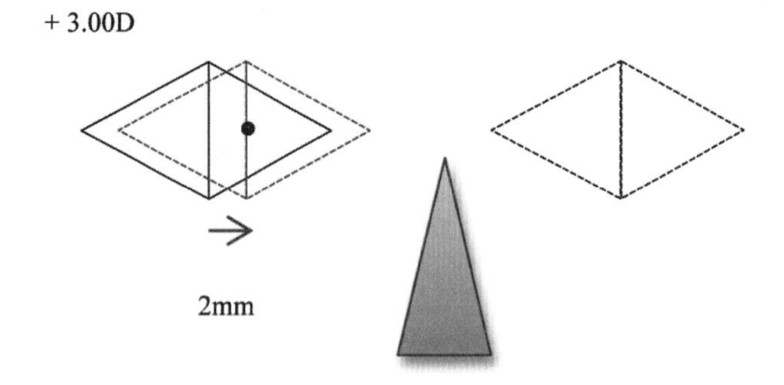

2. 公式：$P = d \times F = -4.00 \times 0.3\text{cm} = 1.2^{\Delta}\text{BI}$ ，
   $P = d \times F = -6.00 \times 0.3\text{cm} = 1.8^{\Delta}\text{BI}$ ，雙眼合併 3^{Δ}BI。

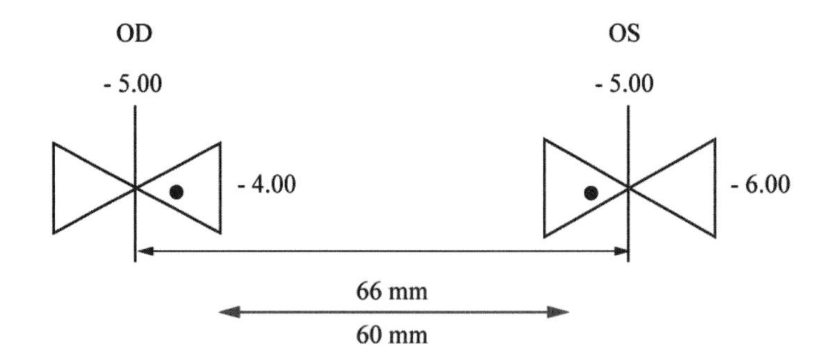

3. 圖解如下。

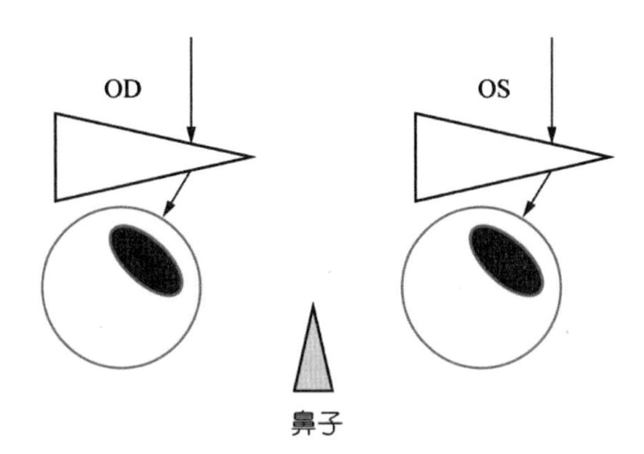

4. 公式：$d = \dfrac{\Delta}{F} = \dfrac{4}{6} = 0.66\,\text{cm}\,(6.6\,\text{mm})$，原 PD 60mm，要產生 4^{Δ} 基底朝內的稜鏡處方，近視鏡片雙眼光心須往外移 3.3mm，產生 BI 效應，所以 PD 要做大一點，為 66.6mm。

5. 圖解如下。

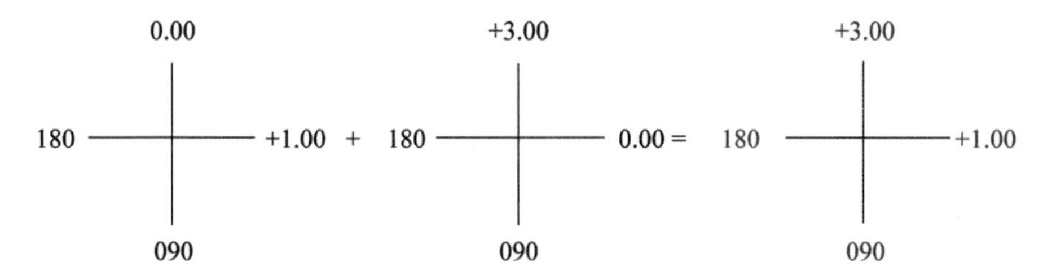

7. （鏡框瞳距－遠用瞳距）／2，

   FPD＞PD＝幾何中心向鼻側內移（正號），

   FPD＜PD＝幾何中心向耳側外移（負號），

   $(67-69)/2=-1$（單眼水平偏距）。

8. 光標中心在水平中線下方 2 稜鏡度的位置是 2^{Δ}BD，偏移距離 $d = \dfrac{2}{2.5} = 0.8\,\text{cm}$。

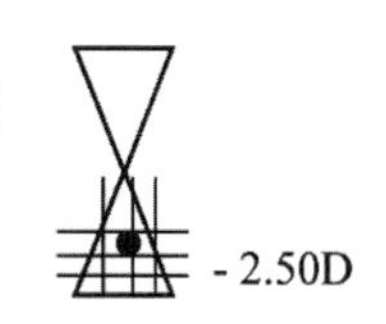

9. 公式：$\Delta = d \times F \rightarrow 0.6 \times 5 = 3^{\Delta} BI$。

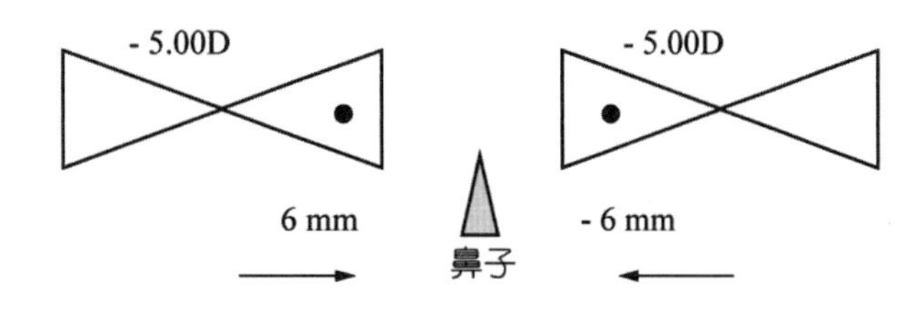

10. 定中心板水平移心量 $= \text{FPD} - \text{PD}/2 \rightarrow \text{FPD} > \text{PD}$ 內移 $(56+18-64)/2 = 5\text{mm}$，向鼻側方向鼻側（內移）。
11. 近視患者鏡片光心間距小於瞳孔間距會產生 BO 稜鏡效應，影像內縮，物體感覺變小。

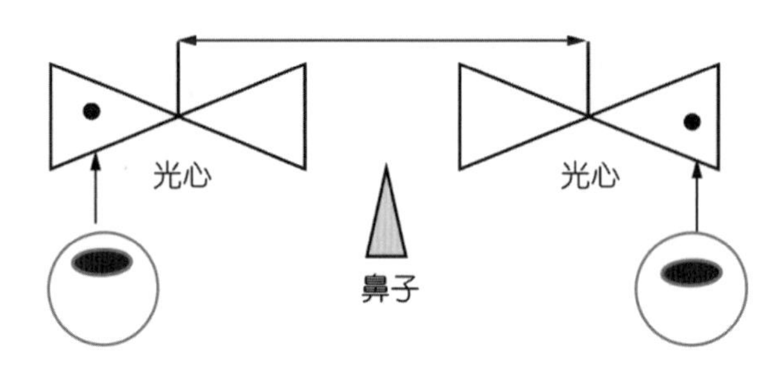

13. 公式：$\Delta = d \times F \rightarrow \text{OD} = 0.2 \times 3 = 0.6^{\Delta}$ BD，$\text{OS} = 0.2 \times 5 = 1^{\Delta}$ BD，總量 $= 1 - 0.4 = 0.4^{\Delta}$ BD（基底朝下）。

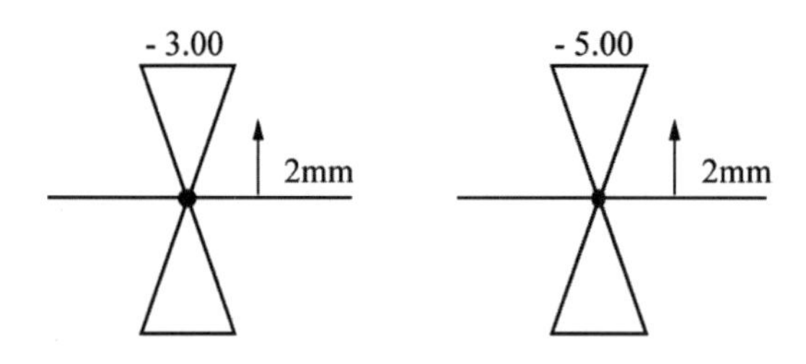

14. 光往基底跑，影像往頂端。

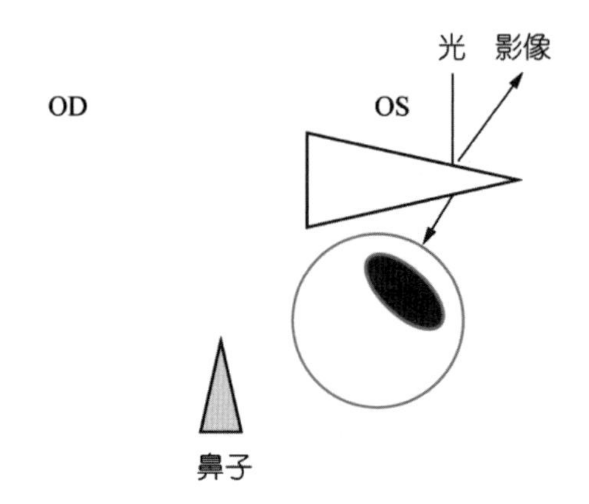

16. 公式：$\Delta = d \times F$ 。$(66-62)/2\text{mm}=$單眼位移。

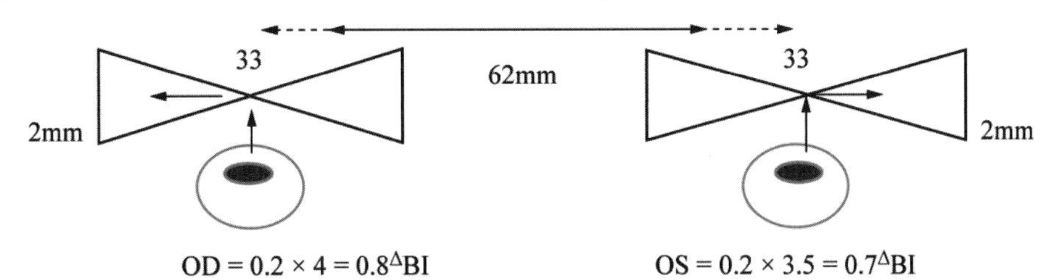

24. 圖解如下。

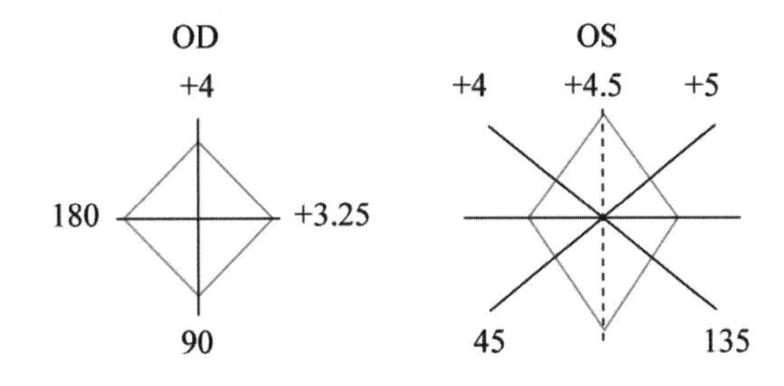

垂直往下看時：$\Delta = d \times F$

$OD = 4 \times 1cm = 4^{\Delta}BU$

$OS = 4.5 \times 1cm = 4.5^{\Delta}BU$

$4.5 - 4 = 0.5^{\Delta}BU$

口訣：同向相減，反向相加

25. 鏡片光心在瞳孔中心時，不會有稜鏡效應影響。

26. 公式：$\Delta = d \times F$，$OD: 5 \times 0.3cm = 1.5^{\Delta}BD$，$OS: 5 \times 0.3cm = 1.5^{\Delta}BU$。

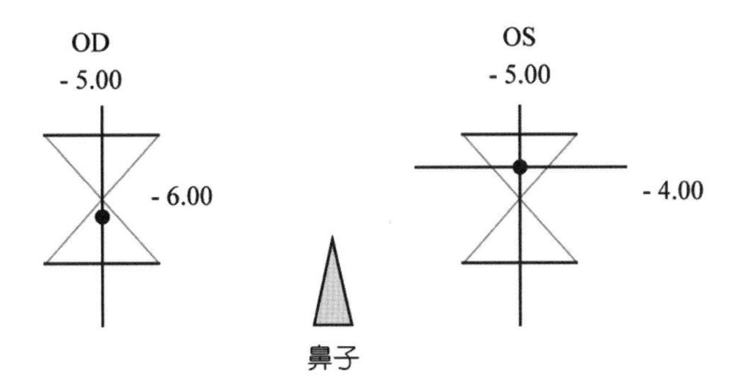

27. 普倫提西氏規則(Prentice's rule)：$P^{\Delta} = d \times F \rightarrow d = \dfrac{P^{\Delta}}{F} \rightarrow \dfrac{4}{8} = 0.5\text{cm}$。

光學十字，圖解如下。

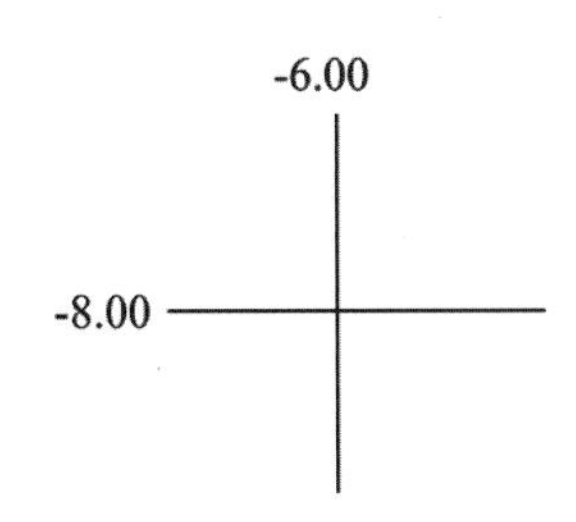

29. 球面鏡片幾何中心若不等於鏡片光學中心，會造成稜鏡效應，產生視覺像移現象。

32. BI 稜鏡可使影像往外移與視網膜達到對應，藉以改善複視情況。

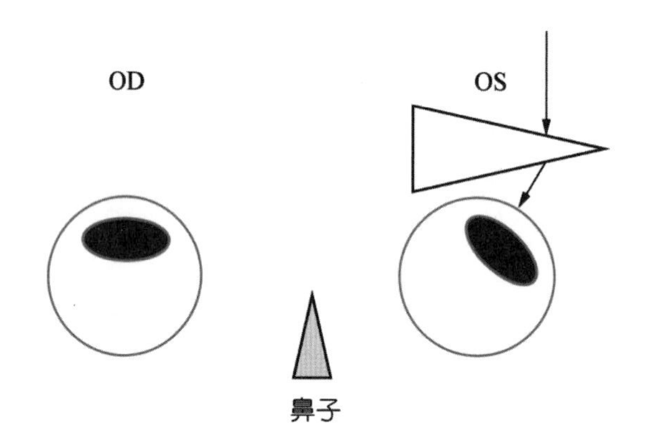

33. 基底同向相減，反向相加。

垂直稜鏡。公式：$P^{\Delta}=d\times F$，OD:$0.2\times6=1.2^{\Delta}$BD，OS:$0.08\times5=0.4^{\Delta}$BD，稜鏡差異效應$=0.8^{\Delta}$BD。

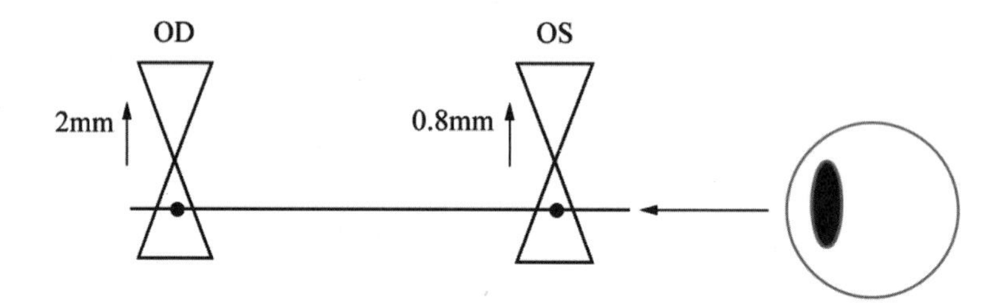

34. 公式：$P^{\Delta}=d\times F$，OD:$-4\times0.2=0.8^{\Delta}$BI，OS:$-2.75\times0.2=0.55^{\Delta}$BI，總量$1.35^{\Delta}$BI。

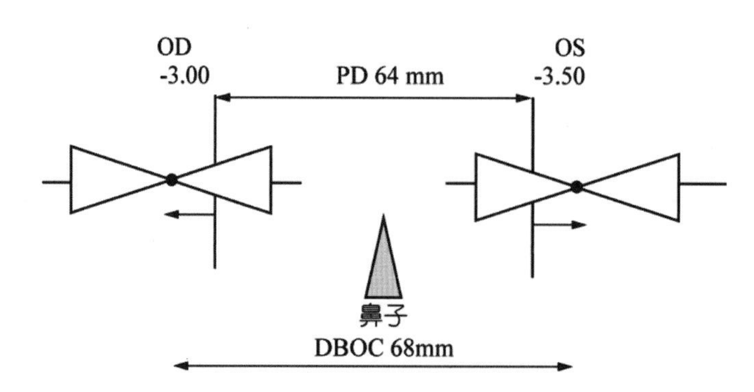

38. $d=\frac{\Delta}{F}$，$d=\frac{2\Delta}{-5}=0.4\,\text{cm}$（垂直）。

$d=\frac{\Delta}{F}$，$d=\frac{1\Delta}{-2}=0.5\,\text{cm}$（水平）。

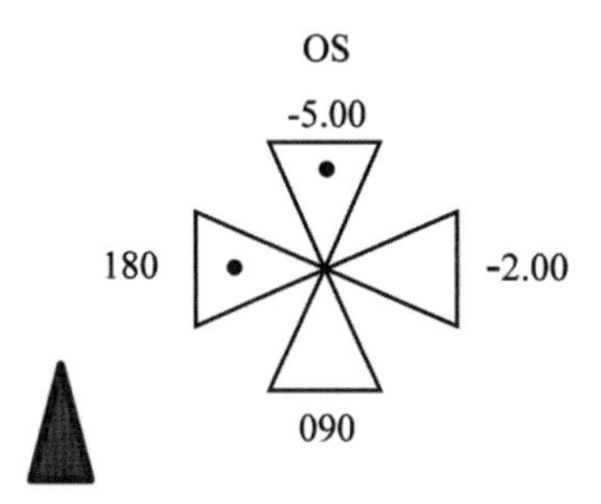

39. $\Delta=d\times F$，$d=\frac{\Delta}{F}$。OD: $d=\frac{1\Delta}{8}=1.25\,\text{mm}$，OS: $d=\frac{1\Delta}{10}=1\,\text{mm}$。近視配戴者要產生 BI 稜鏡，PD 會比較大。

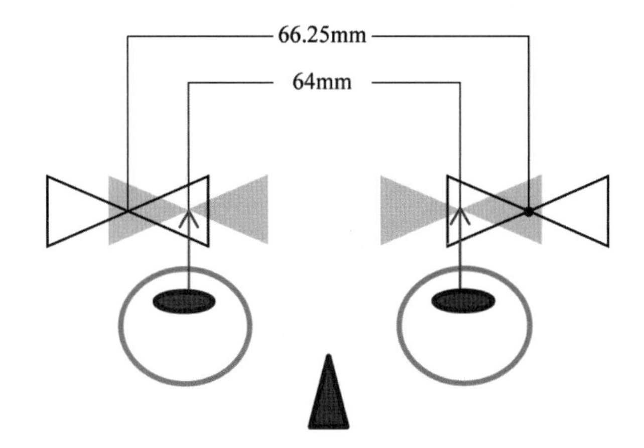

40. $\Delta=d\times F$，OD:$2\times0.5=1^{\Delta}$BU，OS: $-1.5\times0.5=0.75$BD，OU: 1.75^{Δ}BU（反向相加）。

41. 1^{Δ}定義：在 1 公尺的距離，能讓光線位移 1 公分。$\Delta=\frac{\text{cm（位移距離）}}{\text{m（距離）}}$，

$\Delta=\frac{30\text{cm}}{6\text{m}}=5^{\Delta}$。

移心 $\Delta=d\times F$，$F=\frac{\Delta}{d}=\frac{5}{0.5}=10.00$ D，因光往右邊基底跑，影像往左偏移，所以是近視鏡片-10.00 D。

42. $\Delta = d \times F$ ，$0.4 \times 1.50 = 0.6^{\Delta}$ BU（指近用光學中心下方視物）。

43. 正鏡片移動方向與影像相反呈現逆動。

44. 當患者直視前方出現眼球震顫現象時，視野變得模糊，為了使眼球震動幅度和頻率減少、視力增加，雙眼會自動調整方向（震顫會因雙眼會聚或眼睛偏斜某一角度時而降低），也就是患者會採取代償頭位，讓眼球震顫現象減輕或消失。

45. 遠視患者配戴眼鏡看近時，會產生 BO 稜鏡效應，眼球會向內旋轉較多更容易疲勞，若使用隱形眼鏡時，眼球是對準隱形眼鏡光心，不會產生 BO 的稜鏡影響，所以疲勞感會較舒緩。

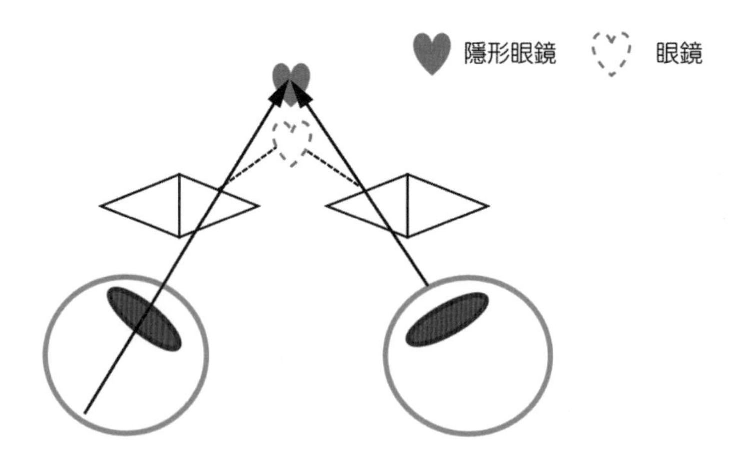

46. $\delta = (n-1) \times$ 頂角，$(1.5-1) \times 6 = 3$ 度。

47. 主要參考點位置(MRP)左右測鏡片高度差在 1mm 內，垂直稜鏡度在 1/3 稜鏡度內是可容許的範圍，所以主要參考點位置的垂直距離大於 1.0 mm 且垂直稜鏡超過 0.33^{Δ}是不可容許值，以上適用於單焦鏡片與子片型多焦鏡片類型。

48. 1 Δ 定義：在 1 公尺的距離，能讓光線位移 1 公分。

$$\Delta = \frac{\text{cm（影像偏移距離）}}{\text{m（距離）}}$$

OD cm（影像偏移距離）= Δ ×m（距離）2 Δ ×4m=8cm

OS cm（影像偏移距離）= Δ ×m（距離）3.5 Δ ×4m=14cm

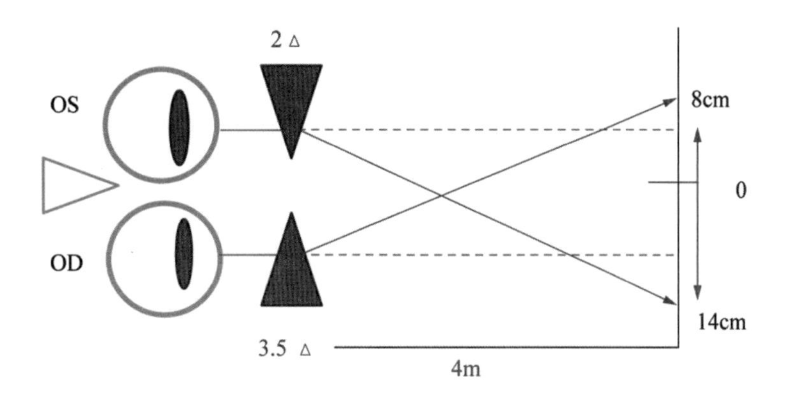

49. FPD−PD=偏向量，71−63=8mm÷2 =4mm（每眼向鼻側移動）

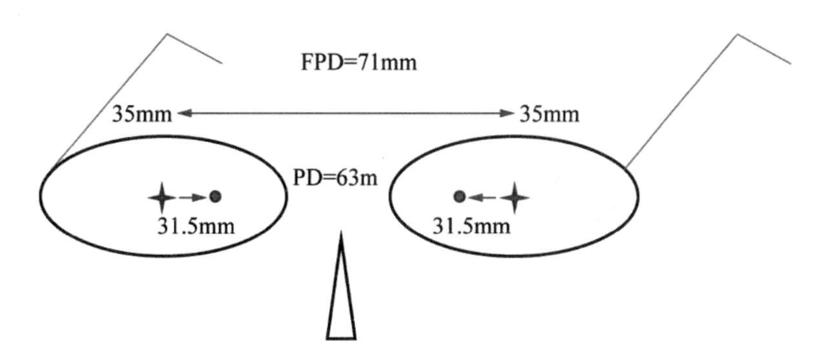

50. 1 Δ 定義：在 1 公尺的距離，能讓光線位移 1 公分。

$$\Delta = \frac{\text{cm（影像偏移距離）}}{\text{m（距離）}}$$

$$10\,\Delta = \frac{\text{cm（影像偏移距離）}}{\text{10m（距離）}} = 10\times10 = 100\text{cm} = 1\text{m}$$

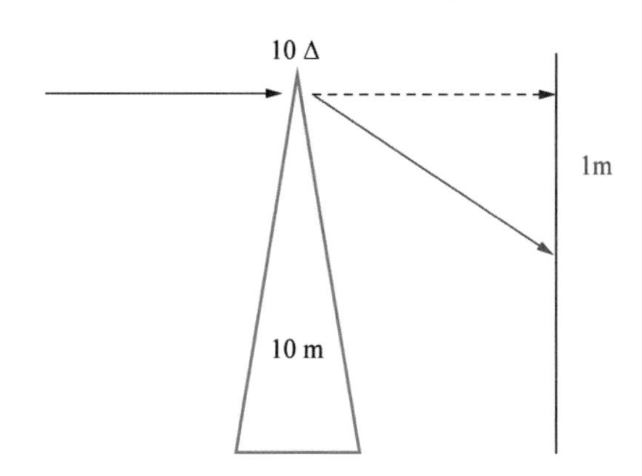

51. 37mm−32mm=5mm（水平稜鏡誤差）

但在水平軸上是沒度數的，所以不會產生稜鏡效應。

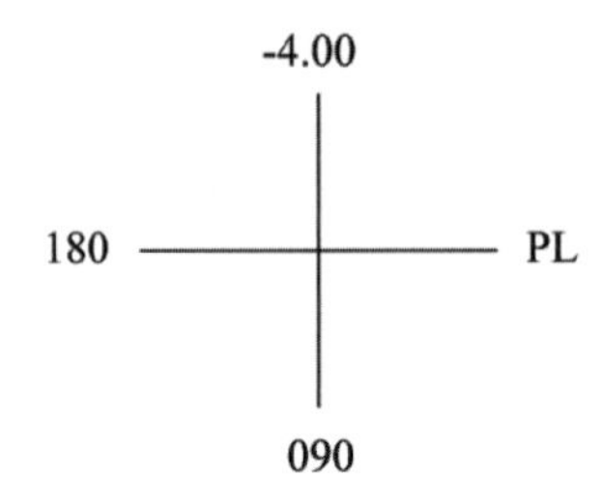

52. Δ（稜鏡量）= d（偏移距離 cm）×F（屈光度）

$d=\frac{\Delta}{F}$，$\frac{2}{5}$= 0.4cm=4mm

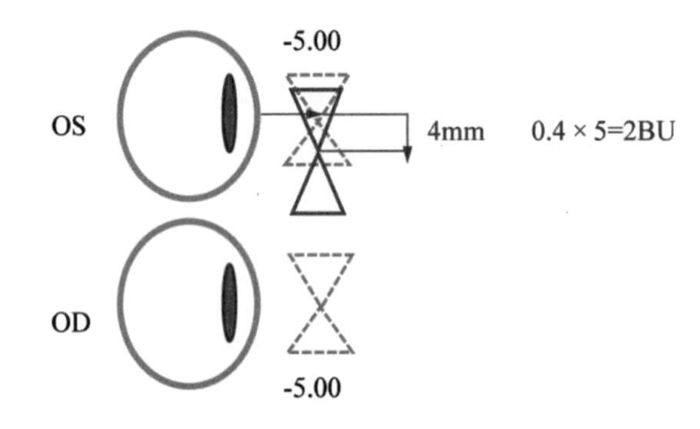

53. Δ（稜鏡量）= d（偏移距離 cm）×F（屈光度）

右眼 $d=\frac{\Delta}{F}$，$\frac{2}{-4}$ = 0.5cm=5mm（外移）

32mm-5mm=27mm（PD 變小）

左眼 $d=\frac{\Delta}{F}$，$\frac{2}{+4}$ = 0.5cm=5mm（內移）

32mm+5mm=37mm（PD 變大）

37+27=64mm

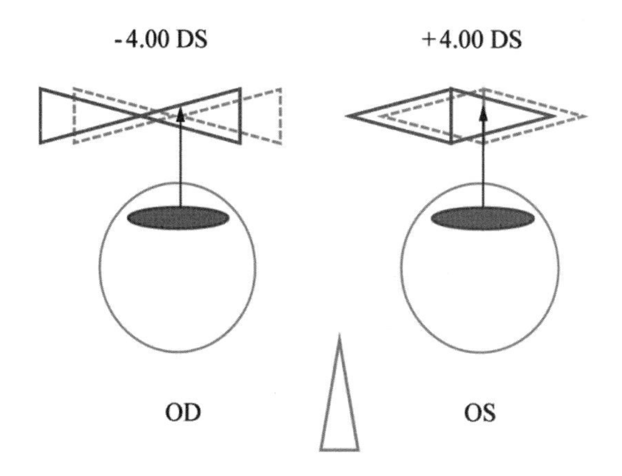

54. Δ（稜鏡量）= d（偏移距離 cm）×F（屈光度）

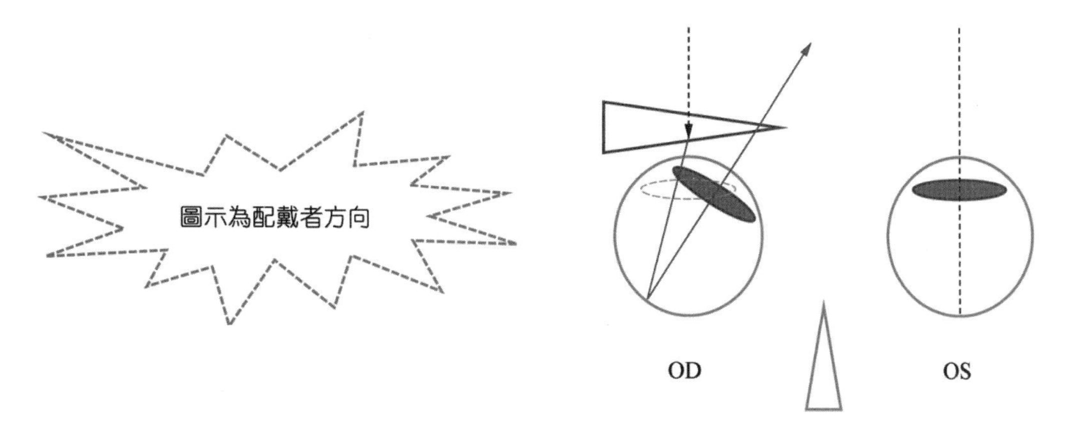

55. Δ（稜鏡量）= d（偏移距離 cm）×F（屈光度）

$d=\frac{\Delta}{F}$, $\frac{0.4}{-2}$ = 0.2cm=2mm

（向下產生 BU 效應）

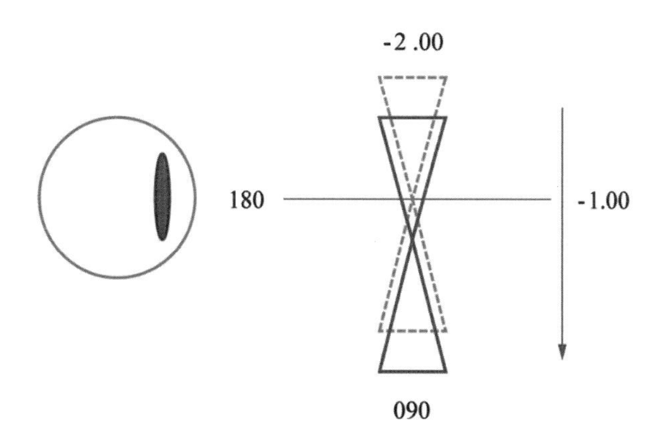

56. 眼用稜鏡之偏向角的大小與鏡片頂角及折射率有關。

偏向角 δ=(n−1)×頂角

折射率越大，偏向角越大；頂角越大，偏向角越大。

57. 雙眼稜鏡效應口訣：影像同向相減，反向相加。

OD: −4.25×0.4=1.7BI　　OS: +0.50×0.4=0.2BI（水平）

OD: −5.75×0.3=1.725BU　　OS: −0.75×0.3=0.225BU（垂直）

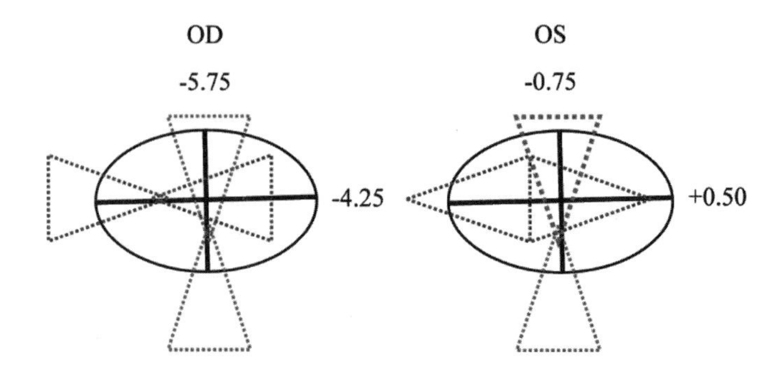

58. $P^{\Delta} = d \times F$　$d = P^{\Delta} / F, 1^{\Delta}$ ×+2.0=0.5cm=5mm

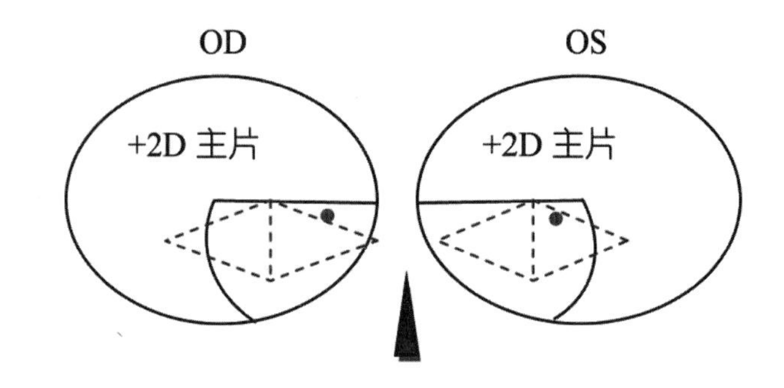

59. $P^{\Delta} = d \times F$　OD:0.1cm×+2=0.2BU　OS:0.1cm×+1=0.1BU

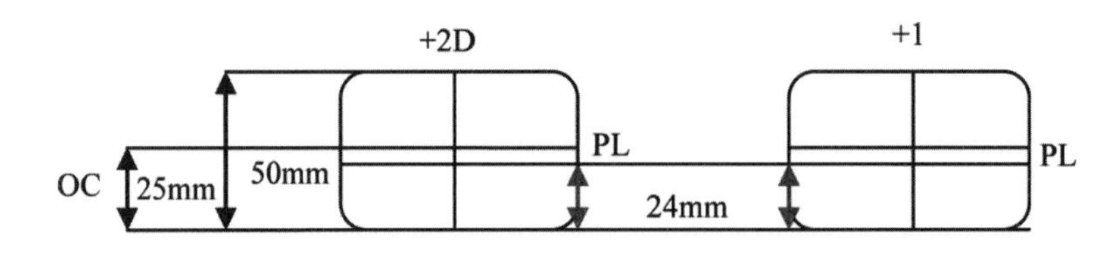

MRP: 主要參考點

60. 以上題型產生雙眼均分稜鏡的概念，依雙眼稜鏡口訣，基頂同向相減、反向相加，所以雙眼會產生右眼 5^{Δ}BU 或左眼 5^{Δ}BD，故選(A)。

61. 近視鏡片光心往內移時會產生外觀鼻側較薄、外側較厚、瞳距會變小，此時會產生 BO 的稜鏡效應，可用來矯正內斜視。（看虛線）

虛線：鏡片偏移方向所產生的厚度示意圖。

實線：鏡片未偏移，光心位置。

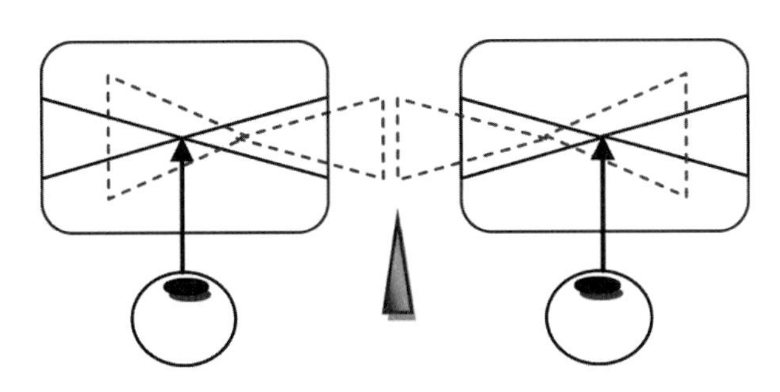

62. 此題想像成一個 PD 66mm 的配戴者戴到光心 62mm 的數據時產生的效應。（戴錯別人眼鏡）

$P^{\Delta} = d \times F$　偏移距離=稜鏡／屈光度　d= 0.4/1= 0.4cm= 4mm（偏移）

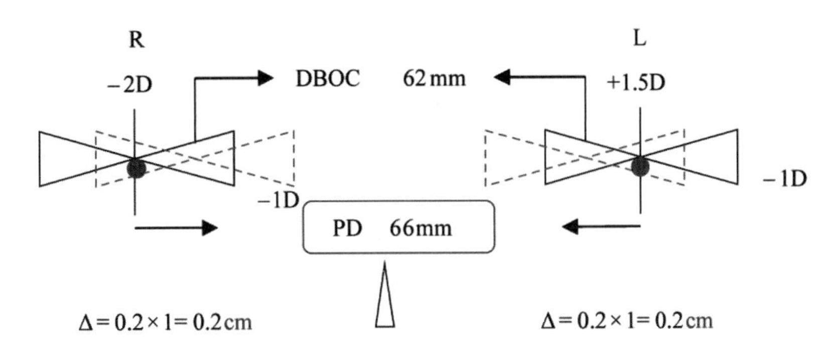

63. $P^{\Delta} = d \times F$　稜鏡量=光心偏移距離×屈光度

外偏=–5.50×0.2cm=1.1$^{\Delta}$基底朝內　　下偏=–5.50×0.3cm=1.65$^{\Delta}$基底朝上

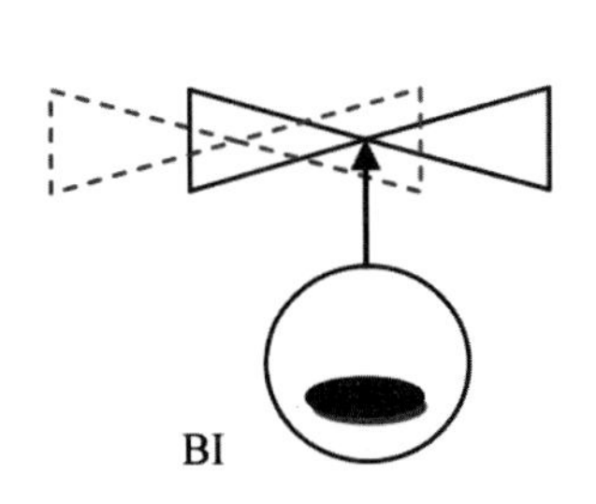

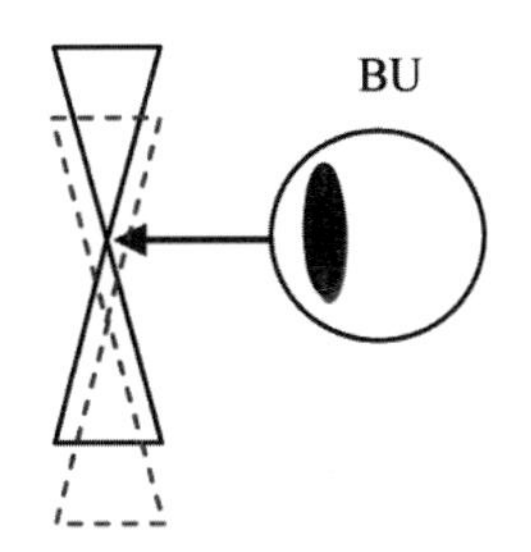

64. 1Δ定義：在 1 公尺的距離，能讓光線位移 1 公分。

$$\Delta=\frac{\text{cm（影像偏移距離）}}{\text{m（距離）}}$$

50mm=5cm，$5cm/0.5^{\Delta}=10m$

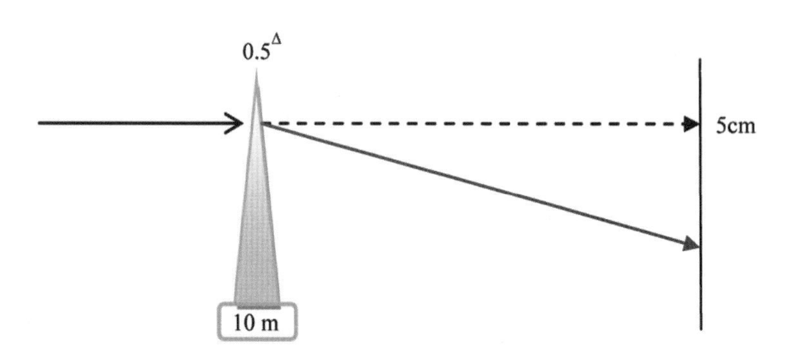

65. $P^{\Delta}=d\times F$　　$P\Delta$ = 稜鏡量　d = 偏移距離（單位公分）　F =屈光度

OD:$-4\times0.2=0.8^{\Delta}$BO

OS:$-2\times0.2=0.4^{\Delta}$BI

虛線綠點是原始瞳距，實線紅點是錯置鏡片瞳距位置，所以綠點看出去右眼是基底向外稜鏡，左眼綠點看出去是基底向內稜鏡。

基底同向（左）相減，大的減小的 $0.8-0.4=0.4^{\Delta}$BO。

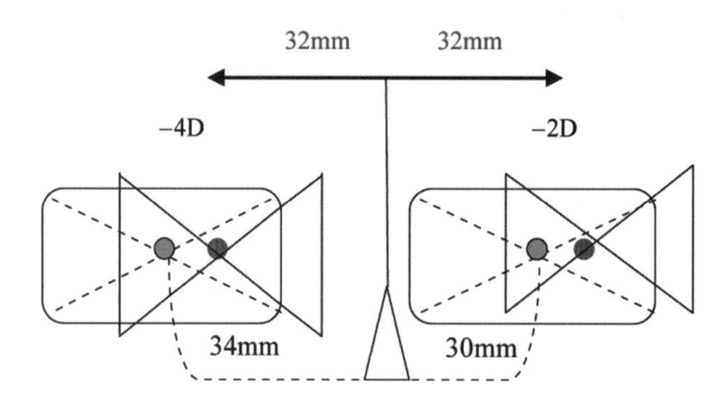

66. $P=\dfrac{100g(n-1)}{d}$

P = 稜鏡量

g = 稜鏡頂點與基底的厚度差值

n = 鏡片材質的折射率

d = 稜鏡頂點與基底的距離

計算：P =100×2.4(1.65–1)/40mm=156/40=3.9$^{\Delta}$ 基底向外。

因外側偏移量大於內側偏移量，故厚度差為 2.4mm 偏外側（黑色實線為外移方向），所以稜鏡效應是基底朝外。

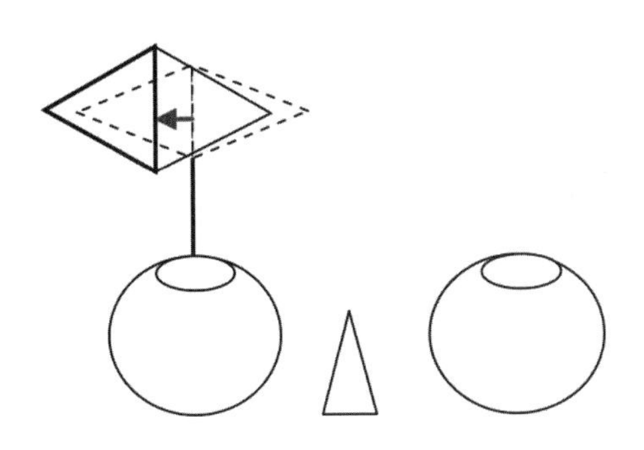

67.

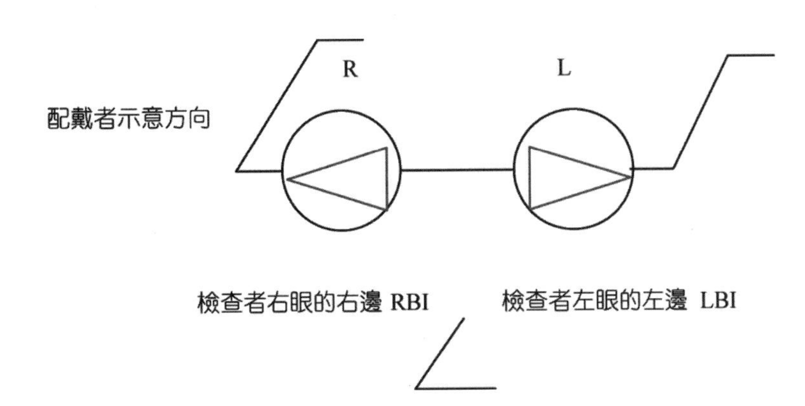

68. 口訣：負散光形式找比較正的度數當軸，正散光形式找比較負的度數當軸。

+2.00–4.00×045

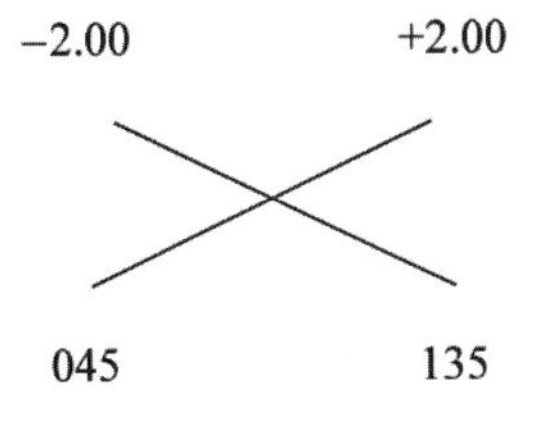

69. $P^{\Delta}=d\times F$　　P^{Δ} = 稜鏡量　　d = 偏移距離（單位公分）　F =屈光度

水平稜鏡=–5×0.5cm=2.5$^{\Delta}$BI

黑色實線黑點是鏡片向外偏移 5mm 位置，虛線紅點是眼睛不動感受的光心位移的稜鏡效應及基底方向。

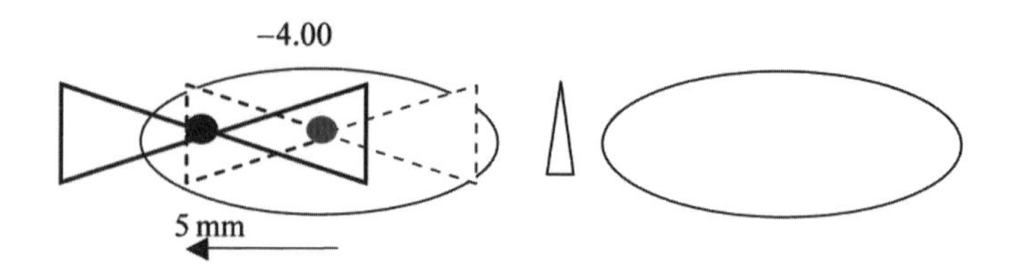

70.

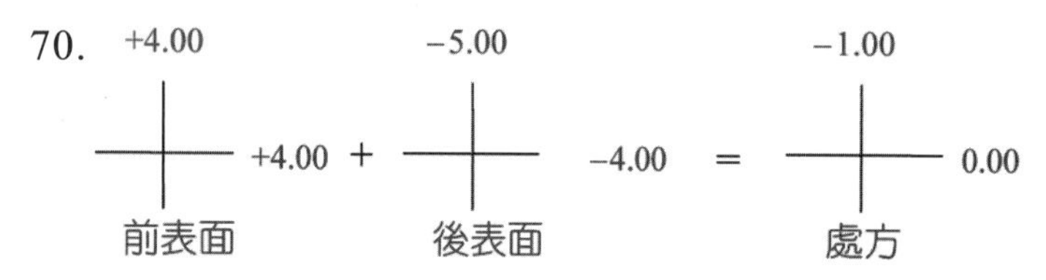

RX: Plano-1.00 DC×180 散光在後表面為負柱鏡形式。

71. $P^{\Delta}=d\times F$　求偏心 $d=\dfrac{\Delta}{F}$

2$^{\Delta}$/5=0.4cm(4mm)內移

d = 偏移距離（單位公分）　F = 屈光度　$P\Delta$ = 稜鏡量

要透過透鏡移心方式產生預期稜鏡效果，可記稜鏡「負透鏡」的移心方向與所需稜鏡底向相反。（見實線）

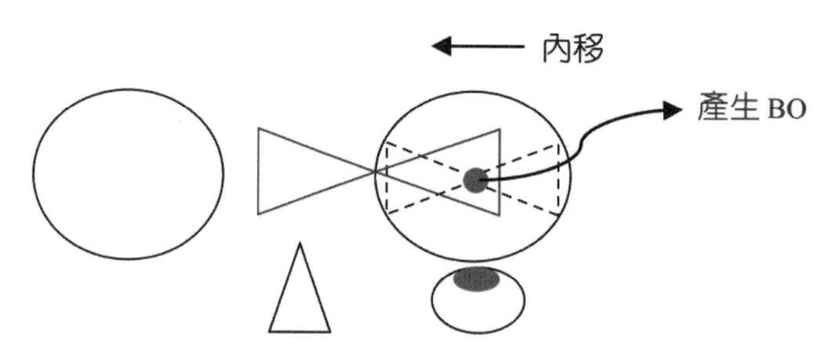

72. $P^{\Delta}=d\times F$　求偏心 $d=\dfrac{\Delta}{F}$

2$^{\Delta}$/5=0.4cm(4mm)下移（非均分法）

要透過透鏡移心方式產生預期稜鏡效果，可記稜鏡「負透鏡」的移心方向與所需稜鏡底向相反。

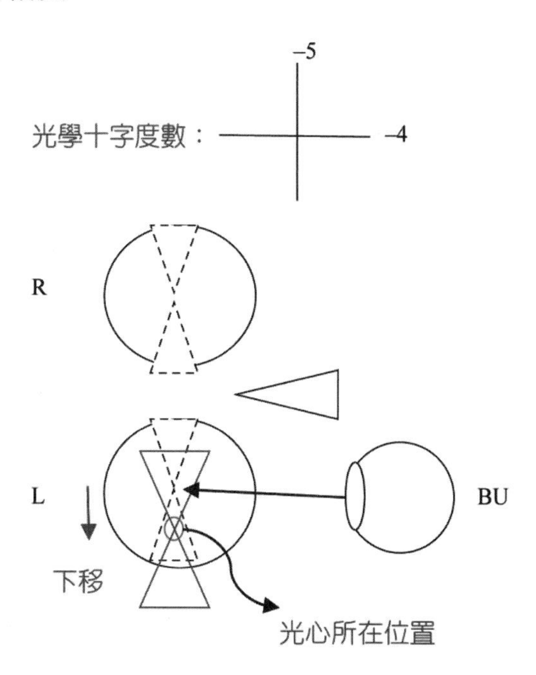

73. 利用稜鏡影像位移的原理，將影像拉至右方，降低眼睛往返震顫的情形。

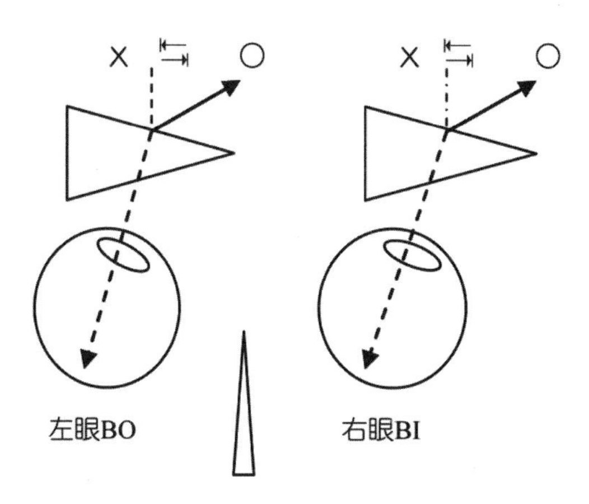

74. 雙眼均分稜鏡同向相減，反向相加概念。

(A)OD：0.5mm×–1=1.0$^{\Delta}$BD；OS：0.5mm×–4.5=2.25$^{\Delta}$BD 共 1.25 BD。

(B)OD：0.5mm×–1=0.5$^{\Delta}$BD；OS：0.5mm×–3.5=1.75$^{\Delta}$BD 共 1.25 BD。

(C)OD：0.5mm×+2=1.0$^{\Delta}$BU；OS：0.5mm×–0.5=1.25$^{\Delta}$BD 共 1.25 BD。

(D)OD：0.5mm×–1=0.5$^{\Delta}$BD；OS：0.5mm×–5.0=2.5$^{\Delta}$BD 共 2 BD。

舉例如下：

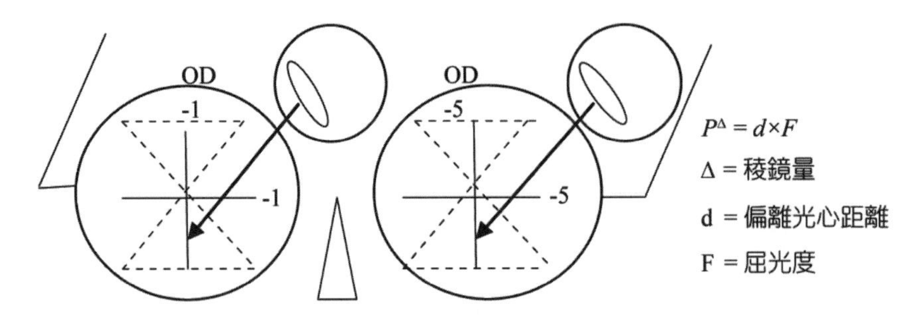

75. Δ 定義：在 1 公尺的距離，能讓物體偏移 1 公分=1Δ

$\Delta = \frac{cm}{m}$ cm=偏移距離 m=距離／BD 讓影像（物體）上移

$2\Delta\,BD = \frac{cm}{0.02m}$，cm=0.04 cm=0.4 mm（上移）

子片高度為 23 mm+0.4 mm=23.4 mm。

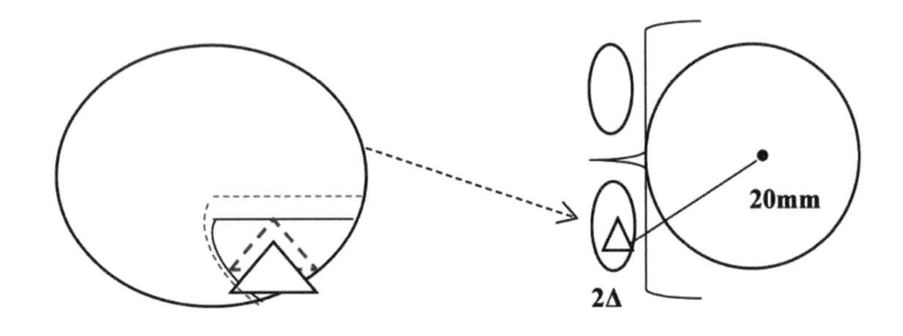

76. Δ=d×F

d=偏離光心距離(cm)；F=屈光度

$F_{\theta=S+C+\sin^2}$（偏離軸向的夾角）

OD: Δ=–4.5×0.3 cm =1.35BD

OS: Δ=–5.5×0.3 cm =1.35BU

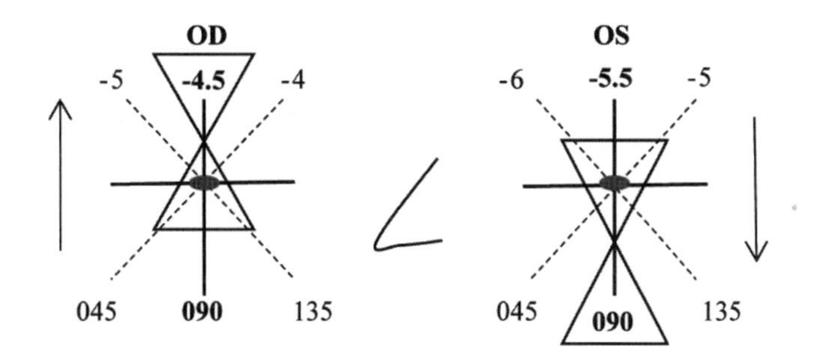

77. 光往稜鏡基底跑，影像往尖端走。

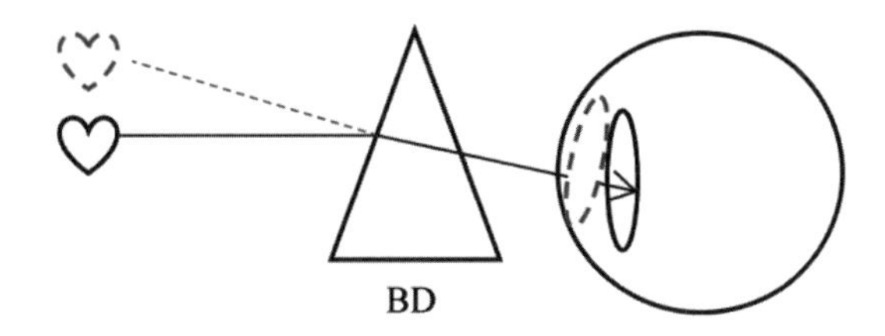

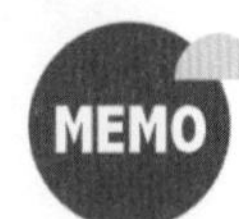
MEMO

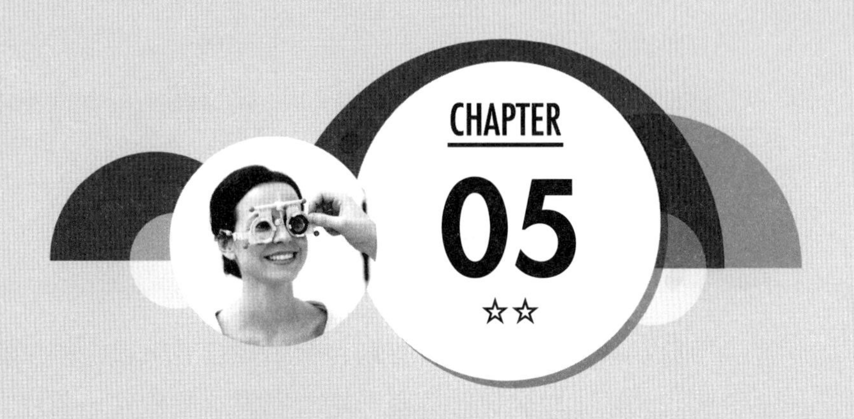

鏡框材質分類

5-1　金屬材料

5-2　塑膠材料（非金屬材料）

5-3　天然有機材料

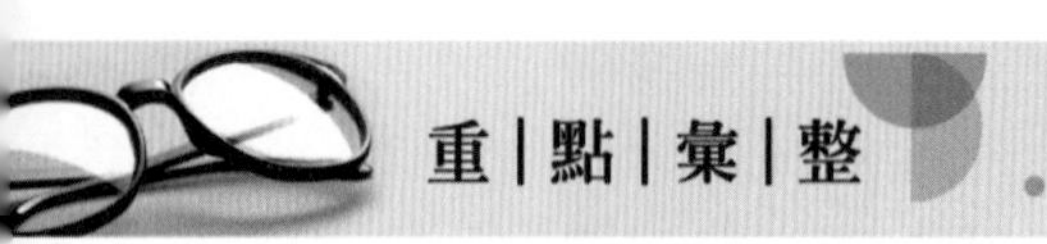

重|點|彙|整

鏡框材質可分為**金屬**、**塑膠**（非金屬材料）和**天然有機材料**三大類。

5-1 金屬材料

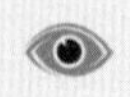

用於眼鏡架的金屬材料有銅合金、鎳合金、鐵合金、鈦及鈦合金、貴金屬、鋁合金六大類。金屬材料具有一定的硬度、柔軟性、彈性、耐磨性、耐腐蝕性，幾乎都是採用合金，或在金屬表面進行加工處理後才被使用。

一、銅合金（紫紅色）

銅合金耐腐蝕性較差，容易生鏽，成本低，常用於低階鏡架製作。

1. 鋅白銅：又稱洋白或洋銀。主成分是銅，有一定耐腐蝕性和良好彈性，成本低，易加工。主要製作鉸鏈、樁頭和鼻梁支架等部件，使用時經人體汗水腐蝕後生鏽呈銅綠色。
2. 黃銅：又稱銅鋅合金。呈黃色。優點為便於切削加工，缺點是易變色。常用於低階眼鏡架和鼻托芯子等。
3. 銅鎳鋅錫合金：具良好彈性，電鍍後常用於鏡架的鼻梁和鏡腿等。
4. 青銅：一般指銅錫合金，含少量的鋅和磷。含錫元素，價格高。缺點為加工困難，對酸類抗腐蝕性較差，但其具有良好彈性、抗磁性、耐磨性，在大氣、海水、蒸氣中抗人體腐蝕性優於銅和黃銅，適合作為眼鏡架彈簧和鏡圈的材料。

二、鎳合金（銀色）

鎳銀是一種銅鎳鋅合金，一般鎳合金耐腐蝕性較好，不容易生鏽。用於中高級鏡架，但是部分人群對鎳過敏。目前各國對日用和醫用金屬材料中的鎳含量限制越來越嚴格。

1. 蒙耐爾(Monel)合金：屬於鎳銅合金的一種
   (1) 含少量鐵和錳。特徵為不含鉻，含鎳量較高。具有強度好、彈性、耐腐蝕性和銲接牢固等優點，主要用來製造中階眼鏡架。
   (2) 蒙耐爾合金添加銅與錳，材質堅韌，延展性佳。在所有鎳材料中，蒙耐爾屬於應用廣泛的合金材料。
   (3) 蒙耐爾普遍用於眼鏡框線製作。蒙耐爾材料因製造工藝複雜，價格相對較高。
2. 高鎳合金：又稱鎳合金。屬於高級鎳鉻合金材料，與蒙耐爾合金相比更具彈性和耐腐蝕性。

三、鐵合金

鐵合金也是鎳鉻合金的一種。常見材料以不鏽鋼為主。其具有彈性和耐腐蝕性，多用於鏡腿材料，屬於低過敏性材質。不鏽鋼材料多用於製作螺絲或包金架的基體材料，缺點是強度差及銲接加工困難。

四、鈦及鈦合金（純鈦呈銀白色）

鈦，具強度高、耐蝕性、無毒、質輕、耐熱性高、優良生物相容性等優點，作為人體的植入物是非常理想的醫用金屬材料，屬於低過敏性材質。

1. 純鈦呈銀白色，90%以上是鈦並且鏡架上不含鎳金屬，經真空負離子電鍍等表面處理，可具有多種顏色。
2. α 鈦合金是 α 相固溶體組成的單相合金，一般溫度下或較高應用溫度下，組織穩定，耐磨性高於純鈦，抗氧化能力強。在 500～600°C 的溫度下，能保持強度和抗蠕變性能，但不能進行熱處理強化，室溫強度不高。
3. β 鈦合金至少 70%含鈦，且不含鎳金屬，是 β 相固溶體組成的單相合金，未熱處理即具有較高的強度，經過淬火、時效後合金得到進一步強化，室溫強度高；但其熱穩定性較差，不宜在高溫下使用。
4. (α+β)鈦合金是雙相合金，具有良好的綜合性能，組織穩定性好，有韌性、塑性和耐高溫變形性能，能進行熱壓力加工、淬火、時效處理使合金強化。熱處理後的強度比退火狀態提高約 50～100%；高溫狀態強度高，可在 400～500°C 的溫度下持久加工，其熱穩定性次於 α 鈦合金。

三種鈦合金中最常用的是 α 鈦合金和 α+β 鈦合金。α 鈦合金的切削加工性最好，α+β 鈦合金次之，β 鈦合金最差。

鈦金屬製的眼鏡架，根據鈦的種類、鈦的使用部位，分別用縮寫形式刻印於鏡架上，一般在鏡腳內側或撐片上。

切削加工性與加熱穩定性排序：α 鈦合金＞α+β 鈦合金＞β 鈦合金。

純鈦(Pure)、鈦合金(Combine)的縮寫方式與在眼鏡架部位名稱，如下表 5-1 所示。

表 5-1　各類鈦合金眼鏡縮寫與名稱

縮寫	名稱
Ti-P(Titan-p:pure titamium)	純鈦在框面與鏡腳
F-Ti-P(front-titan-P)	純鈦用在框面
T-Ti-P(temple-titan-P)	純鈦用在鏡腳
Ti-C(titan-C)	鈦合金用在框面與鏡腳
F-Ti-C	鈦合金用在框面
T-Ti-C	鈦合金用在鏡腳

5. 記憶金屬：又稱記憶鈦金或 NT 合金，為一種特殊的鈦合金，其混合了鈦 40～50%與鎳，經高溫處理後製成。其材料彎曲量大，塑性高，具有鈦合金質輕、彈性佳的優點。當溫度達一定數值，內部晶體結構會發生變化，連帶使外形也產生改變，在一定溫度下，可變成任何形狀。處於較低的溫度中，合金可被拉伸，而加熱至可變形的溫度，金屬則變回原形。

五、貴金屬（金黃色）

金及合金、純金呈金黃色，比重為 19.3，是最重之金屬。在大氣中不會腐蝕氧化。金比銀柔軟，延展性佳。一般不用純金做眼鏡架材料，而採用金與銀、銅等的合金。

合金的含金量一般用「K」來表示。24K 是 100%的純金，眼鏡架材料多採用 18K、14K 和 12K 的合金。K 金鏡架價格昂貴，在鏡架上通常以**包金**或**鍍金**方式進行。包金眼鏡架的表示有兩種：1.金含量比 1/20 以上(5%)，用 GF 表示；2.金含量比 1/20 以下(5%)，用 GP 表示。鍍金是利用化學電鍍法，將純金鍍在金屬製成的鏡架上，鏡架表面通常刻有「GP」(包金厚：10～50μm，1μ=0.001mm)。

◎白金(14 K)

1. 柔軟性：金＞白金。
2. 白金即金合金的一種。鏡架材料多採用 14K 的白金，其組成含純金量 58.3%、鎳 17%、鋅 8.5%和銅 16%等。
3. 鉑及鉑金族：純鉑和金、銀一樣柔軟，與鉑金元素組成合金來使用。
4. 鉑金元素有：鉑、鈀、銥、鋨、銠和釕等，以上元素統稱鉑金族。眼鏡架常採用鉑銥合金，其比重較大。
5. 銠和鈀多用於金屬眼鏡架的電鍍材料。

六、鋁合金(銀白色)

1. 純鋁較軟，呈銀白色，一般多為鋁合金。其質輕、具抗腐蝕性，有一定硬度，有冷成形特性，表面可成薄而硬的氧化層，亦可染色。鈦鏡架、鏡腳連接處墊圈多使用鋁合金材料。
2. 在眼鏡材料中，鋁鎂合金的應用較為廣泛，主要使用鋁、少量的鎂或其他金屬材料來加強其硬度。
3. 鋁合金抗蝕性好，故又稱為防鏽鋁合金。其導熱性能和強度突出，但在銲接上較為困難。

▶表 5-2　金屬材料分類與特性

材料	成分	優點	缺點	特色
一、銅合金				
1. 鋅白銅	銅 64%、鎳 18%、鋅 18%	1. 良好彈性 2. 成本低，易加工	易腐蝕、生鏽	製作鉸鏈、樁頭和鼻梁支架
2. 黃銅	銅 63～65%、鋅 35～37%	便於切削加工	易變色	低階眼鏡架和鼻托
3. 銅鎳鋅錫合金	銅 62%、鎳 23%、鋅 13%、錫 2%	良好的彈性		電鍍處理後用於鼻梁和鏡腿
4. 青銅	銅錫合金，含少量鋅和磷	良好的彈性、抗磁性、耐磨性	含錫元素，價格高，加工困難，對酸類抗腐蝕性差	眼鏡架的彈簧和鏡圈材料
二、鎳合金				
1. 蒙耐爾合金（鎳銅合金）	鎳 63～67%、銅 28～31%，少量鐵和錳	強度好、彈性好、耐腐蝕性和銲接牢固	部分人對鎳過敏，價格較高	眼鏡框線
2. 高鎳合金	鎳 84%、鉻 12.5%、銀 5%、銅 1%	具彈性和耐腐蝕性		
三、鐵合金				
不鏽鋼（鎳鉻合金）	鐵 70% 以上、鉻 18%、鎳 8%、其他元素占 0.1～0.3%	很好的彈性和耐腐蝕性	強度差，銲接加工較困難	鏡腿材料、螺絲
四、鈦及鈦合金				
1. 鈦及鈦合金	鈦及鈦合金	強度高、耐蝕性好、耐熱性高，無毒、質輕、強度高且具有優良的生物相容性	熔點高（熔點為 1668℃）	航太工業、醫用金屬材料
2.記憶金屬（記憶鈦金或 NT 合金）	混合鈦及鎳經高溫處理後合成	重量輕，彈性佳，彎曲量大，塑性高	低溫狀態下合金可被拉伸（變形）	

表 5-2　金屬材料分類與特性（續）

材料	成分	優點	缺點	特色
五、貴金屬				
1. 貴金屬（金、合金）	金及合金、純金	大氣中不會被腐蝕氧化，很好的延展性	價格較為昂貴	鏡架上處理通常以包金或鍍金方式
2. 白金、鉑及鉑金族	純金量 58.3%、鎳 17%、鋅 8.5%、銅 16%	和金、銀一樣柔軟	價格較為昂貴	金屬眼鏡架的電鍍材料
六、鋁合金				
鋁鎂合金	鋁，加少量鎂或其他金屬材料	質輕、抗腐蝕性好，可染各種顏色	純鋁比較軟	鏡腳連接處的墊圈材料

5-2 塑膠材料（非金屬材料）

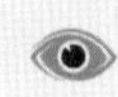

一般用來製造鏡架的非金屬材料。主要採用合成樹脂為原材料，大致可分為**熱塑性**和**熱固性**樹脂兩大類：

1. 熱塑性：加熱後軟化（熱塑和注塑），例如：PMMA PC。
2. 熱固性：加熱後硬化，受熱不會變形，例如：環氧樹脂(CR-39 optyl)。

一、醋酸纖維（板料）

1. 塑膠眼鏡架的主要原材料之一。（現今塑膠鏡框的代表）
2. 由醋酸纖維素、可塑性、著色劑、安定劑和潤滑劑等合成，有板材和注塑架兩種密度(1.28～1.32)。
3. 難燃燒、在紫外線照射下**不易變色**。透明性、光澤性、著色性、吸收性、尺寸穩定性、加工成形性和耐衝擊性良好，復原性略小。易受酒精、強鹼化學物質侵蝕（抵抗性差）。
4. 眼鏡架裝框須使用加熱器少量加熱，鏡片尺寸可剛好或稍大 0.5mm 裝框時較適合，加熱至一定程度可用冷水快速冷卻加以塑型，熱漲冷縮道理。

二、丙酸纖維（壓克力）

1. 由丙酸纖維素、少量可塑劑、著色劑和安定劑等合成注塑架，進口塑膠架較多，密度為 1.22。
2. 難燃燒、不易變色、較好的高溫性能、耐衝擊性，自身柔軟性、尺寸穩定性、加工成形性良好（大量製造射出成型）。
3. 易受酒精、強鹼化學物質侵蝕（抵抗性差）。
4. 丙酸纖維材質鏡框時可用少量熱風或直接裝框（冷扣法），鏡片尺寸剛好即可裝框，需注意加熱時較醋酸纖維易軟化，避免過度加熱及至凸起處上按壓施行調整，容易有印痕產生。

三、碳素纖維

1. 碳素纖維為強化合成樹脂，密度 1.23～1.28。
2. 加強溫度 100～130°C。
3. 強度大，耐熱性、耐腐蝕性、彈性皆優。

四、聚醯胺（尼龍 Nylon 家族之一）

1. 適合作為運動員和兒童鏡架，屬於低過敏性材質，其密度為 1.14～1.15。
2. 白色不透明，強度大，耐熱性、耐衝擊性、耐磨性、耐溶劑性以及自身潤滑皆優良，吸水性略大，尺寸穩定性差，遇熱易收縮。
3. 尼龍材質鏡框裝框時可使用熱水或微熱風，熱水較溫潤尤佳，鏡片裝框尺寸可略大 0.2mm，需注意此材質不收縮，用於固定半邊框的尼龍線有時用久易脆化，也可浸泡至水裡降低脆化程度。
4. 聚醯胺材質可直裝框（冷扣法），鏡片加工裝框時需尺寸較精準，鏡片裝框時若有微略鬆脫現象，可使用熱風加熱會有縮緊的現象。（熱縮）

五、硝酸纖維（賽璐珞）

1. 製成：樟腦＋醋酸纖維素＋軟化劑。

2. 缺點：易褪色、易老化、易發黃變脆、易燃。
3. 優點：極少造成皮膚過敏，加工（穩定塑型，鏡腳無芯）與著色性皆優於其他塑膠材質。

六、環氧樹脂(Optyl)

1. 環氧樹脂材料有熱彈性，調整時需高熱加溫，加熱時亦會膨脹彎曲，再度經加熱後有極好的復原性，具熱塑性的特質，材料分類屬熱固性。
2. 該材料表面硬度極強，具良好強度，故鏡腿無需金屬芯，但冷卻狀態下彎曲易折斷，因熱彈性大眼鏡裝框需使用高溫度熱風加熱調整，時間上會稍久，若替換成丙酸纖維材質鏡框時需注意時間加熱時間上的差異，因材質收縮性極差鏡片加工時尺寸需大 0.6~1.0mm 較適合。
3. 低致敏性材料，材質穩定性高，適合容易過敏者。
4. 比重：硝酸纖維＞醋酸纖維＞環氧樹脂（輕 30%醋酸纖維）。

七、新型材料

1. 碳纖維(Carbon)：碳纖維素+尼龍
   (1) 射出成型，質輕，寒冷天氣下易斷裂。
   (2) 不易老化，耐腐蝕、耐熱，不透明。
   (3) 延展性差（材質不收縮），易斷（運動眼鏡不適用），不適合調整，尤其是調整頻率較高的鏡腳處，故此眼鏡挑選時需與臉型各參數適配較佳。
   (4) 眼鏡在裝框時因材質不易調整以冷扣法為優先，若有加熱必要請以微熱風為主，鏡片加工尺寸也已剛好尺寸較適合。
2. 聚碳酸酯(PC)
   (1) 鏡片和鏡框以一體成形方式，製於工業用防護眼鏡。
   (2) 眼鏡裝框時因材質不收縮（無法調整），故鏡片加工需尺寸剛好，常以冷扣法裝框。
3. 塑膠鋼：耐撞擊（運動眼鏡適用）。

4. TR-90 (GRILAMID TROGAMID CX)
   (1) 材料密度比 PC 更輕，重量減少約 35%，可大幅降低鏡框重量，減少重量造成的壓力。因透光度達 90%，故縮寫為 TR-90，俗稱塑膠鈦。
   (2) 韌性強、彈性好、衝擊時不易斷裂，抗衝擊能力是 PC 的兩倍，降低對眼睛外力撞擊產生的傷害。

表 5-3　塑膠材料分類與特性

材料	成分	優點	缺點	特色
1. 醋酸纖維（板料）	熱塑性樹脂	硝酸纖維素略輕，不易燃燒，紫外線照射下不易變色	抗衝擊性略低，鏡架易變形	可製成板材架和注塑架
2. 丙酸纖維（壓克力）	熱塑性樹脂	尺寸穩定、耐久、不易變色、耐衝擊、易加工成形和柔軟性好	鏡架易變形	多用於注塑眼鏡架、進口塑膠架
3. 碳素纖維	熱塑性樹脂	超輕鏡框材料、超韌性、耐撞耐磨、摩擦係數低、無化學殘留物釋放	易斷裂、不能用酒精等溶劑擦拭	有效防止在運動時，因鏡架斷裂造成的傷害。在鹽水中會漂浮
4. 聚醯胺（尼龍）	熱塑性樹脂	強度大、耐熱、耐衝擊、耐磨和耐熔性均良好	具一定吸水性，尺寸穩定性略差	白色不透明，適合運動員與兒童
5. 硝酸纖維（賽璐珞）	熱塑性樹脂	手工製作	易燃、收縮性較大、材料易老化	歐美國家禁用，撞球彈珠材料
6. 環氧樹脂	熱固性樹脂，又具有熱塑性	極好的復原性、重量輕、尺寸穩定性好、易著色，表面硬度極強	收縮性極差，加熱溫度最低為 80℃才可調整	鏡腿無需金屬芯，冷卻狀態下彎曲時易折斷

5-3 天然有機材料

製作眼鏡架的天然有機材料，有特殊木材、動物頭角（如牛角）和玳瑁材料等。一般木質鏡架和牛角架較為少見，最具代表性的是玳瑁鏡架。天然材料中，大部分材質對皮膚刺激小，部分材質甚至具有保健作用。

一、玳瑁材料

1. 優點：重量輕，光澤優美，易加工拋光，受熱時可塑，加熱、加壓時可接合，對皮膚無刺激，經久耐用具保存價值。
2. 缺點：易斷裂，長時間需防乾燥，使用保養時不能用超音波清洗，會發白失去光澤。

二、木質材料

以 100%天然木料為基材，塗以無害塗層防潮和變色。外觀質樸，具有天然紋理。

三、動物頭角材料

動物頭角材料如牛角、象牙等，材質堅實細密，具有獨特的紋理，色澤柔潤光滑，隨時間的推移富有光澤。且可雕刻不同圖案，增加眼鏡時尚性。

整體鏡框比重排序：天然有機材料＞塑膠＞金屬。

歷屆試題

( ) 1. 下列何者是碳纖維鏡架的缺點？ (A)重量重 (B)不耐熱 (C)延展性差 (D)硬度差。 (106 特生)

( ) 2. 塑料鏡架依加工溫度性質大致分為熱塑性和熱固性樹脂兩大類，熱塑性樹脂可反覆加熱再成形，鏡架易進行調整整形，則下列何者不是熱塑性樹脂材料？ (A)硝酸纖維（賽璐珞） (B)醋酸纖維 (C)聚醯胺（尼龍） (D)丙烯樹脂（壓克力）。 (106 專普)

( ) 3. 有關鈦金屬(titanium)的鏡框，下列敘述何者錯誤？ (A)重置很輕 (B)低過敏性 (C)氧化會變成綠色 (D)價格較高昂。 (107 特生)

( ) 4. 有關塑料鏡框的材質，下列敘述何者錯誤？ (A)醋酸纖维(cellulose acetate)鏡框是棉花或木漿萃取後再加工的一種材料 (B)醋酸纖维是一種熱塑性(thermoplastic)的材料 (C)環氧樹脂(Optyl)是無塑性記憶(plastic memory)的材質 (D)環氧樹脂材質具熱彈性(thermoelastic)。 (107 特生)

( ) 5. 有關眼鏡鏡架材料的敘述，下列何者錯誤？ (A)天然材料包括牛角、羊角或純木等 (B)塑膠材料包括聚醚酰亞胺(polyetherimide)、醋酸纖維(cellulose acetate)等 (C)乳膠處理的材料也有過敏的機會 (D)金屬較塑膠不易過敏。 (107 專普)

( ) 6. 眼鏡架之純金和合金重量比在多少以上，即為填金(gold filled, GF)眼鏡架？ (A)2% (B)5% (C)10% (D)20%。 (107 專普)

( ) 7. 有關金屬鏡框的材質，下列敘述何者錯誤？ (A)蒙納合金(Monel metal)具有亮金的顏色，耐腐蝕性和可高度拋光(polish) (B)不鏽鋼(stainless steel)主要由鐵和鉻製成，高度耐腐蝕性 (C)鈦(titanium)低過敏、具抗腐蝕，適合在易流汗的炎熱環境中配戴 (D)鎂比鈦還輕，耐用度高。 (108 特生)

( ) 8. 美國視覺學會(Vision Council of America, VCA)對於鈦金屬標中，「Beta 鈦」鏡架所有主要組成零件的重量中，鈦含量最少比例為何？ (A)70% (B)80% (C)90% (D)100%。 (108 特生)

( ) 9. 下列何種材質因具有平光鏡片，一體成形的特性，常被用來製成護目鏡？ (A)環氧樹脂(eoxy resin) (B)聚碳酸酯 (C)醋酸纖維(cellulose acetate) (D)硝酸纖維(cellulose nitrate)。 （108 特生）

( ) 10. 下列何種眼鏡鏡架材料較易引發過敏反應？ (A)醋酸纖維(cellulose acetate) (B)環氧樹脂(epoxy resin) (C)聚醯胺(polyamide) (D)鈦(titanium)。 （108 專普）

( ) 11. 下列塑膠鏡架的材質中，何者具熱彈性？ (A)賽璐珞(cellulose nitrate) (B)橡膠(rubber) (C)碳纖維(carbon fiber) (D)環氧樹脂(Optyl)。 （109 特生）

( ) 12. 下列金屬鏡架材料中，何者為重量最重的金屬材料？ (A)鈦 (B)鎂 (C)鋁 (D)鎳。 （109 專普）

( ) 13. 下列塑膠鏡架的材質中，何者重量最重？ (A)乙醯丙酸纖維素(cellulose aceto-propionate) (B)碳纖維(carbon fiber) (C)醋酸纖維素 (D)環氧樹脂(optyl)。 （109 專普）

( ) 14. 金屬鏡架若以銅合金為主要成分，何者為其缺點？ (A)易腐蝕 (B)彈性差 (C)不易加工調整 (D)成本高。 （106 特師）

( ) 15. 下列塑料鏡架材質，何者既具熱固性材料的穩定性，在一定溫度下又具熱塑性材料的可塑性？ (A)聚醯胺（尼龍） (B)環氧樹脂 (C)丙烯樹脂（壓克力） (D)醋酸纖維。 （106 專高[補]）

( ) 16. 鏡架的尼龍基質材料中，下列哪種材料較不適用於一般眼鏡，卻常用於製作成護目鏡？ (A)聚醯胺(polyamide) (B)碳纖維(carbon fiber) (C)共聚醯胺(copolyamide) (D)聚碳酸酯。 （108 專高）

( ) 17. 金屬鏡架材料中鈦金屬，鈦的標記準則分為 100%鈦與 Beta 鈦，兩者的異同下列何者正確？ (A)皆不含鎳 (B)皆含鎳 (C)皆含 100%鈦 (D)皆含 80%鈦。 （109 特師）

( ) 18. 在裝置鏡片時，下列何種鏡架材質會因加熱而稍微收縮？ (A)環氧樹脂(epoxy resin) (B)碳纖維(carbon fiber) (C)聚醯胺(polyamide) (D)醋酸纖維素(cellulose acetate)。 （109 專高）

( ) 19. 鏡架的金屬材質中的鎳銀不含下列哪個材料？ (A)鎳 (B)銅 (C)銀 (D)鋅。 (109 專高)

( ) 20. 下列何種眼鏡架，不是以尼龍(nylon)為基礎或結合的？ (A)醋酸纖維(cellulose acetate) (B)聚醯胺(polyamide) (C)碳纖維(carbon fiber) (D)超彈性記憶樹脂(Grilamid)。 (110 專高)

( ) 21. 以黃金加上基底金屬，從內到外均勻混合，稱為哪一類的眼鏡架材質？ (A)實金(solid gold) (B)填金(gold filled) (C)鍍金(gold plating) (D)閃鍍金(gold flashing)。 (110 專普)

( ) 22. 美國視覺協會(Vision Council of America, VCA)針對含鈦的鏡架建立了自發性標示準則，針對 Beta 鈦金屬的認證(certified Beta Titanium)，下列敘述何者正確？ (A)所有主要零件依據重量至少含 80%鈦，不含鎳成分 (B)所有主要零件依據重量至少含 80%鈦，可含鎳成分 (C)所有主要零件依據重量至少含 70%鈦，不含鎳成分 (D)所有主要零件依據重量至少含 70%鈦，可含鎳成分。 (111 專普)

( ) 23. 於鏡片裝框時，若鏡架材料為丙酸纖維素(cellulose propionate)，應使用何種崁入方式為最佳？ (A)冷扣法或少量空氣加熱 (B)熱鹽加熱 (C)高溫熱空氣 (D)浸入熱水加熱。 (112 專高)

( ) 24. 運動眼鏡需要堅固、耐用、輕量並以防止意外傷害為主要目的，下列何種鏡架材料不適合應用在運動眼鏡上？ (A)碳纖維(carbon fiber) (B)聚醯胺(polyamide) (C)Grilamid TR90 (D)聚碳酸酯(polycarbonate)。 (112 專普)

( ) 25. 下列何種框架材質，在鏡片嵌入時，較常使用冷扣法且此材質無法調整，因此鏡片研磨後的尺寸必須要相對精確？ (A)醋酸纖維素 (B)尼龍 (C)環氧樹脂 (D)聚碳酸酯。 (112 專普)

( ) 26. 關於由環氧樹脂(OptyL)製成之眼鏡架敘述，下列何者錯誤？ (A)屬於熱固性材質，調整時不可加熱 (B)重量約比醋酸纖維素輕 30% (C)此材質不會收縮，鏡片磨製建議略大 0.6~1.0 mm (D)此材質穩定性高，適合容易過敏者。 (113 專高)

(　) 27. 磨製眼鏡時使用單眼瞳距製作，配鏡單上患者檢測數據為右眼瞳孔距離為 33 mm，鏡框標記為 58□14–140，則此鏡片之移心量為何？ (A)向顳側移心 6 mm (B)向鼻側移心 6 mm (C)向顳側移心 3 mm (D)向鼻側移心 3 mm。 (113 專高)

(　) 28. 下列何種鏡架材料具熱彈性亦即加熱時會彎曲，再度加熱時則恢復原本的形狀？ (A)醋酸纖維素(Cellulose acetate) (B)環氧樹脂(Optyl) (C)尼龍(Nylon) (D)聚碳酸酯(Polycarbonate)。 (113 專普)

(　) 29. 兒童眼鏡的選擇首要目標為安全性，因為兒童常常會有一些出乎意料的危險行為，下列組合何者不適用於兒童？ (A)聚醯胺(Polyamide)鏡架與聚碳酸酯(Polycarbonate)鏡片 (B)硝酸纖維素(Zylonite)鏡架與 CR39 鏡片 (C)Grilamid TR90 鏡架與 NXT 鏡片 (D)聚碳酸酯(Polycarbonate)鏡架與 Trivex 鏡片。 (113 專普)

(　) 30. 關於兒童鏡架選擇，下列何者最為合適？ (A)凹槽深的前框(deeply grooved frame fronts) (B)尼龍線鏡架(nylon cord frames) (C)玻璃鏡片(glass lenses) (D)成人鏡架的輕結構版本(lightly constructed copies of adult frames)。 (113 專普)

(　) 31. 裝配鏡片時，下列何種鏡架材質使用的溫度最高？ (A)醋酸纖維素 (B)丙酸纖維素 (C)聚醯胺 (D)環氧樹脂。 (113 專普)

解答及解析

01.C	02.D	03.C	04.C	05.D	06.B	07.A	08.A	09.B	10.A
11.D	12.D	13.C	14.A	15.B	16.D	17.A	18.C	19.C	20.A
21.A	22.C	23.A	24.A	25.D	26.A	27.D	28.B	29.B	30.A
31.D									

1. 碳纖維鏡架特性為強度高、重量輕、耐熱、硬度高，但延展性差，所以鏡架不好調整。
2. 丙烯樹脂（壓克力）屬熱固性樹脂。
3. 隨著溫度的不同，鈦會產生不同顏色的變化（氧化層），從一開始的原色（銀色）逐漸轉換成金色、藍色、紫色、品紅色、青銅色、綠色，粉紅色而到灰色。

4. 環氧樹脂屬熱固性材質，加熱到一定溫度時，又具熱塑性（熱彈性）的性質。
5. 金屬較塑膠更易過敏，尤其是含鎳材質。
6. 填金，基底金屬在「實金」鍍膜之內。「實金」，黃金加上基底金屬，從內到外均勻混合。重量比 5%(1/20)以上用 GF 表示，5%(1/20)以下用 RGP 表示，常標示於鏡腳處。
7. 蒙納合金（鎳銅合金）具有銀白色的顏色，耐腐蝕性和可高度拋光。
8. 至少要有 70%是鈦且不含鎳。
9. 聚碳酸酯鏡架因不易調整，不適用於常規眼鏡，較適合有彈性繩帶固定的運動眼鏡，或單獨使用的護目鏡，鏡框和鏡片皆由聚碳酸酯材料製成。
10. 醋酸纖維鏡架材料吸收的物質導致的過敏反應，而非鏡架材質。

    (B)、(C)、(D)皆屬低致敏性的材料。
14. 銅合金材質特性：

    (1)耐腐蝕性較差，易被汗漬腐蝕。

    (2)容易生鏽。

    (3)易加工。

    (4)成本低。
15. 環氧樹脂材料猶如 AB 膠，樹脂劑與固化劑結合反應而成，具熱固性材料特質，加熱至一定溫度下會彎曲，再度加熱時會恢復原本形狀，也具有熱塑性（熱彈性）的可塑性。
16. 聚碳酸酯製成鏡架通常用於運動或安全眼鏡，一般護目鏡以一體成形製造，不易調整，並不適用於一般光學眼鏡。
20. (A)醋酸纖維(cellulose acetate)的原料是自棉花或木漿中萃取後再進行加工。

    (B)聚醯胺(polyamide)：尼龍為**基礎**的材料。

    (C)碳纖維(carbon fiber)：碳纖維束**結合**尼龍製造而成。

    (D)超彈性記憶樹脂(Grilamid)：尼龍為**基礎**的材料。
21. (B) 填金(gold filled)：基底金屬在實金鍍膜之內。

    (C)鍍金(gold plating)：基底金屬薄薄地鍍上一層黃金。

(D)閃鍍金(gold flashing)：基底金屬用類似鍍金的方式快速地覆蓋上一層薄薄的黃金。

22. 純鈦的認證(certified Pure Titanium) 所有主要零件依據重量至少含 90%鈦，不含鎳成分，Beta 鈦金屬的認證(certified Beta Titanium) 所有主要零件依據重量至少含 70%鈦，不含鎳成分。

23. (B)熱鹽加熱亦適合醋酸纖維素材質鏡架，但熱風加熱是首選。熱鹽加熱非現今實務面處理方式。

    (C)高溫熱空氣較適合環氧樹脂材質鏡架。

    (D)浸入熱水加熱較適合尼龍材質鏡架。

24. 碳纖維延展性差、易斷、不適調整，寒冷天氣下易斷裂，故運動眼鏡不適用。

25. (A)醋酸纖維素：熱風加熱，鏡片加工時剛好尺寸（或最多大 0.5 mm）。

    (B)尼龍：熱水浸入加熱，鏡片加工時約比鏡框尺寸大約 0.2 mm。

    (C)環氧樹脂：高熱風加熱，鏡片加工時約比鏡框大約 0.6~1.0 mm。

    (D)聚碳酸酯：冷扣法，鏡片加工時剛好尺寸較適合。

26. 環氧樹脂(Optyl)具熱彈性，調整時需高熱加溫，加熱時亦會膨脹彎曲，再度加熱時會恢復原本尺寸，具熱彈性。

27. 水平移心量=(FPD–PD)/2

    (72–66)/2=3mm 或 36–33=3mm

    FPD>PD 內移（鼻側），FPD<PD 外移（顳側）

28. 環氧樹脂(Optyl)具熱彈性，調整時需高熱加溫，加熱時亦會膨脹彎曲，再度加熱時會恢復原本尺寸，具熱彈性。

29. 硝酸纖維素(Zylonite)鏡架易燃，一些歐美國家禁用；CR39 鏡片易產生應力導致鏡片扭曲變形。

30. 凹槽深的前框在鏡片裝配時穩定度上會比較好，降低碰撞掉落風險。

31. 環氧樹脂(Optyl)具熱彈性，調整時需高熱加溫，加熱時亦會膨脹彎曲，再度加熱時會恢復原本尺寸，具熱彈性。

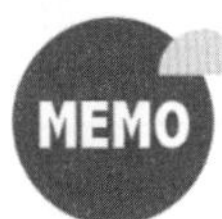

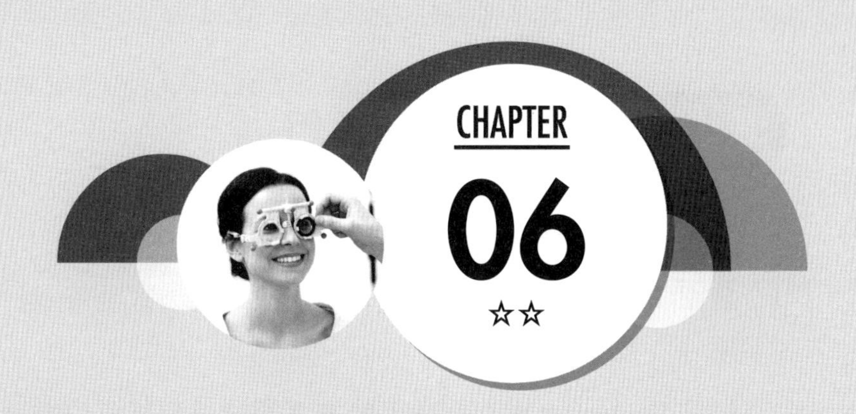

鏡框規格分類與結構標示

重點彙整

6-1 鏡架的結構與作用

鏡架結構主要包括：鏡圈、鼻梁、樁頭和鏡腳等部分，如圖 6-1 所示。

1. 鏡圈(Ring)：裝配鏡片的位置。一般固定方式是將鏡片內嵌在鏡圈內緣的溝槽。
2. 鏡腳(Temple)：掛在耳朵上與前框連結至彎折部位置的支架，中間部分稱之鏡腳柄。
3. 鼻橋（梁）(Nose bridge)：連接左右鏡框架的部位。在製作上有分開連接形式，也有一體設計成形。
4. 鼻托(Nose pad)：與鼻翼兩側接觸，穩定眼鏡支撐部位。金屬多為另外安裝，膠框類多一體成形。
5. 樁頭（端片）(End pieces)：前框鏡圈尾端與鏡腳連接處。一般多為彎狀，也有斜接與正接式。
6. 鏡腿(Temple tips)：鏡腿的最尾端。有些材質的鏡框須套上腳套會更舒適。
7. 鉸鏈（碟番）(Hinges)：連接樁頭（端片）和鏡腳的開合關節位置。
8. 鎖緊塊(Rim lock)：將鏡圈上下兩側鎖緊塊加以固定的裝置。
9. 腳套(Tip)：讓戴鏡者在配戴時能更加舒適，可減少金屬與皮膚接處產生的過敏現象。
10. 撐片（模板）(Eyeshape)：維持鏡圈形狀。

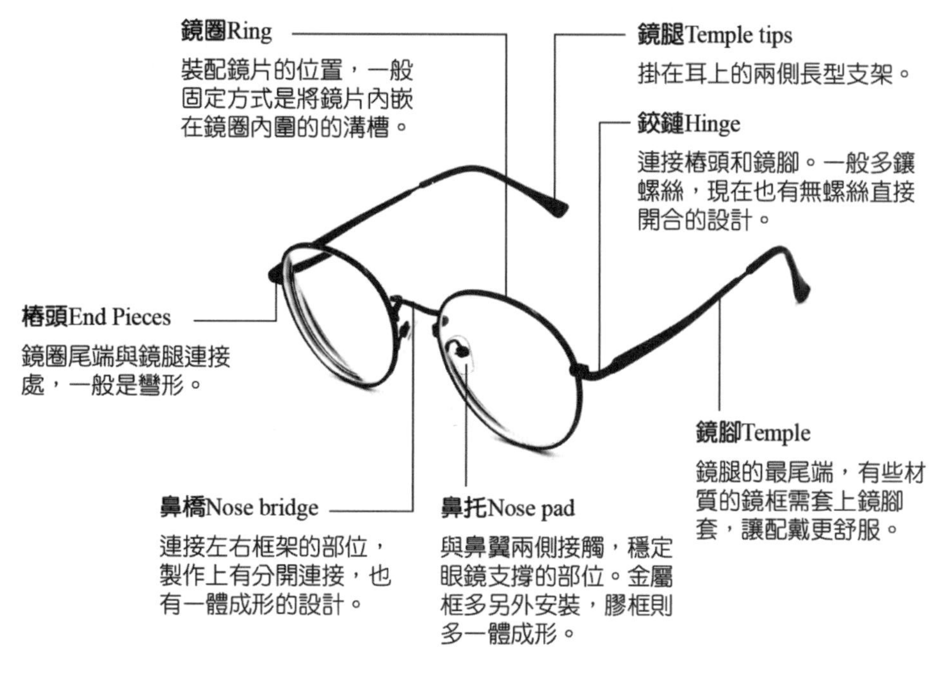

圖 6-1　眼鏡結構示意圖

6-2 眼鏡架規格尺寸的測量和標記

1. 基準線(Datum line)：鏡片外切兩水平線之間的等分線。
2. 垂直中心線：鏡片外切兩垂直線之間的等分線。
3. 一般鏡架標示大多會以 47□18/ 47-18/ 47h18 方式呈現在鏡腳處。

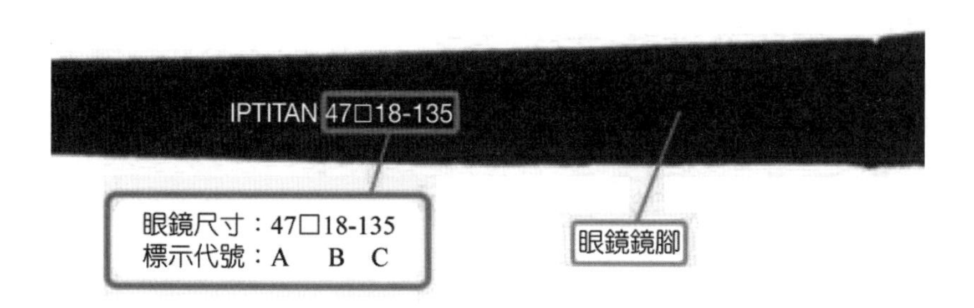

一、方框系統法

以鏡框四個邊最高處及最低處畫條水平線，左右兩邊以垂直線劃分，藉此加以分辨鏡框周邊各分線測量值，以四條線涵蓋鏡框周邊稱為方框法。

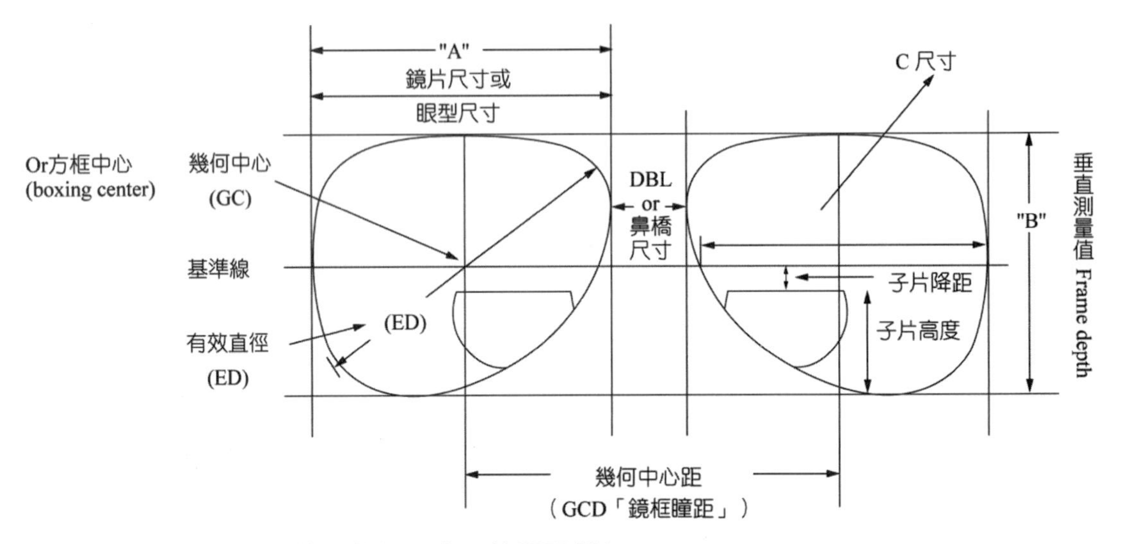

A：鏡圈尺寸（左右眼鏡片外切兩水平線間距離）

B：鏡圈高度（左右眼鏡片外切兩垂直線間距離）

C：基準中心線距離

DBL(distance between lens)：鼻梁尺寸（左右眼鏡片邊緣之間最短距離）

DBC(distance between centers)：鏡架幾何中心間距離

GC(Geometrical center)：鏡圈幾何中心點

ED(Effective Diameter)：有效直徑（鏡框幾何中心點到斜邊處最遠距離的兩倍）

※ 當在測量塑膠鏡框鏡圈水平大小及鼻橋尺寸時，須把鏡圈凹槽內深度一併算進去測量，一般凹槽深度以單邊 0.5mm 為標準。

圖 6-2　方框系統法

二、基準線法

在鏡框最高處及最低處畫水平線，並在鏡框幾何中心點上畫條水平基準線，以三條線方式呈現測量值，此方法稱為基準線法，進口鏡架或一些高檔鏡架採用。

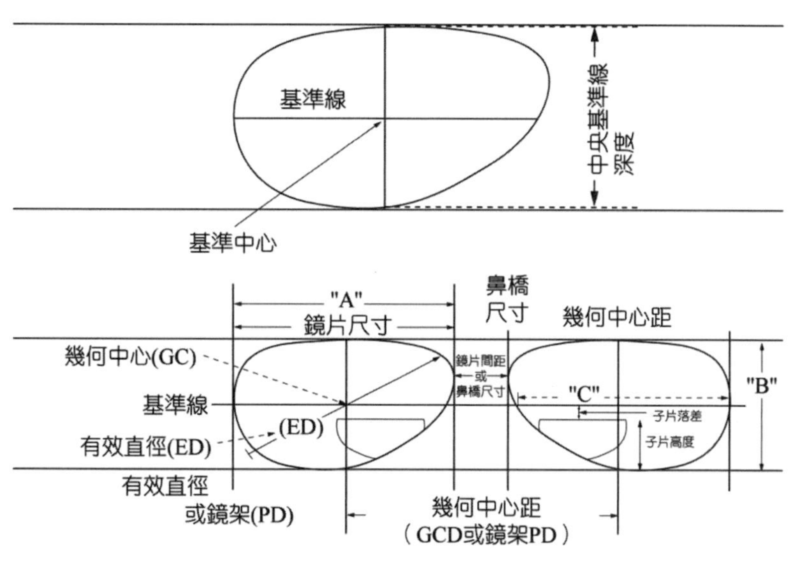

圖 6-3 鏡架的測量和標記

三、鏡架尺寸的相關參數測量

1. 鏡架寬度。
2. 顳距。
3. 頂點間距 d＝12mm。
4. 鏡面角 170～180°。
5. 前傾角 8～15°。
6. 鏡腳傾斜角。
7. 鏡腳角度及長度。
8. 外張角 80～95°。
9. 鏡腿彎點長。
10. 垂長。
11. 垂俯角。
12. 垂內角。
13. 鼻托的前角、斜角、頂角。

圖 6-4 為鏡框各部件名稱。A：鏡框寬度，又稱為 A-size。B：鏡框高度，又稱為 B-size。C：鼻橋寬度，又稱為 DBL。D：鏡腳長度。E：眼鏡總寬。幾何中心距離，又稱 FPD（A-size＋DBL 或 A＋C）。當鏡框呈現越扁長，代表鏡框差值越大，當鏡框差值越小，鏡框會較方正，鏡框寬度減去鏡框高度，就是一般所稱的鏡框差值。

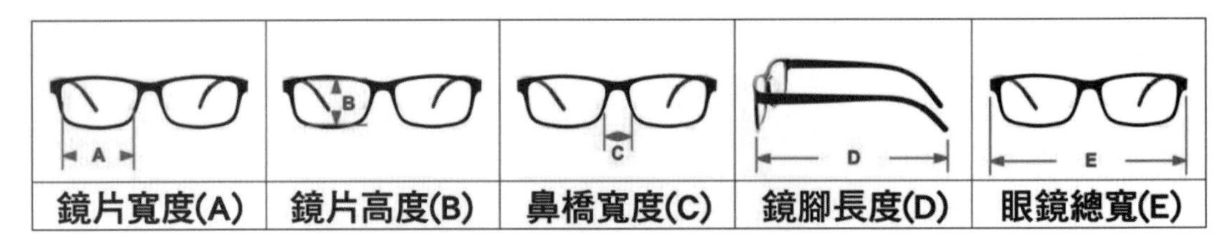

圖 6-4　鏡框部件名稱標示

歷屆試題

( ) 1. 若鏡架上出現標記 55□17，17 代表涵義為何？ (A)鏡腳長度 (B)鏡片間距 (C)鏡片尺寸 (D)鏡片有效直徑。 （106 特生）

( ) 2. 正常眼睛瞳距(interpupillary distance, PD)是 66 mm，在作近距離視物時，其 PD 最合理為下列何者？ (A)76 mm (B)68 mm (C)67 mm (D)64 mm。 （106 特生）

( ) 3. 眼鏡鏡片尺寸(lens size)的定義為何？ (A)單側鏡框最外側點與最內側點之距離 (B)單側鏡框最高點與最低點之距離 (C)沿基準線的鏡片寬度 (D)鏡框幾何中心與最遠斜角尖端之距離的兩倍。 （107 特生）

( ) 4. 若鏡架的規格為 52□18 142，下列敘述何者正確？ (A)52 指的是鏡框的垂直寬度 (B)18 指的是鏡片之間的距離 (C)此鏡框的中心距(distance between centers)為 72 mm (D)此鏡框的水平寬度為 18 mm。 （107 特生）

( ) 5. 若鏡架的規格 A：52 mm，C：50 mm，鏡框差(frame difference)：8 mm，B 的數值應該是多少？(A：horizontal boxing length；B：vertical boxing length；C：width of the lens along the horizontal midline) (A)40 mm (B)42 mm (C)44 mm (D) 46 mm。 （107 專普）

( ) 6. 某眼鏡的各部規格為：鏡框寬度(horizontal boxing length)：52 mm、鏡框高度(vertical boxing length)：36 mm、鏡框水平中線寬度(width of the lens along the horizontal midline)：46 mm、鏡框中樑寬度(distance between lenses)：20 mm，則其鏡框幾何中心距(geometric center distance, GCD)是多少？ (A)82 mm (B)72 mm (C)66 mm (D)56 mm。 （108 特生）

( ) 7. 一副鏡框以方框法(boxing system)標示為 52□18 ，假設裝鏡片的凹槽深度為 0.5 mm，則測量單邊鏡圈水平內緣的最大寬度應為多少？ (A) 50 mm (B) 51 mm (C) 69 mm (D) 71 mm。 （108 專普）

( ) 8. 一副鏡架其鏡腳標示為 VO2002 1146 48□18 140，若鏡片形狀為圓形，則鏡片的有效直徑(ED)為何？ (A) 48 mm (B) 52 mm (C) 66 mm (D)70 mm。 （109 特生）

(　　) 9. 鏡腳標示為 53□18 145 Titan-C，其幾何中心距離為何？ (A) 53 mm (B) 62 mm (C) 66 mm (D) 71 mm。 (109 專普)

(　　) 10. 關於鏡片尺寸，又稱眼型尺寸(eye size)，是鏡框的水平長度。若鏡框的溝線深度一般以 0.5 mm 為標準，若水平方向的鏡片為 47 mm，則鏡片尺寸為多少？ (A)47 mm (B)48 mm (C)46 mm (D)47.5 mm。 (106 特師)

(　　) 11. 有關標記為 50□16–135 的鏡架，下列敘述何者錯誤？ (A)為方框法 (B)50 代表光學中心距離 50 mm (C)16 代表鼻梁尺寸 16 mm (D)135 代表鏡腳長度 135 mm。 (106 專高)

(　　) 12. 若一副鏡架的規格是 A(box) = 58 mm，B(box) = 42 mm，C = 48 mm，鏡框差為何？ (A) 13 mm (B) 14 mm (C) 15 mm (D) 16 mm。 (109 特師)

(　　) 13. 某君為一副無法送去鏡片工廠的鏡架訂製一片鏡片，鏡架是常見的款式且工廠有模版，若該鏡片製作上會有困難，最有可能是缺少下列何者資訊？ (A)鏡框差的測量值(the "frame difference" measurement) (B)鏡片光學中心高度(the height of the lens optical center) (C)鏡架的有效直徑(the effective diameter of the frame) (D)現有鏡片的周長(the circumference of the existing lens)。 (109 特師)

(　　) 14. 有一副鏡架標示為 56h19，鏡片形狀為圓形，則鏡片的有效直徑為何？ (A) 56 mm (B) 57 mm (C)58 mm (D) 59 mm。 (109 專高)

(　　) 15. 張先生有一副眼鏡，鏡片形狀為圓形，鏡架是以方框法(the boxing system)測量與標記，當有效直徑(effective diameter of the lens, ED)為 62 mm 時，則其標示可能為下列何者？ (A) 54□15 (B) 58□16 (C) 62□17 (D) 66□18。 (109 特師二)

(　　) 16. 眼鏡架測量與標記的方框法(the boxing system)中，DBL 表示下列何種尺寸？ (A)鏡片尺寸 (B)鼻橋尺寸 (C)子片高度 (D)有效直徑。 (109 特生二)

(　　) 17. 配鏡時需要考慮個別化的設計，下列敘述何者正確？ (A)瞳孔間距較大的病患，在閱讀時，眼球內聚移動的幅度較瞳孔間距小者為少 (B)

工作距離近的人，在閱讀時，眼球內聚移動的幅度較工作距離遠者為少 (C)遠視眼的病患，在閱讀時，眼球內聚移動的幅度較近視眼者為大 (D)漸進多焦點鏡片硬式設計較軟式設計容易適應。（109 特師二）

( ) 18. 有一鏡架具有以下尺寸之規格：A(box)＝48mm、C(box)＝50mm、DBL＝19mm、子片降距＝4mm、子片高度＝21.5 mm，則 B 尺寸為何？ (A)50 mm (B)51 mm (C)52 mm (D)53 mm。（110 專高）

( ) 19. 有關鏡框差(frame difference)的敘述，下列何者錯誤？ (A)子片高度(seg height)的改變會改變鏡框差的值 (B)正圓形狀的鏡框差等於零 (C)鏡框差越大，則圍繞鏡片的方框越扁長 (D)鏡框水平和垂直的相差。（111 專高）

( ) 20. 一副鏡架，在方框系統法中，其尺寸規格為：A=52、B=49、C=50、DBL=18，若子片高度(seg height)為 21 mm，則其子片降距(seg drop)，即水平中線以下的距離應為何？ (A) 2.5 mm (B) 3 mm (C) 3.5 mm (D) 5 mm。（111 專普）

( ) 21. 鏡腳內側標示：52□18 135，表示以方框法設計的此副眼鏡，鏡圈水平尺寸為 52mm，鼻梁間距為 18mm，鏡腳長度為 135mm，則該鏡框的鏡框瞳孔間距(PD)是多少？ (A)52mm (B)65mm (C)70mm (D)135mm。（112 專普）

( ) 22. 有一鏡架其鏡圈的垂直高度為 32mm，鏡片裝配時要求光學中心高度為 18mm，則每片鏡片光學中心的垂直位移量為何？ (A)向上位移 4mm (B)向下位移 4mm (C)向上位移 2mm (D)向下位移 2mm。（112 專普）

( ) 23. 有關有效直徑(effective diameter)的敘述，下列何者錯誤？ (A)從幾何中心至鏡片邊緣最遠距離的兩倍 (B)可以用來計算鏡片裁型前所需的最小鏡片直徑 (C)鏡架中的鏡片形狀若為正圓形，則有效直徑等於鏡框水平尺寸(A size) (D)可能會小於或等於鏡框水平尺寸(A size)。（113 專高）

( ) 24. 漸進多焦點眼鏡處方及鏡框資料如下，則每個鏡片的配鏡十字上移量或下移量為何？R：+3.00DS/−1.00DC × 90、L：+3.00DS/−1.00DC ×

90、近用加入度數+2.00 D；單眼瞳距 R：33 mm、L：32 mm；垂直配鏡十字高度 R：22 mm、L：24 mm；鏡框尺寸：A=50 mm、B=38 mm、DBL=20 mm (A)右眼鏡片上移 3 mm，左眼鏡片上移 5 mm (B)右眼鏡片上移 3 mm，左眼鏡片下移 5 mm (C)右眼鏡片上移 4 mm，左眼鏡片上移 5 mm (D)右眼鏡片上移 5 mm，左眼鏡片上移 4 mm。 （113 專高）

( ) 25. 王先生配了一副眼鏡，鏡架是以方框法(boxing system)測量與標記，當標示為 54□16 時，其 DBL(distance between lenses)為多少？ (A)16 mm (B)17 mm (C)18 mm (D)19 mm。 （113 專普）

解答及解析

01.B	02.D	03.A	04.B	05.C	06.B	07.B	08.A	09.D	10.B
11.B	12.D	13.B	14.A	15.C	16.B	17.C	18.B	19.A	20.C
21.C	22.C	23.D	24.A	25.A					

1. 55 代表 A-size（鏡圈大小），17 代表 DBL（鼻梁中距），也等於鏡片間距。
2. 公式：$NPD=\frac{工作距離cm}{工作距離cm+2.7cm}\times PD=\frac{40cm}{42.7cm}\times 66=62mm$（近用 PD 會小於遠用 PD）
3. lens size：單側鏡框最外側點與最內側點之距離。
   (B)B-size。
   (C)C-size。
   (D)有效直徑(ED)。
4. (A)52 指的是鏡的水平寬度。
   (C)中心距（幾何中心距）為 $52+18=70mm$。
   (D)此鏡框的水平寬度為 52m。
5. 鏡框差(frame difference)=A-Size－B-Size。
   8（鏡框差）＝52（鏡片尺寸）－□（垂直尺寸），□＝44。
6. 鏡框幾何中心距 $=FPD=A\text{-}size+DBL\rightarrow 52+20=72mm$。

7. 單邊鏡圈水平內緣的最大寬度 = A-size − 鏡圈左右兩側凹槽深度 (0.5mm)，52mm − 1mm = 51mm。

10. 水平方向的鏡片為 47 mm，必須再加上左右兩側溝槽深度 0.5×2 = 1mm，47+1=48mm。

11. 方框法中，50 代表鏡框水平尺寸(A-Size)。

15. 鏡片形狀為圓形時，有效直徑(ED)62mm 會等同於鏡框水平大小(A-size)。

16. 右鏡圈內緣到左鏡圈內緣之間的最短距離 = 鼻橋尺寸。

17. (A)內聚幅度 = $\frac{\text{PD}}{\text{近點內聚}+\text{眼球迴旋距離}}$，瞳孔間距較大患者，眼球內聚幅度較多。

    (B)工作距離近的人，在閱讀時，眼球內聚移動的幅度較工作距離遠者為多，產生調節、內聚、縮瞳。

    (D)漸進多焦點鏡片軟式設計，晃動感較低，容易適應。

18. 子片降距一般從水平中心線為起始端，子片高+子片降距。

    21.5mm+ 4mm=25.5mm

    25.5×2=51mm（B-size 大小）

19. 鏡框差=A size − B size（鏡框水平長度−垂直高度）與主片有關，子片高度不影響鏡框差。

A(box)＝48mm
4mm
子片降距
21.5mm
子片高度

20. B size= 鏡片垂直尺寸，在此題為 49mm，所以鏡片的高度一半是 24.5mm，所以子片降距是主片光心到子片頂之間的距離 3.5mm。

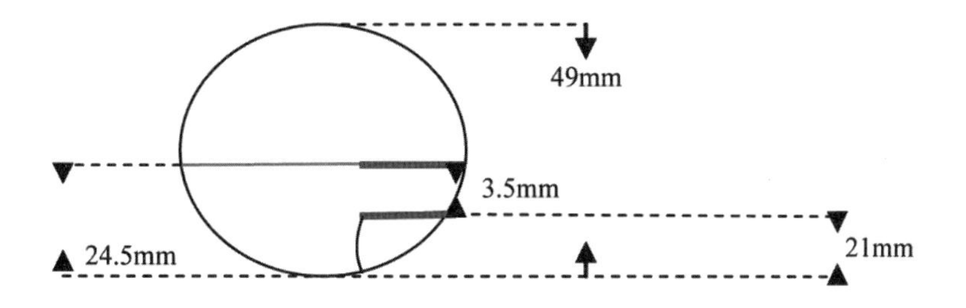

21. FPD=A-size+DBL=52+18=70mm。

22. 定中心儀找出瞳距高度位置會使用到此方法，在此找出鏡框垂直高度的一半 32/2=16mm（水平中心線），裝配高度要求 18mm，故向上位移 2mm。

23. 有效直徑(ED)定義：鏡框幾何中心點到斜邊處最遠距離的兩倍，鏡片形狀偏離圓形或橢圓形，鏡片的有效直徑便會增加，除正圓形框有效直徑等於鏡框水平尺寸，所以不會小於。

24. 眼位高–（框高/2）+上移；–下移

R：22–19=+3mm； L：24–19=+5mm

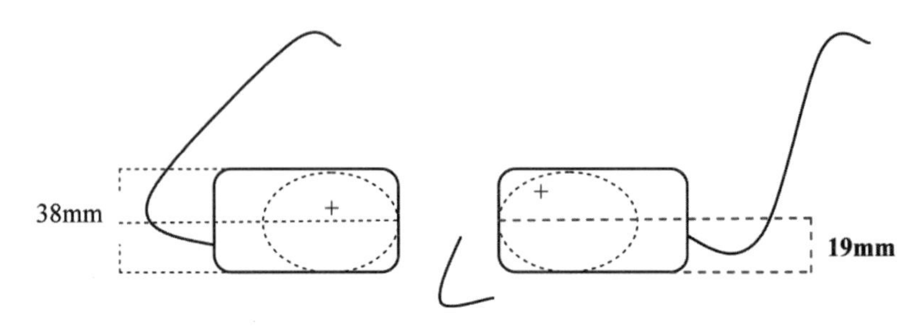

25. DBL=鼻梁中間距離

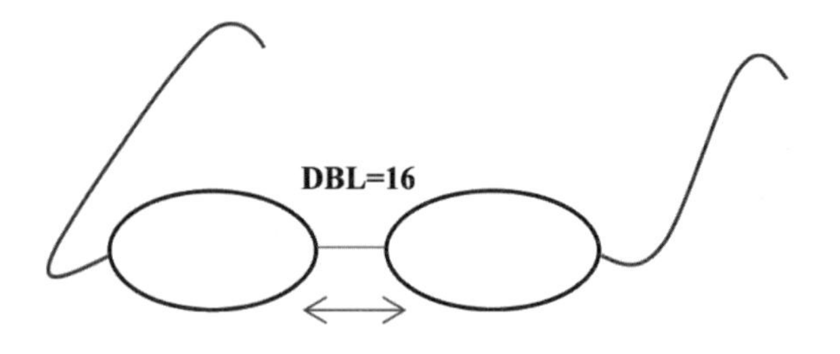

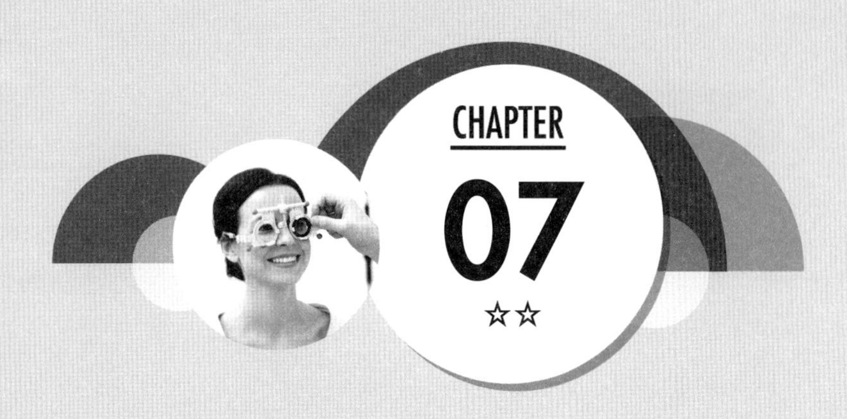

眼鏡製作與驗配參數量測

7-1　驗度儀

7-2　鏡片彎度計（球徑計）

7-3　車溝機

7-4　配鏡參數測量

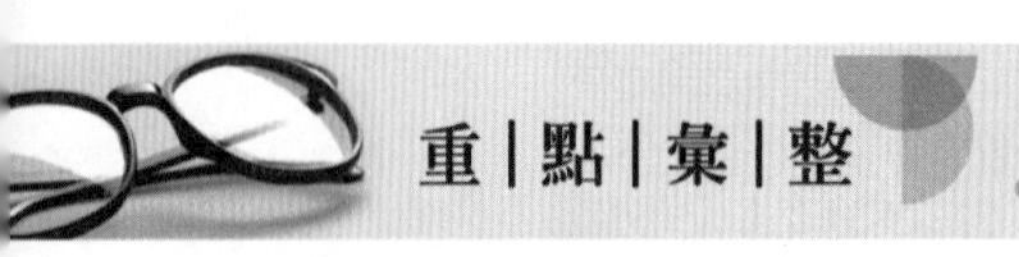

重｜點｜彙｜整

7-1 驗度儀

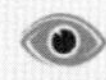

驗度儀的英文是 Lensometer，又稱為焦距儀(Focimeter)。為直接測量透鏡系統「頂點屈光度」之儀器，也可以記錄散光鏡片之柱面軸位方向，找出透鏡之光學中心，或測量透鏡上任一點之稜鏡度以及基底方向。它是用來測量眼鏡片前後頂點焦距或頂點屈光力的光學儀器。

一、驗度儀截面圖

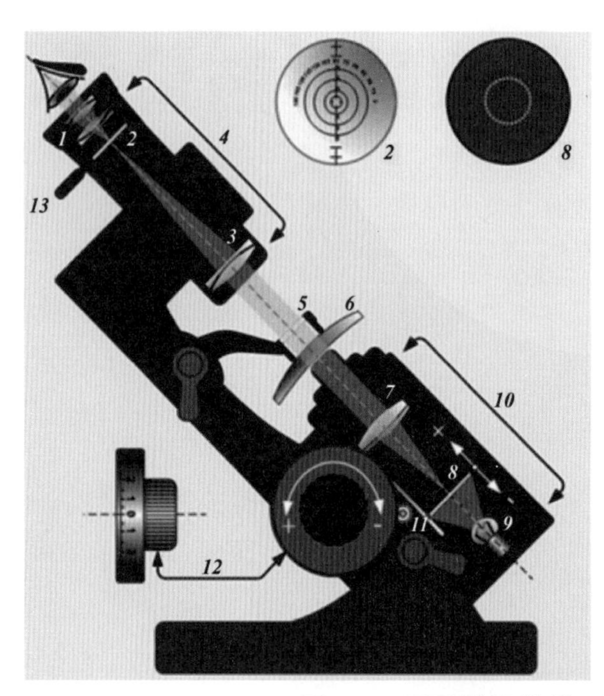

1. 目鏡調整
2. 十字標靶線
3. 物鏡
4. 開普勒望遠鏡
5. 鏡頭架
6. 待測鏡片
7. 標準鏡片
8. 照明視標
9. 光源與濾色片
10. 準直儀
11. 角度調整桿
12. 度數調整調整桿輪±20D
13. 稜鏡科度旋鈕

圖 7-1　手動驗度儀截面圖

上圖 7-1 是手動驗度儀截面圖，主要是以開普勒望眼鏡系統與準直儀系統組成，符合待測鏡片所需的檢測標準。圖 7-2 是手動驗度儀光路圖。當使用手動驗度儀，直接測量方式製作稜鏡(lensometer)時，我們會利用鏡片偏移光心的方式去產生稜鏡量。此時負鏡片會觀察到十字光標移動方向與鏡片移動方向相反，正鏡片會觀察到十字光標移動方向與鏡片移動方向同向。主要原因在望遠系統，光通過物鏡與目鏡在十字視標處有無光路交叉，有交叉就會呈現十字光標與鏡片移動方向相反，無交叉則十字光標移動與鏡片移動方向同向。

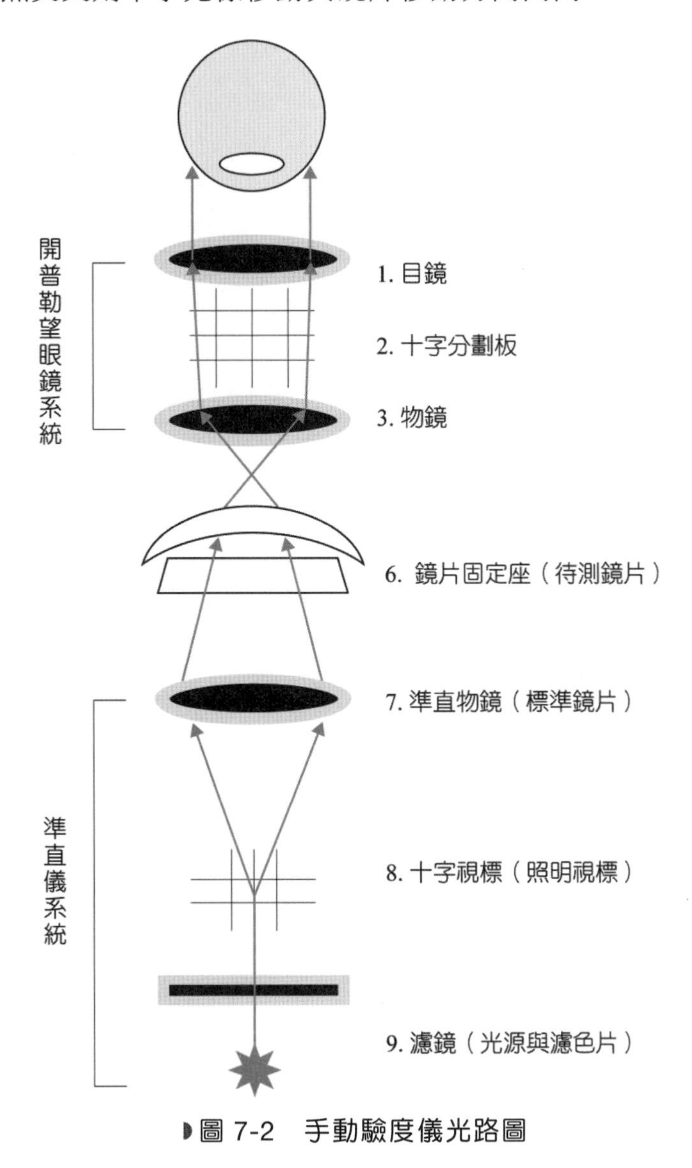

圖 7-2　手動驗度儀光路圖

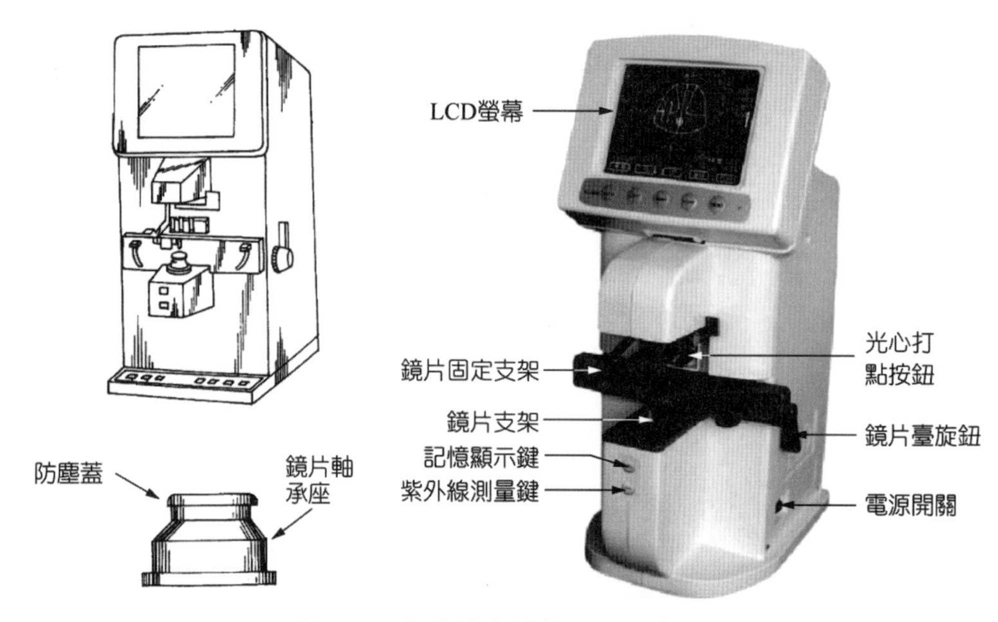

圖 7-3　自動驗度儀截面圖與實體圖

二、驗度儀使用流程

（一）利用驗度儀讀數方式

1. 開啟電源。

2. 目鏡校正歸零（圖 7-4）。

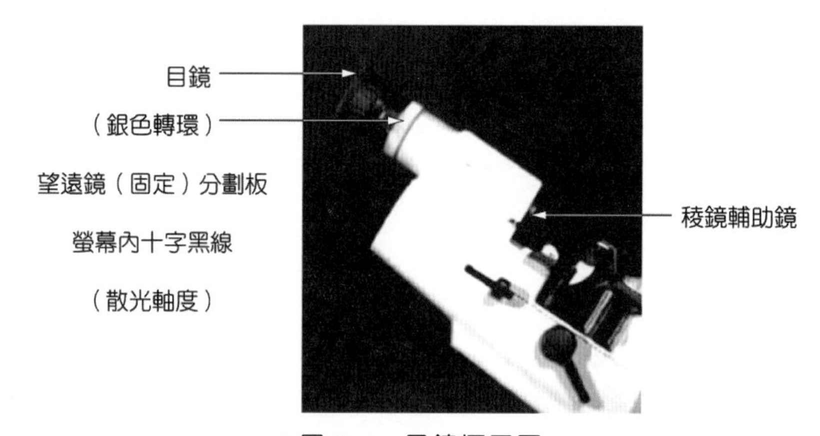

圖 7-4　目鏡標示圖

3. 將欲製作的鏡片打印光學中心做研磨前準備，確認正負球面散光與軸度。例如：RX：–1.00–1.25×180。
4. 將驗度儀上散光轉盤調整至處方單給予的軸度位置（圖 7-5）。

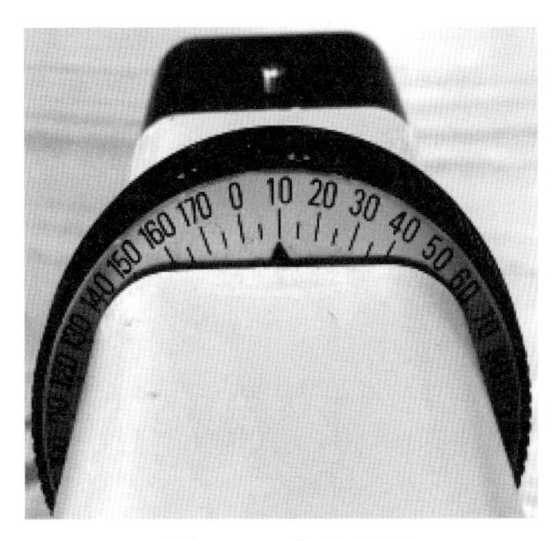

圖 7-5 散光轉盤

5. 再將望遠鏡固定分劃板與十字黑色標靶線轉環，調整至處方單軸度位置（圖 7-6、7-7）。例如：–1.00–1.25×180。圖 7-6、圖 7-7 是兩種不同類型驗度儀內部分劃版圖，內部一圈是一個稜鏡量，圖 7-6 顯示有 3 個稜鏡量，圖 7-7(a) 有 5 個稜鏡量，圖 7-7(b)第一小圈為 0；第二小圈為一個 1^{Δ}，十字交叉處為基底位置，因靠近鼻側，故為左眼 2^{Δ}BI。一般驗度儀最多到 6 個稜鏡量，若鏡片稜鏡量超出 6 個時，一般會以稜鏡輔助鏡加以判別鏡片的總稜鏡量。

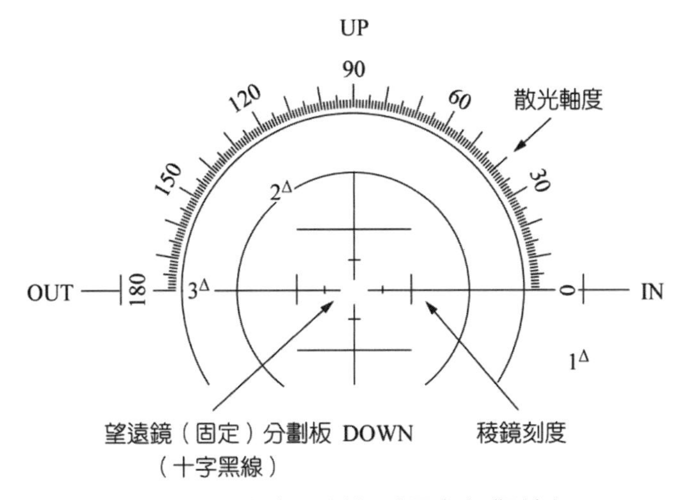

圖 7-6 十字分劃板（黑色標靶線）

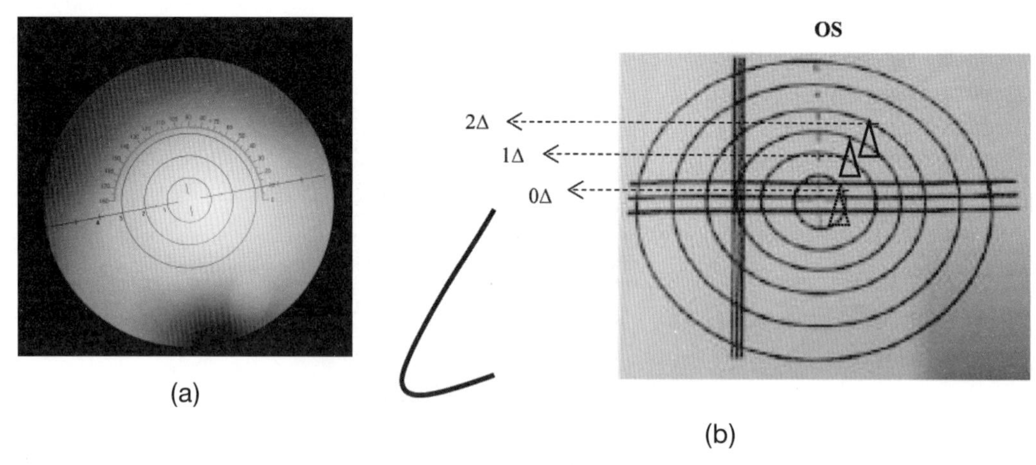

(a)

(b)

圖 7-7　黑色標靶線分劃板

6. 雙眼透過目鏡觀察，確認影像中綠色標靶線分劃板與黑色標靶線分劃板（圖 7-8）是否**互相重疊**。

7. 將待測鏡片置於承座上，並使用鏡片夾將待測鏡片固定。

8. 先使用度數調整輪，將球面度數−1.00DS 轉至此度數。右手旋轉鏡片，另一手則放鬆鏡片夾，旋轉鏡片使−1.00 短軸線（較正度數）綠標靶線與黑標靶線相互疊交並清晰，此為球面處方。

9. 此時球面度數已確認完成，無需再轉動鏡片。而後將度數調整輪，轉至柱面度數−2.25DC 並確認處方，微調鏡片確認−2.25 長軸線（較負度數）綠標靶線與黑標靶線相互疊交且清晰，此為柱面處方。

10. 轉動度數調整輪，確認球柱面度數軸線的短軸線與長軸線之綠色標靶線與黑色標靶線是否疊交，確認無誤即可使用打點裝置打印，完成鏡片光學中心列印流程。

11. 列印完成後，將鏡片三點印處用奈米比畫出水平基準線。

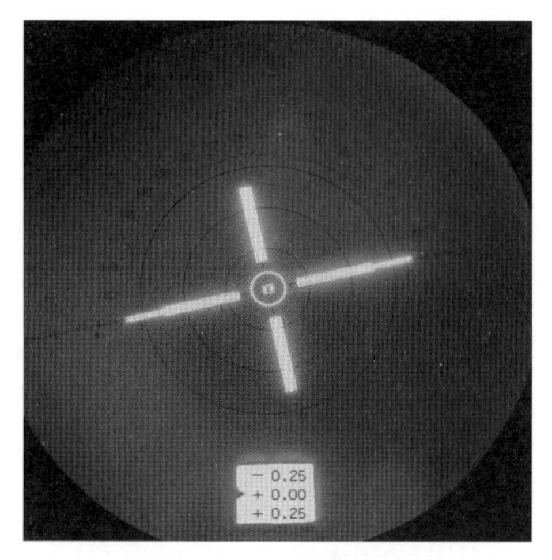

圖 7-8 目鏡標示圖

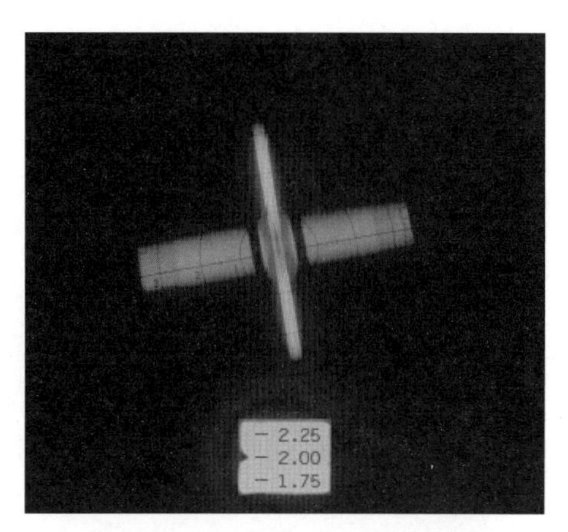

圖 7-9 球面短軸線標示圖

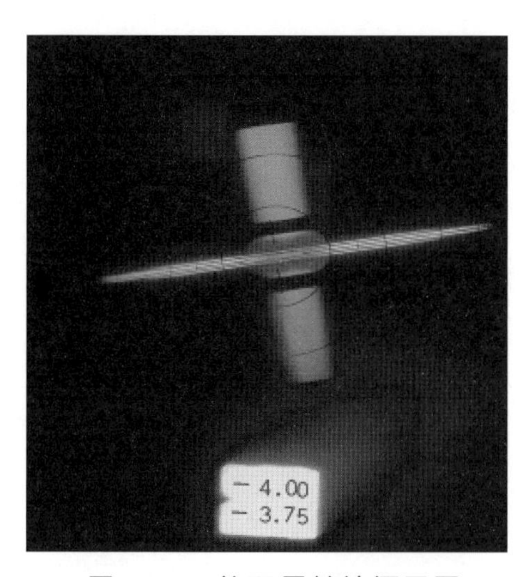

圖 7-10 柱面長軸線標示圖

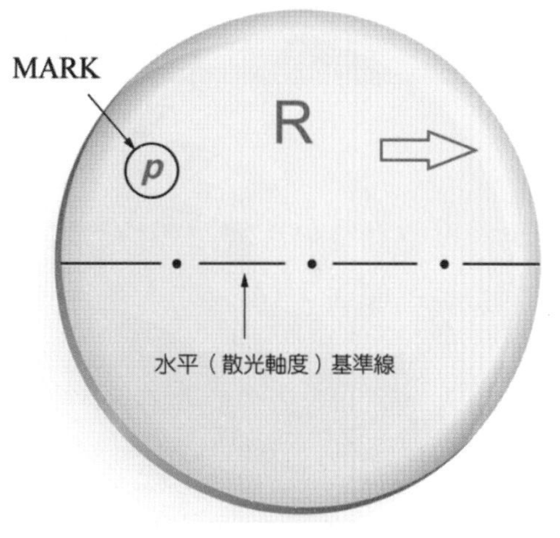

圖 7-11 水平基準線圖

（二）利用驗度儀軸（焦線）畫出光十字方式

1. 利用度數調整輪旋轉至綠色十字標靶線較正的度數（垂直方向軸（焦線）較清楚），並將**散光轉盤**與綠色十字標靶線角度對齊。此時綠色短軸線較清楚，再畫出光學十字，如圖 7-12。

   Tip：軸線會與實際光學十字軸度相差 90°。

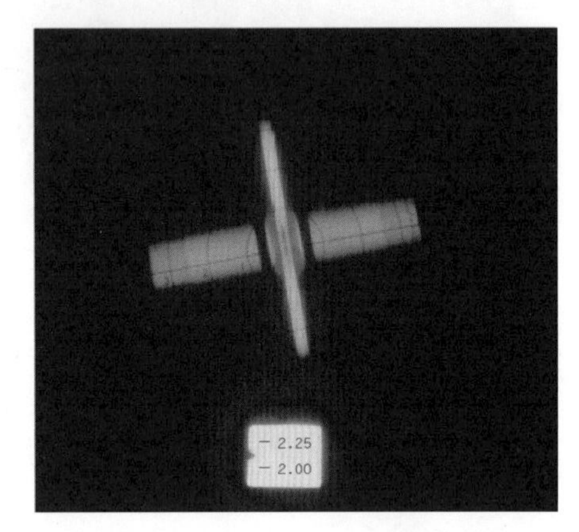

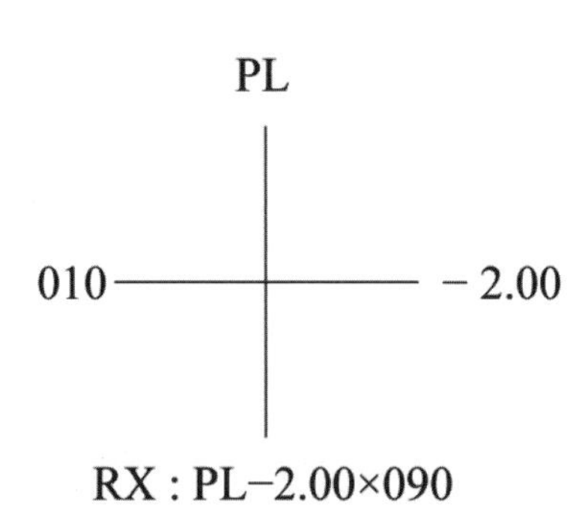

圖 7-12　驗度儀短軸影像

2. 再將度數調整輪旋轉至較負的度數（水平方向軸（焦線）較清楚），並畫出光學十字，如圖 7-13。

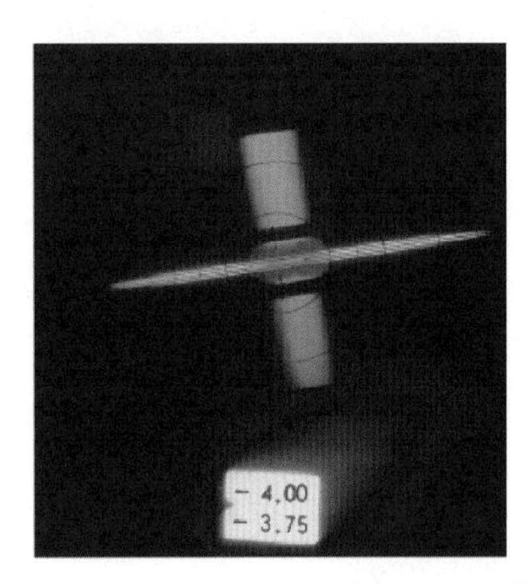

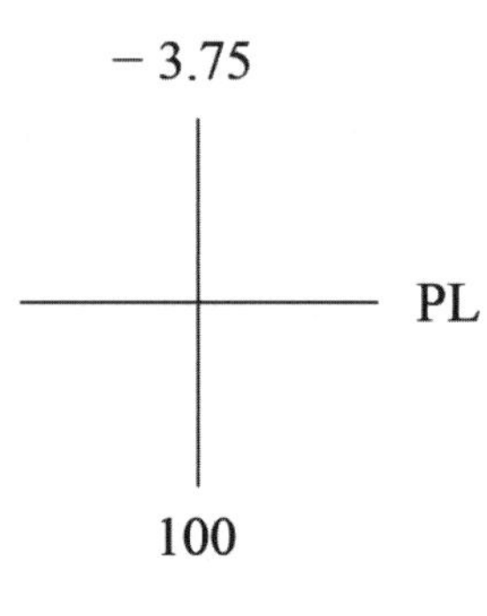

圖 7-13　驗度儀長軸影像

3. 處方說明如圖 7-14，在短軸角度 010 的度數是–2.00，有較少的負度數；在長軸角度 100 的度數是–3.75，有較多的負度數。散光為兩主經軸的差值–1.75。

   Tip：負散光形式找比較正的屈光度當軸。

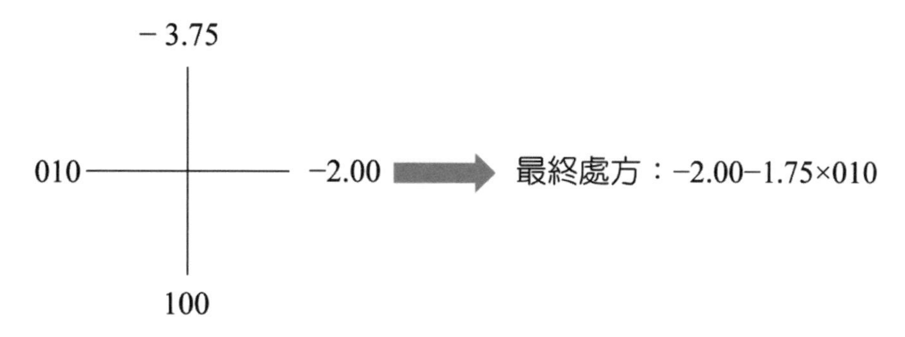

圖 7-14 驗度儀處方說明

(三) 確認遠用度數及近用加入度數

1. 遠用和近用度數較高時，須以前頂點度數測量近用加入度(ADD)。(較正確方式)
2. 遠用和近用度數較低時，可用後頂點度數測量近用加入度(ADD)。
3. 兩頂點度數差值即為近用加入度數(ADD)。
4. 近用加入度數(ADD)＝近方度數－遠方度數。

7-2 鏡片彎度計（球徑計）

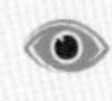

一、彎度計

1. 利用矢深的原理來量測鏡片單一表面度數和基弧。
2. 當矢深測量完成，已知的鏡片折射率即可轉換成度數。
3. 矢深公式：$s = r - \sqrt{r^2 - h^2}$，利用畢氏定理 $a^2 + b^2 = c^2$。

   s＝矢深(sag)，r＝曲率半徑(radius)，h＝鏡片半徑 $(\frac{1}{2}\varphi)$。

4. 三角形平方和，依據兩條直角邊的長度的平方和等於斜邊長的平方，$c=\sqrt{a^2+b^2}$，$a=\sqrt{c^2-b^2}$，展開得 $r^2-2rs+s^2+h^2=r^2$，$(r-s)=\sqrt{r^2+h^2}$ 移項，$s=r-\sqrt{r^2+h^2}$，此為矢深精確公式值。

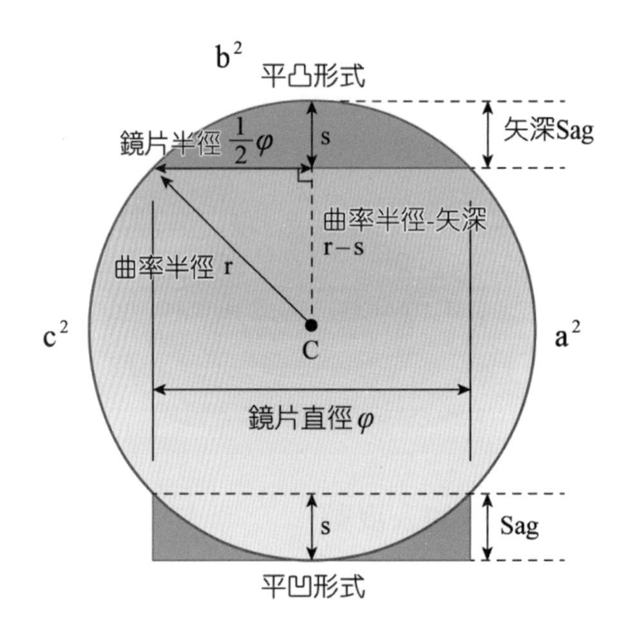

二、彎度計原理

如圖 7-15 所示，利用兩根固定鏡面的腳 A 與 C，及中央伸縮的腳 B，計算伸縮腳 B 與固定腳 A 與 C 的高度差值，即為鏡片的矢深 s，此時彎度計便可轉換成度數。

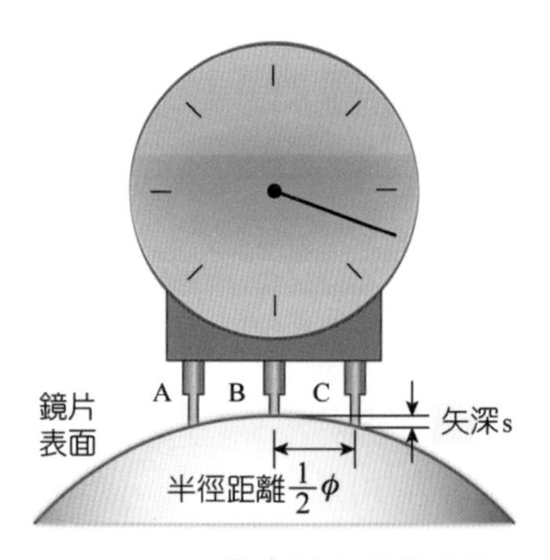

圖 7-15　彎度計測量原理圖

三、彎度計使用方式

如圖 7-16 所示，當指針指向紅色數字 3 時，量測鏡片凹面，判讀外圈之負屈光度為−3.00D；接著量測鏡片凸面，判讀內圈之正屈光度為黑色數字+13.75D（一小格為 0.25D）。最後將鏡片的上方及下方屈光度相加，即為此鏡片的總屈光度。

彎度計測量的折射率為 1.523，以此為標準，當測量低度數的冠冕玻璃(1.523)時，可以不用做任何計算便能得出鏡片的度數。

表面屈光度大小與垂度值成正比。若鏡片折射面屈光力與折射率相同時，矢深值與鏡片直徑成正比。

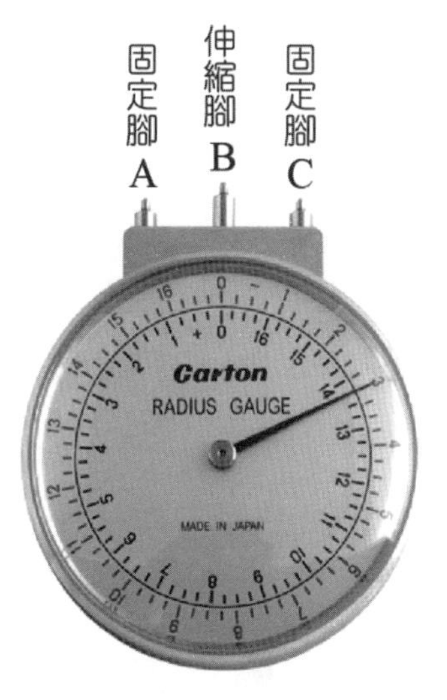

圖 7-16 彎度計外觀

四、鏡片邊緣厚度估算法則

鏡片中心與邊緣厚度若沒有經由矢深計算與查知鏡片直徑，便無法精確知曉。鏡片邊緣厚度估算法，可粗略了解鏡片邊緣厚度，在臨床運用上較方便。

測量鏡框有效直徑(ED)並代入公式：

鏡片邊緣厚度＝常數×鏡片度數＋中心厚度（移心值相同狀態下適用）

ED 為 50mm，鏡片代入 0.7（常數），54mm 代入 0.85，58mm 代入 1.0，此時針對低折射玻璃或塑膠鏡片較為準確，而高折射率鏡片的厚度，因折射率越高，此常數值將越低。

EXAMPLE

【練習 1】

有一鏡片度數−5.50D，有效直徑 50mm，使用 1.56 樹脂鏡片，中心厚度為 1mm，請問此鏡片邊緣厚度為多少？

解題攻略》

鏡片邊緣厚度＝常數×鏡片度數＋中心厚度，邊緣厚度＝$0.7 \times 5.5 + 1 = 4.85\text{mm}$。

五、鏡片中心厚度與邊緣厚度

1. 正鏡片中心厚度較厚，邊緣厚度較薄，邊緣區域較容易破裂，此正鏡片邊緣厚度為鏡片之安全厚度。
2. 負鏡片中心厚度較薄，邊緣厚度較厚，中心區域較容易破裂，此負鏡片中心厚度為鏡片之安全厚度。
3. 鏡片中心厚度與邊緣厚度，經由矢深加上安全厚度計算得知。
4. t＝中心厚度(Thick)，e＝邊緣厚度(Edge)。
5. 已知鏡片厚度為前後矢深 s_1 與 s_2 的差，只需取 s_1-s_2 的絕對值即可。因此所有矢深值均取正值計算，不影響結果。

表 7-1　凸透鏡類型

片型	中心厚度 t	邊緣厚度 e（安全厚度）	圖示
平凸鏡片	$t=s+e$	$e=s-t$	矢深高s 邊緣厚度e
雙凸鏡片	$t=s_1+s_2+e$	$e=t-(s_1+s_2)$	前表面矢深高s_1 邊緣厚度e 後表面矢深高s_2
新月凸鏡片	$t=s_1-s_2+e$	$e=s_1-s_2-t$	前表面矢深高s_1 後表面矢深高s_2 邊緣厚度e

表 7-2　凹透鏡類型

片型	中心厚度 t（安全厚度）	邊緣厚度 e	圖示
平凹鏡片	$t=s-e$	$e=s+t$	矢深高s；邊緣厚度e
雙凹鏡片	$t=e-s_1-s_2$	$e=t+s_1+s_2$	前表面矢深高s_1；後表面矢深高s_2；邊緣厚度e
新月凹鏡片	$t=s_2-s_1-e$	$e=s_2-s_1+t$	前表面矢深高s_1；後表面矢深高s_2；邊緣厚度e

※已知鏡片厚度為前後矢深 s_1 與 s_2 的差，只需取 s_1-s_2 的絕對值即可。

※因此所有矢深值均取正值計算，不影響結果。

六、彎度計的鏡片換算

在彎度計的使用上，彎度計是設定為 1.53 的折射率，須測量鏡片折射率 1.53 的材質才準確。鏡片材質≠1.53 時，此時鏡片真實屈光力必須經過計算。

$$P_{ture}=\frac{n_{ture}-1}{n_{o'clock}-1}\times P_{o'clock}$$

P_{ture} = 鏡片真實度數　　$P_{o'clock}$ = 彎度計度數

n_{ture} = 鏡片真實折射率　　$n_{o'clock}$ = 彎度計折射率

EXAMPLE

【練習 2】

使用 1.53 的鏡片彎度計測量 n = 1.49 的 CR-39 鏡片，得到讀數為 +5.00D，求此鏡片的真實屈光力？

解題攻略》

真實屈光力 $= \dfrac{1.49-1}{1.53-1} \times +5.00D = +4.62D$，此折射率 1.49 的鏡片真實屈光力為+4.62D。

七、MBS(minimum blank size)決定裝配所需最小的鏡片尺寸（標準毛坯鏡片）

（一）計算法

1. (FPD－PD＋ED)＋2 mm（預留量）。
2. ED＋移心量的二倍＋2 mm（預留量）。
3. 移心原因：配合患者的瞳距，利用移心製造稜鏡效應，達到在不同需求上的使用目的。
4. 位移量增加，會改變鏡片厚度。例如：近視度數要產生基底朝內的稜鏡，水平移心外側邊緣將變厚；遠視度數則反之。

【練習 3】 EXAMPLE

患者 PD：62mm，A-size＝52mm，DBL＝18mm，ED＝57mm，請問此鏡片需用多大的片徑才可製作？

解題攻略》

公式：水平位移量＝FPD－PD＝(52＋18)－62＝8mm，鏡片最小直徑＝8（水平位移量）＋57(ED)＋2（預留量）＝67mm（鏡片片徑最小尺寸需求）。

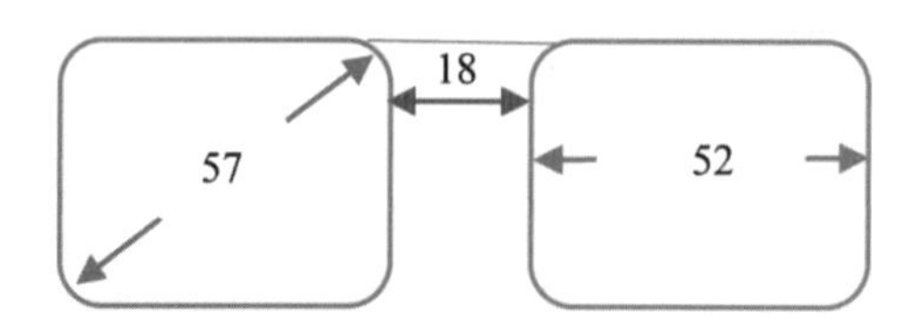

(二)臨床運用法

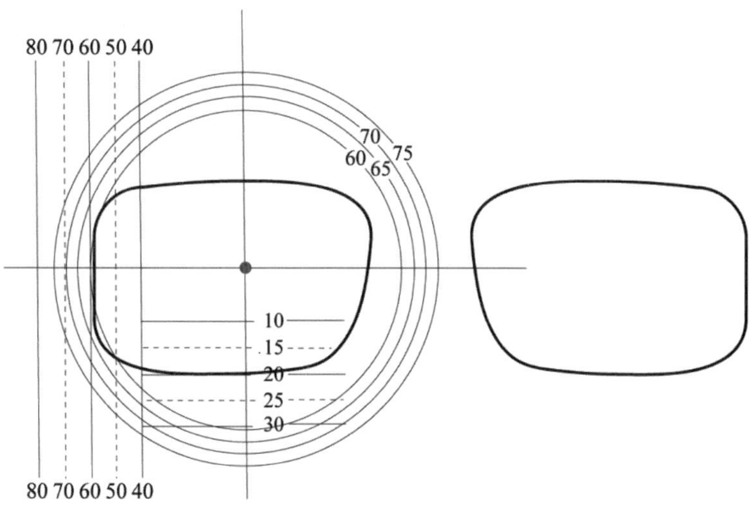

(a)等比例還原卡

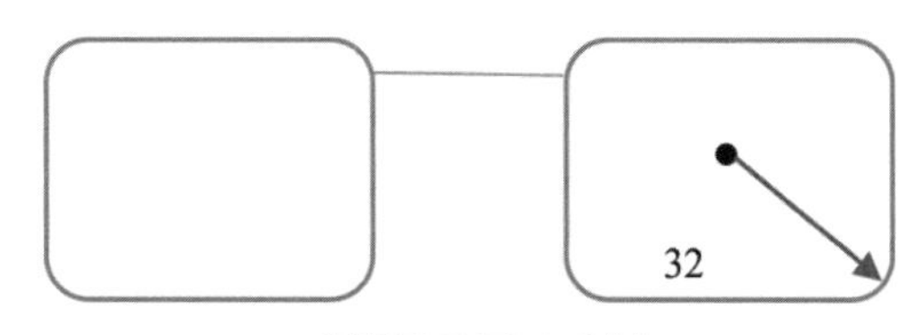

(b)瞳距至最大斜角

圖 7-17

【練習 4】 EXAMPLE

患者選擇一副鏡框,單眼瞳距位置到鏡框最大斜角是 32mm,請問需使用多少片徑大小的鏡片尺寸,鏡片在製作時才不會有縫隙產生?

解題攻略

32×2+預留量=64+3=67mm。可運用等比例還原卡找出片徑大小,看片徑是否能完全包覆鏡框的尺寸。或直接測量瞳距至鏡框最大斜角的兩倍+預留量(依各廠牌不同,建議約 2~3mm)。

7-3 車溝機

一、車溝機用途

車溝機主要使用於半邊框拉線或薄鋼鏡框切開槽溝，在鏡片磨邊成型後，利用切割刀將鏡片周邊切割出一定的深度與寬度，以利於鏡片與鏡框銜接之用途，故又稱為開槽機，可以使用於樹脂鏡片或玻璃鏡片（現今玻璃已少用）。

二、車溝機結構

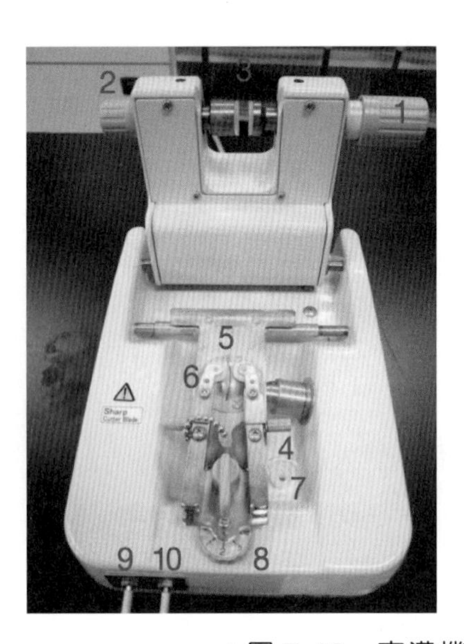

1. 手把
2. 鏡片夾旋鈕
3. 鏡片安置夾
4. 集水槽
5. 刀片旋轉軸
6. 切割位置導向夾
7. 排水孔
8. 切割深度控制轉盤
9. 鏡片開關
10. 開槽開關

圖 7-18　車溝機示意圖

三、鏡片車溝類型與用途

（一）前弧溝

靠近鏡片前表面位置切割溝槽。

用途：適用於 1.高度近視鏡片、2.高度近視及含高度散光鏡片。

※ 使用中注意槽的位置與鏡片前表面的距離不小於 1.0mm，避免鏡片前表面過薄，導致鏡片破裂。

（二）中心溝

靠近鏡片置中心位置切割溝槽。

用途：適用於 1.邊緣厚度相同的薄鏡片、2.遠視鏡片、3.輕度近視鏡片，在使用上較彈性，比較不受限於機臺限制，操作者可依自己想要切割的位置予以設定，臨床操作頻率較高，故又稱之為自由溝。

（三）後弧溝

靠近鏡片後表面位置切割溝槽。

用途：適用於 1.高度遠視鏡片、2.雙光眼鏡片，此類槽型一般情況下較少使用，但雙光類型鏡片選擇該槽型很方便。

7-4 配鏡參數測量

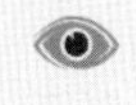

一、瞳孔距離(pupillary distance)

（一）瞳距

1. 從右眼瞳孔中心點到左眼瞳孔中心點之間的距離。
2. 從右眼瞳孔外緣（顳側）到左眼瞳孔內緣（鼻側）之間的距離。

（二）瞳高

1. 無特殊要求時，瞳高應位於鏡框中心基準線上，或高於基準線 2~4mm（B-size 上升 2~4mm，平均 3mm）。
2. 找出鏡框幾何中心點，在此中心點上畫水平線，此條線為鏡框的基準線。依照瞳距的水平距離找出水平眼位，以此眼位的基準線上升 3mm，即為瞳高。

（三）有特殊要求時

1. **兒童漸進多焦點高度**：正常位置高 4mm。

2. 白內障術後：正常位置。

3. 兒童多焦點高度：子片分界線在瞳孔中心。

二、近用瞳距的計算

近用瞳距估算法則：

近用瞳距＝0.94×遠用瞳距（以標準閱讀距離 40 公分為主）

1. 當眼睛看近方時，因目標距離變短，眼睛會向內轉達到影像聚合目的。如圖 7-19 所示，2.7 公分為眼內旋轉點至眼鏡平面之間的距離，1.2 公分為眼鏡後頂點到角膜前表面之間的距離，1.5 公分為眼內旋轉點到角膜前表面距離。

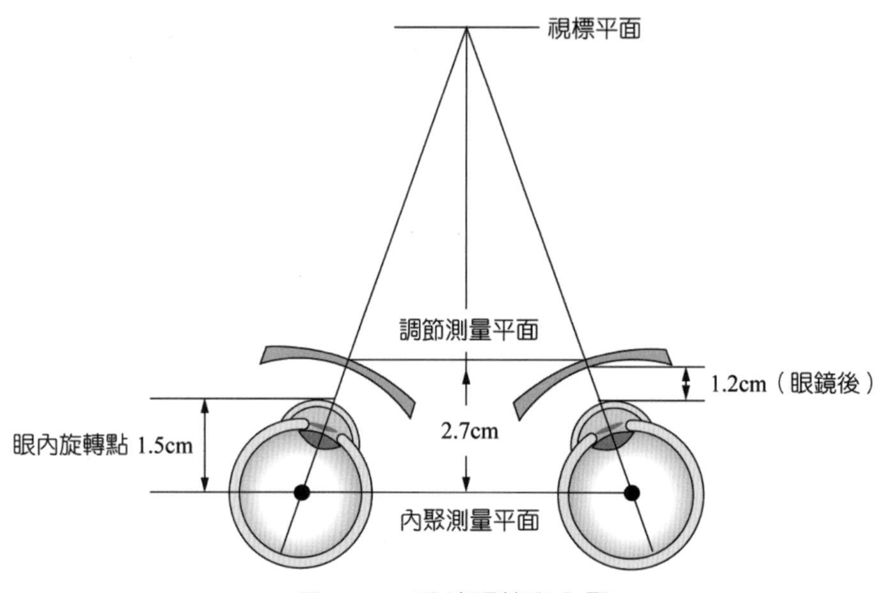

圖 7-19　眼睛調節與內聚

2. 近用瞳距計算公式：

$$近用瞳距 = \frac{閱讀距離}{閱讀距離＋旋轉點到後頂點距離} \times 遠用瞳距$$

$$PD_N = \frac{x(cm)}{x + 2.7(\text{cm})} \times PD_F$$

EXAMPLE

【練習 5】

小明兩眼看遠時瞳距為 72mm，試問：

1. 看電腦距離為 70cm，瞳距是多少？
2. 看書距離為 40cm，瞳距是多少？
3. 滑手機距離為 20cm，瞳距是多少？

解答：1. 69.47mm。
2. 67.64mm。
3. 63.54mm。

三、水平與垂直移心的計算

1. 定中心板利用該圖板能點出鏡片的光學中心、劃散光軸線、找出鏡片水平和垂直移心量以及確定鏡片加工中心等。
2. 以圓心為基準點分別劃水平和垂直中心線，並在其中心線上分別標每小格為 1mm 的刻度。
3. 若鏡片有散光存在，將鏡片上的三個點對齊定中心儀圖板上的刻線，若沒散光只需專注於鏡片光學中心位置即可。
4. 水平移心的計算。

一般我們在定中心儀會使用到此方法，先量測出鏡框的瞳距(FPD)，再取得配戴者的瞳距，可計算出在定中心儀上的水平加工位置。藉由公式 (FPD－PD)/2 的方式計算出單側移心位置，此時是水平方向位置；若在計算好的位置再往上 3mm，也就是我們的垂直高度，此加工點是瞳孔之所在的臨床眼位高，將鏡片光學中心對應到此點（瞳孔中心處），再予以加工即可。

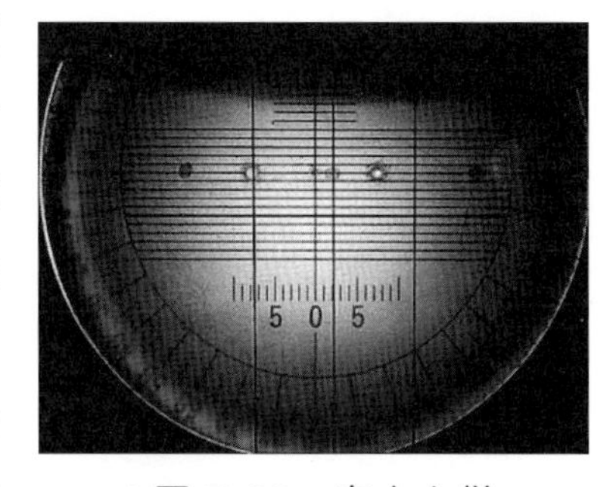

圖 7-20　定中心儀

5. 垂直移心的計算

垂直移心量＝瞳高-（鏡架高度／2），計算出垂直移心量，將鏡片的光心沿圖板的垂直中心線平行向上或向下移動，此時就是鏡片的眼為高位置，有時利用此方式會比傳統模板繪製短垂線方式來的快。

（無論水平或垂直皆以圖板刻線十字中心為基準移動）

(1) 水平移心

（鏡框瞳距-瞳距）：計算結果若是(+)號請內移，(-)號外移。

(2) 垂直移心

眼位高-（框高／2）：計算結果若是(+)號請上移，(-)號下移。

【練習 6】 EXAMPLE

進用瞳距為 62mm，瞳高度為 15mm，鏡框幾何中心為 68mm，鏡框高度為 36mm，試問：

1. 鏡片水平移心量是多少？
2. 垂直移心量是多少？

解答： 1. (68 - 62)/2= 3mm（水平移心）內移。

2. 15 - (36/2)= - 3mm（垂直移心）下移。

歷屆試題

( ) 1. 測置鏡片度數時，若標的未於中心而在接目鏡細線交叉的正上方或正下方時，則此鏡片會產生非必要之： (A)正透鏡 (B)負透鏡 (C)垂直稜鏡 (D)水平稜鏡。 (107 特生)

( ) 2. 使用鏡片驗度儀測量一付三光鏡片(trifocal lens)的前頂點度數之參數如下：遠距離部分−0.75 DS，中距離部分+0.50 DS，近距離部分+1.75 DS，請問此眼鏡的近距離加入度(ADD)為何？ (A)+1.25 DS (B)+0.25 DS (C)+1.50 DS (D)+2.50 DS。 (107 專普)

( ) 3. 鏡框尺寸 A = 50 mm、B = 30 mm、DBL = 18 mm、PD = 62 mm、無框的 ED = 70 mm，下列敘述何者正確？〔A：鏡框水平長度(horizontal boxing length)；B：鏡框垂直長度(vertical boxing length)；DBL：鼻距(distancebetween lens)；PD：瞳距(pupil distance)；ED：有效直徑(effective diameter)〕 (A)鏡框的中心距 DBC(distance between centers)為 48 mm (B)右眼鏡片的光學中心(optical center)在鏡框的幾何中心(geometrical center)的內側 6 mm (C)最小鏡坯的直徑選擇為 70 mm (D)鏡框差(frame difference)為 32 mm。 (107 專高)

( ) 4. 使用傳統的十字視標鏡片驗度儀，當單條標線在−5.00 處清晰且柱軸調節輪指在 45，若柱軸調節輪維持不變，三條標線在−3.50 變清晰，此鏡片度數為何？

(A) −5.00DS/−1.50DC×045 (B) −5.00DS/+1.50DC×045

(C) −3.50DS/−1.50DC×045 (D) −3.50DS/+1.50DC×135。 (109 特生)

( ) 5. 某君的 PD：64 mm，選擇一副鏡框，其參數為 54□16，有效直徑為 59 mm，其單光鏡片的最小鏡胚尺寸(minimum blank size, MBS)應為多少？ (A) 69 mm (B)68 mm (C) 67 mm (D) 66 mm。 (109 特生)

( ) 6. 操作驗度儀測量鏡片度數，若以鏡片的前表面抵著驗度儀的鏡片托，則所測量的度數稱為： (A)有效度數 (B)前頂點度數 (C)等效度數 (D)後頂點度數。 (109 專普)

(　) 7. 使用鏡片驗度儀量測某鏡片度數，儀器顯示畫面如右圖所示，依顯示畫面判斷此鏡片有多少稜鏡度與基底方向？ (A) 0.5^{Δ} 基底朝上 (B) 0.5^{Δ} 基底朝下 (C) 1^{Δ} 基底朝上 (D) 1^{Δ} 基底朝下。 （109 專普）

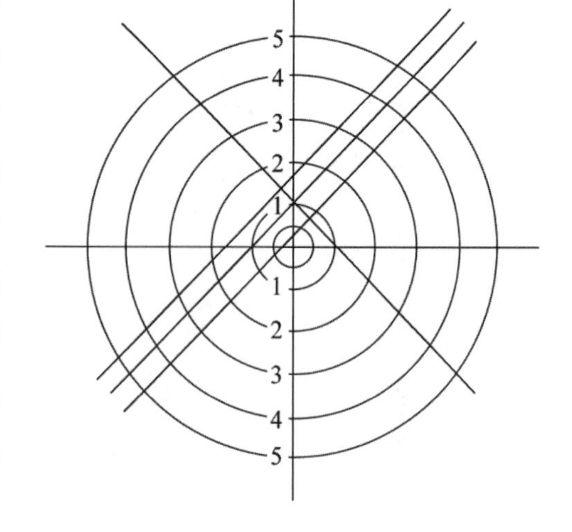

(　) 8. 瞳距為 60 mm 者選擇 50□16-138 的鏡架，鏡圈有效直徑為 58 mm，若需預留 2 mm 裝框，最小定片大小為多少？ (A)58 mm (B)64 mm (C)66 mm (D)70 mm。 （106 專高）

(　) 9. 一瞳距為 64 mm 的非斜視者選擇 56□16 的鏡架，其單側鏡片光學中心的水平移心量應該多少？ (A)1 mm (B)2 mm (C)3 mm (D)4 mm。 （106 專高）

(　) 10. 有一個彎月形鏡片(meniscus lens)，前弧（凸面）的矢狀深度(sagittal depth)是 2 mm，後弧（凹面）的矢狀深度是 4 mm，邊緣厚度是 3 mm，則其鏡片的中心厚度為何？ (A)1 m (B)2 mm (C)3 mm (D)4 mm。 （108 特師）

(　) 11. 使用傳統的十字視標鏡片驗度儀測量鏡片度數，當鏡片後表面抵著鏡片托，其測量的度數稱為？ (A)等效屈光度(equivalent power) (B)有效屈光度(effective power) (C)前頂點屈光度(front vertex power) (D)後頂點屈光度(back vertex power)。 （108 特師）

(　) 12. 使用驗度儀測量一副雙光鏡片，光學中心之前頂點屈光度為−7.50 D，後頂點屈光度為−7.25 D；測量近用區前頂點屈光度為−5.50 D，後頂點屈光度為−5.00 D；在光學中心上方測量（測量位置為光學中心與近用區等距）前頂點屈光度為−7.75 D，後頂點屈光度為−7.50 D。求近用之加入度為何？ (A)+2.00 D (B)+2.25 D (C)+2.50 D (D)+2.75 D。 （108 特師）

( ) 13. 某人所配戴的眼鏡為方框，瞳距為 64 mm，其鏡框的水平寬度為 50 mm，鏡片間距(distance between lenses, DBL)為 22 mm，則每個鏡片所需的移心量為何？ (A)3 mm，向外 (B)4 mm，向內 (C)4.5 mm，向外 (D)3.5 mm，向內。 （108 特師）

( ) 14. 使用驗度儀測量一片鏡片的光學中心，發現無法在視窗中看到十字視標，因此加上一片 8 稜鏡度基底朝內的輔助鏡，在視窗中看到十字視標，位置在 4 稜鏡度基底朝外及 2 稜鏡度基底朝上處。此鏡片的稜鏡度為何？ (A) 4 稜鏡度基底朝內，2 稜鏡度基底朝下 (B) 12 稜鏡度基底朝內，2 稜鏡度基底朝下 (C) 4 稜鏡度基底朝外，2 稜鏡度基底朝上 (D) 12 稜鏡度基底朝外，2 稜鏡度基底朝上。 （108 專高）

( ) 15. 有一鏡架尺寸為 49□19，其有效直徑為 52 mm，當患者瞳距為 68 mm 時，則所需最小鏡片尺寸為多少？ (A) 50 mm (B) 52 mm (C)54 mm (D) 63 mm。 （108 專高）

( ) 16. 某人的右眼瞳距是 33 mm，左眼瞳距是 31 mm。所選鏡框的尺寸是 48□20，則左右眼鏡片所需之移心量為何？ (A)左眼鏡片向內移心 1 mm，右眼鏡片向內移心 3 mm (B)左眼鏡片向外移心 1 mm，右眼鏡片向外移心 3 mm (C)左眼鏡片向內移心 3 mm，右眼鏡片向內移心 1 mm (D)左眼鏡片向外移心 3 mm，右眼鏡片向外移心 1 mm。

（108 專高）

( ) 17. 若患者鏡框之有效直徑(effective diameter, ED)為 52mm，當其單眼 PD 由鏡框水平的幾何中心(geometrical center, GC)向鼻側內移 5 mm 時，至少須以多大直徑之鏡片裝框？ (A)52 mm (B) 62 mm (C) 64 mm (D) 66 mm。 （109 特師二）

( ) 18. 配戴者的瞳距(PD)為 64 mm，鏡框的 A 尺寸為 52 mm，鼻橋尺寸為 18 mm，有效直徑為 58 mm，則配戴者的每個鏡片所需的水平移心量為何？ (A)右眼水平移心量為 3 mm，左眼水平移心量為 2 mm (B)右眼水平移心量為 5 mm，左眼水平移心量為 4 mm (C)右眼水平移心量為 4 mm，左眼水平移心量為 2 mm (D)右眼水平移心量為 4 mm，左眼水平移心量為 3 mm。 （109 特師二）

(　) 19. 使用驗度儀(lensometer)量測鏡片時，觀察十字光標移動方向與鏡片移動方向相反，此屬下列何種鏡片？ ①正面鏡 ②負面鏡 ③正透鏡 ④負透鏡。 (A)①② (B)③④ (C)①③ (D)②④。 (109 特生二)

(　) 20. 一檢測者使用旋轉鏡片測量器測得冕玻璃鏡片(crown glass)前表面為 +4.50 DS，在鏡片的後表面 180 度軸線上測得最大值為−6.00 D，在 90 度軸線上測得最小值為−3.00 D，此鏡片處方該如何表示？
(A)+1.50DS/+3.00DC×180 (B)+1.50DS/−3.00DC×090
(C)+1.50DS/−1.50DC×180 (D)+1.50DC×090/−1.50DC×180。(110 專高)

(　) 21. 當一患者的右眼度數為 OD:−2.00DS/−1.00DC×180，左眼度數為 OS:−3.50 DS，若主要參考點(major reference point, MRP)上的高度是 26mm，鏡框垂直尺寸(B-box)為 50mm，則主要參考點上的位移量是多少？ (A)0.5 mm (B)2 mm (C)1 mm (D)3 mm。 (110 專高)

(　) 22. 配戴者的瞳孔距離為 58 mm，則 A 尺寸(A size)為 50 mm，鏡片間距(distance between lens, DBL)為 19 mm，有效直徑(effective diameter, ED)為 50 mm，則最小鏡坯尺寸(minimum blank size, MBS)為何？ (A)63 mm (B)59 mm (C)60 mm (D)62 mm。 (110 專普)

(　) 23. PD 為 62 mm 的患者選擇具有以下尺寸的鏡框標示：54□16 140。在這種情況下，每個鏡片的水平移心量是多少？ (A)2 mm (B)4 mm (C)8 mm (D)16 mm。 (111 專普)

(　) 24. +3.00 D 的球面鏡片，朝向鼻側移心 2 mm，邊緣為 50 mm 圓形，則下列何處邊緣最厚？ (A)頂端 (B)底部 (C)鼻側 (D)顳側。 (111 專高)

(　) 25. 有關半自動驗度儀(lensometer)之敘述，下列何者錯誤？ (A)目鏡(eyepiece)需要在使用前先對焦 (B)透過散光軸度轉輪(cylinder axis wheel)可以知道散光度數的軸度與稜鏡度 (C)透鏡夾(lens stop)可以夾住鏡片穩定放置到載鏡平台(spectacle table)上 (D)光學標記器(ink marker)可以打點到在鏡片上標記光學中心點。 (111 專高)

(　) 26. 患者處方為 OD：−8.50DS/−0.75DC×180，OS：−9.50DS/−0.50DC×180 使用 1.67 非球面鏡片，單眼瞳距右眼 30 mm 左眼 31 mm，配鏡十字

的高度右眼 22 mm 左眼 20 mm，鏡框尺寸為 43□23-142，B 尺寸為 42，則每片鏡片的水平移心量與垂直移心量為何？ (A)水平移心量：右眼外移 2 mm，左眼外移 3 mm；垂直移心量：右眼上移 1 mm，左眼上移 2 mm (B)水平移心量：右眼內移 3 mm，左眼內移 2 mm；垂直移心量：右眼下移 1 mm，左眼上移 1 mm (C)水平移心量：右眼內移 3 mm，左眼內移 2 mm；垂直移心量：右眼上移 1 mm，左眼下移 1 mm (D)水平移心量：右眼內移 2 mm，左眼內移 3 mm；垂直移心量：右眼下移 1 mm，左眼下移 1 mm。 （111 專高）

( ) 27. 使用驗度儀量測漸進多焦點鏡片時，如何量測及計算可以準確得到加入度？ (A)近用參考圈之前頂點屈光力減遠用參考圈之後頂點屈光力 (B)近用參考圈之後頂點屈光力減遠用參考圈之前頂點屈光力 (C)近用參考圈之前頂點屈光力減遠用參考圈之前頂點屈光力 (D)近用參考圈之後頂點屈光力減遠用參考圈之後頂點屈光力。 （111 專高）

( ) 28. 患者瞳距為 64mm，選擇一副標記為 54□14-138 的鏡架，此鏡架的有效直徑為 61mm，若為單光鏡片時，則其最小鏡坯尺寸為何？ (A)59mm (B)64mm (C)67mm (D)69mm。 （112 專高）

( ) 29. 處方為 R:+6.00 DS、L:+6.00 DS，若要製作半框眼鏡，則應選取用車溝機何種溝槽來加工？ (A)後弧槽 (B)前弧槽 (C)中心槽 (D)旁中心槽。 （112 專普）

( ) 30. 使用半自動驗度儀測量左眼鏡片，此鏡片為平光鏡片但觀看到影像如下圖，下列敘述何者正確？ (A)OS：2^{Δ}BI (B)OS：2^{Δ}BO (C)OS：2^{Δ}BD (D)OS：2^{Δ}BU。 （113 專普）

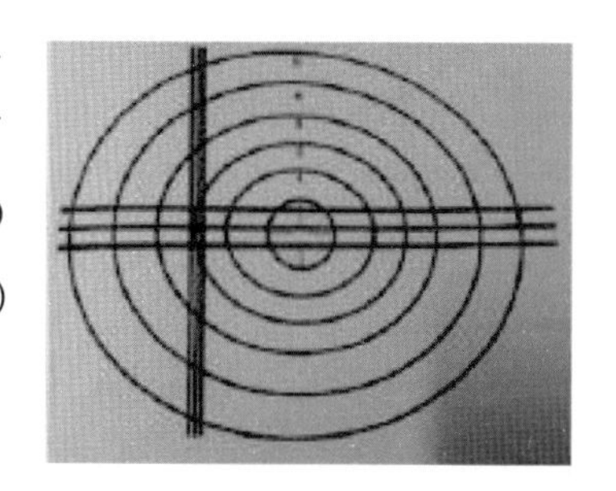

解答及解析

01.C	02.D	03.C	04.B	05.C	06.B	07.C	08.C	09.D	10.A
11.D	12.B	13.B	14.D	15.C	16.C	17.C	18.C	19.B	20.B
21.C	22.A	23.B	24.C	25.B	26.C	27.C	28.C	29.A	30.A

1. 標的未於中心，而在接目鏡細線交叉的正上方或正下方時，會產生 BU 與 BD 垂直稜鏡效應。
2. 公式：ADD＝近方度數－遠方度數 $\rightarrow +1.75-(-0.75)=2.50\text{DS}$。
3. 考選部答案給(C)，實際應無答案。

   (A)中心距 $\text{DBC}=\text{GCD}=\text{A}+\text{DBL}=50+18=68\text{mm}$。

   (B)水平移心量 $=(\text{FPD}-\text{PD})/2=(68-62)/2=3\text{mm}$，FPD＞PD 右眼鏡片光學中心往鏡框幾何中心內側移，FPD＜PD 反之。

   (C)MBS（最小鏡坯尺寸）$=\text{FPD}-\text{PD}+\text{ED}+2=68-62+70+2=78\text{mm}$。

   (D)鏡框差 $=\text{A-size}-\text{B-size}=50-30=20\text{mm}$。
8. 最小鏡胚尺寸：$\text{FPD}-\text{PD}+\text{ED}+2=66-60+58+2=66\text{mm}$。

   $\text{A}+\text{DBL}-\text{PD}+\text{ED}+2=50+16-60+58+2=66\text{mm}$。
9. $(72-64)/2=4\text{mm}$。單側鏡片光學中心的水平移心量 $=(\text{FPD}-\text{PD})/2$。
10. $t=s_2-s_1-e$ 兩差值取絕對值即可。

    $t=4-2-3=|-1|$。
11. 傳統望遠式驗度儀，鏡片後表面抵著鏡片托，凸面朝上鏡腳朝下，是在測量鏡片的後頂點屈光度。
12. 公式：ADD＝近用度數－遠用度數 $=-5.50-(-7.75)=-5.50+7.75=+2.25\text{D}$。
13. 水平移心量 $=(\text{FPD}-\text{PD})/2=(72-64)/2=4\text{mm}$（單眼）。

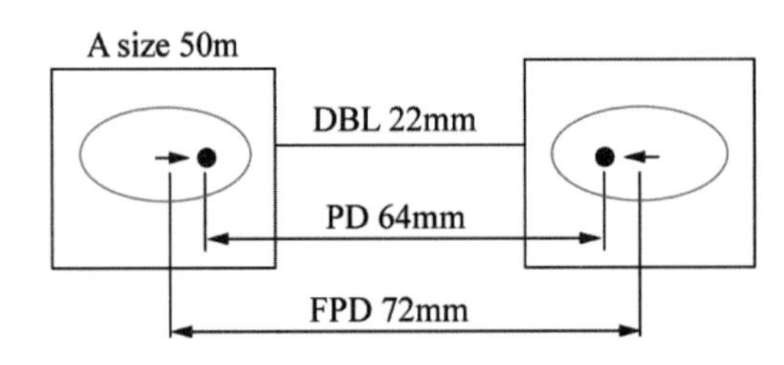

14. 一般鏡片驗度儀內最高可達 6 稜鏡量，稜鏡輔助鏡可用於協助較大的稜鏡量觀察。
15. 最小鏡胚尺寸(MBS)＝ED＋移心量的兩倍＋2（預留量）。

    最小鏡胚尺寸：$52+0+2=54\text{mm}$。
16. 水平移心量 $=(\text{FPD}-\text{PD})/2$，$\text{FPD}>\text{PD}$（光心內移）。

    右眼單眼水平移心量 $=34-33=$ 往內移 1mm。

左眼單眼水平移心量＝34－31＝往內移 3mm。

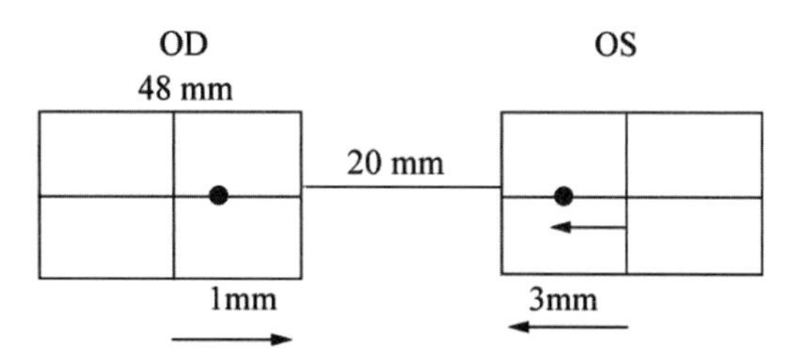

17. MBS（最小鏡坯尺寸）＝ED＋移心量的兩倍＋2（預留量），$52+(5\times2)+2=64$mm。

18. 單眼水平移心量$=\dfrac{FPD-PD}{2}$，$\dfrac{70-64}{2}=3mm\times2=6mm$（雙眼），故(C)選項符合答案。

19. 面鏡是反射系統，所以並無穿透能力，依選項有面鏡的全部不考慮，故選(B)。

20. RX：負散光形式找比較正的度數當軸= +1.50DS−3.00DC×090

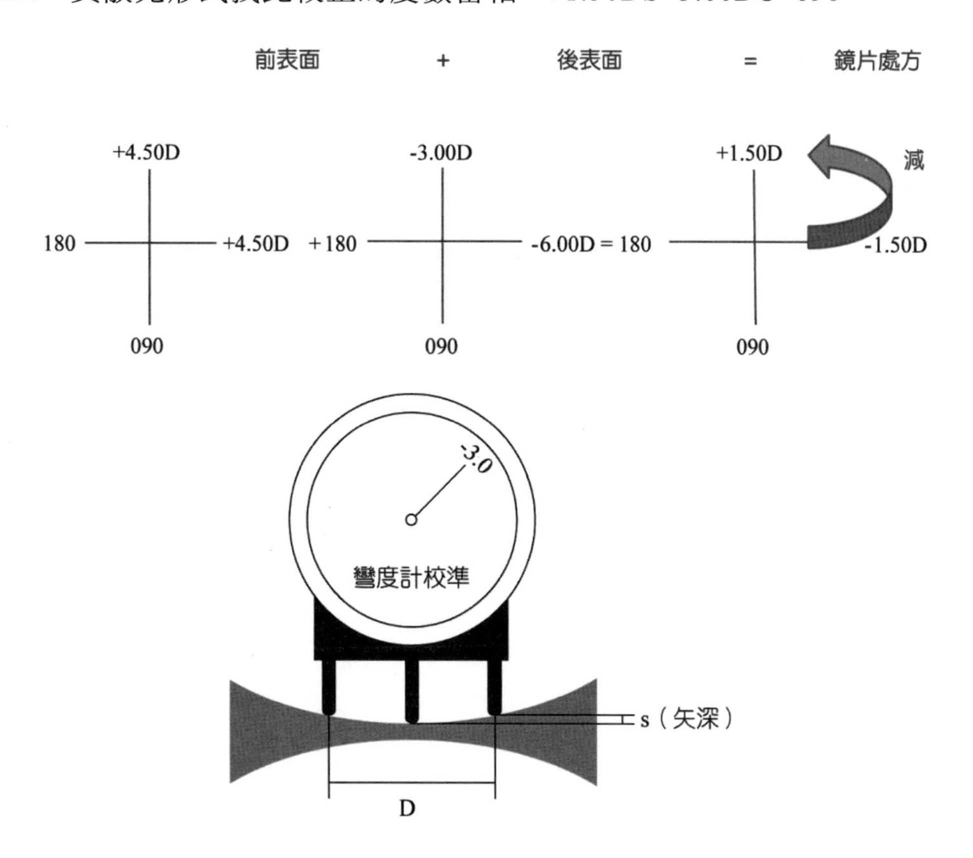

21. 26mm−25mm=上升 1mm

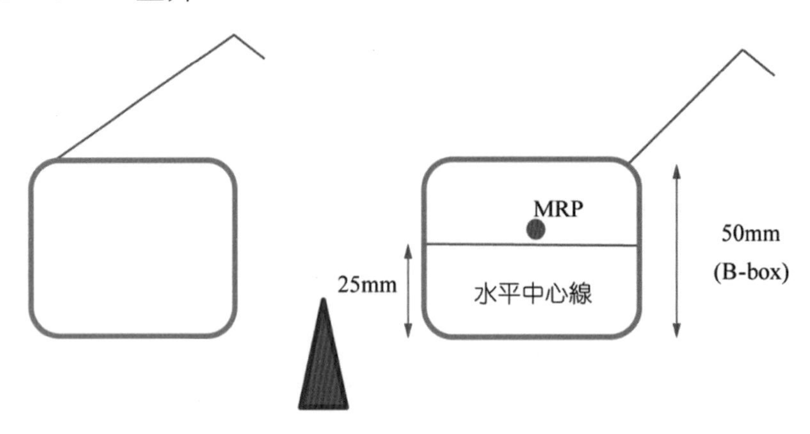

22. 最小鏡坯尺寸(MBS)

FPD−PD+ED+2→69−58+50+2=63mm

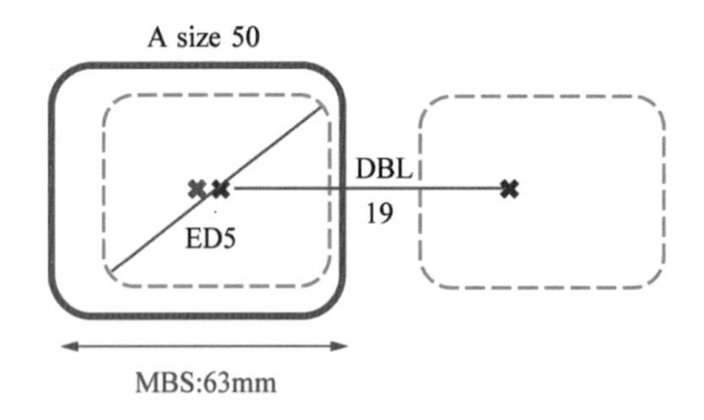

23. 單眼水平移心量＝（鏡架幾何中心水平距－瞳距）/2

(70-62)/2=4mm

數值為正向內移心，數值為負向外移心。

24.

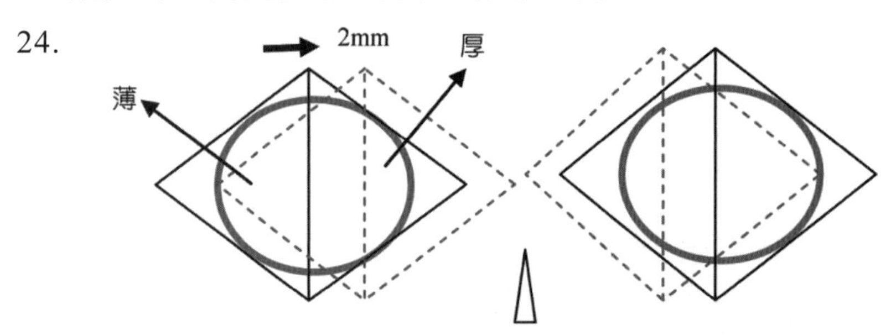

黑實線（稜鏡圖）為鏡片 50mm（正鏡片中心厚邊緣薄）。

紅虛線（稜鏡圖）為向內移心位置。

綠圓實線為鏡框大小圖。

25. 散光軸度轉輪(cylinder axis wheel)只能知道要製作散光的軸度及檢查時散光的軸度。

稜鏡度可藉由稜鏡輔助鏡或移動鏡片光心方式。

26. 掌握 FPD 向 PD 移動原則（因眼睛位置不變）。

FPD>PD（內移），FPD<PD（外移）定中心水平移心使用概念。

鏡框垂直高度一半>PH（下移），鏡框垂直高度一半<PH（上移）。

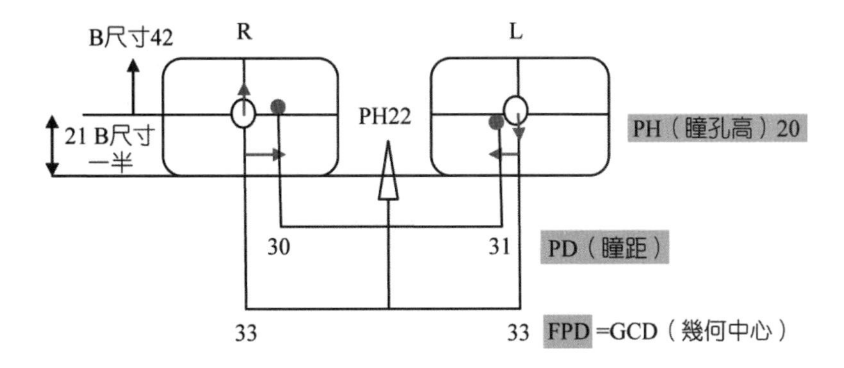

27. 測量漸進多焦點鏡片加入度時，應使用近方前頂點屈光度與遠方前頂點屈光度之間的差值，會比較準確，尤其在高度屈光下。

28. MBS= FPD−PD+ED+2（預留量）

68−64+61+2=67mm。

29. 車溝機有三種加工方式：

1. 前弧槽（溝）：適用於高度近視鏡片、高度近視及含高度散光鏡片。
2. 後弧槽（溝）：適用於高度遠視鏡片、雙光眼鏡片。
3. 中心槽（溝）：適用於邊緣厚度相同的薄鏡片、遠視鏡片或輕度近視鏡片。

30. 第一小圈為 0；第二小圈為一個 1^{Δ}， 十字交叉處為基底位置，因靠近鼻側，故為 2^{Δ}BI。

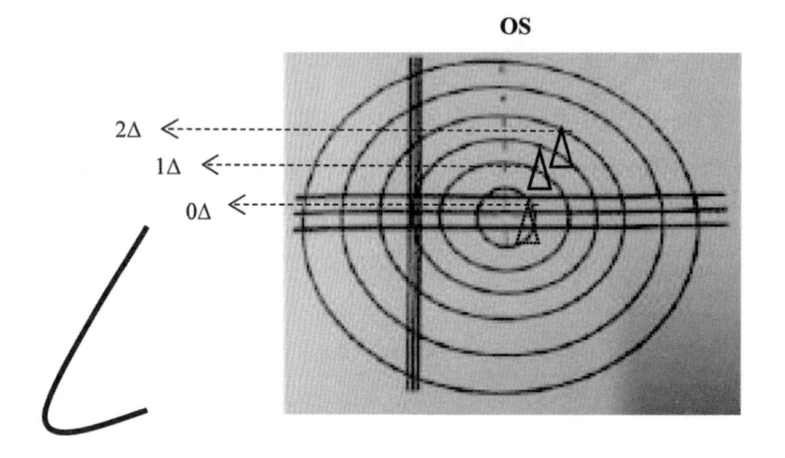

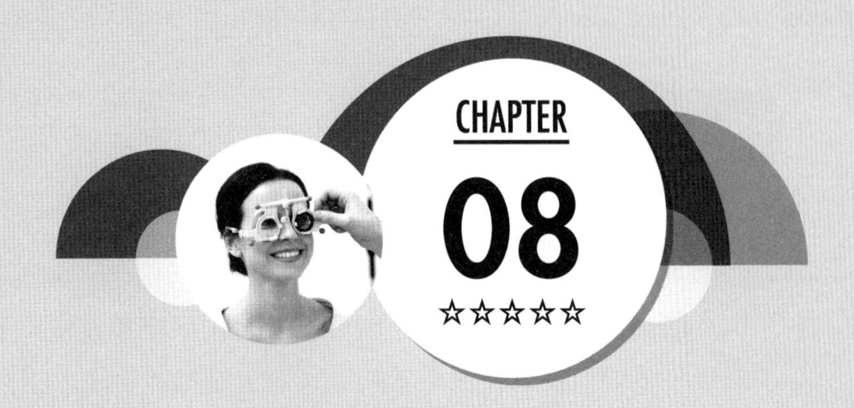

多焦點鏡片

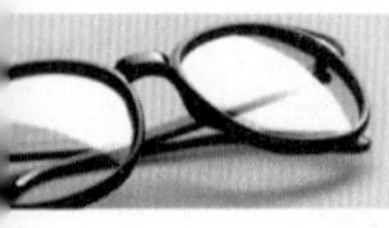

重｜點｜彙｜整

8-1 雙光鏡片

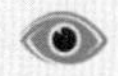

一、雙光鏡片特色

一副鏡片上有兩個焦點，簡單而言是在一片普通鏡片上，加上不同屈光度的小鏡片，主要用於老花眼患者看遠、看近時輪流使用。上方是看遠度數，下方為閱讀度數，上下屈光度差值為外加度數(ADD)。

1. 以下針對雙光鏡片的主要光心位置做說明，如圖 8-1 所示。遠用部分的鏡片稱為主鏡片，近用部分的鏡片稱為子鏡片。O_D 為視遠光心，是遠用鏡片的光學中心位置；O_S 為子片光心，是近用鏡片的光學中心位置；O_N 為視近光心，為眼位近方使用的區域。根據不同類型的子片設計，子片光心位置將有所不同。
2. 雙光鏡片根據常見製造方法，可分為膠合雙光、熔合雙光、分離雙光。

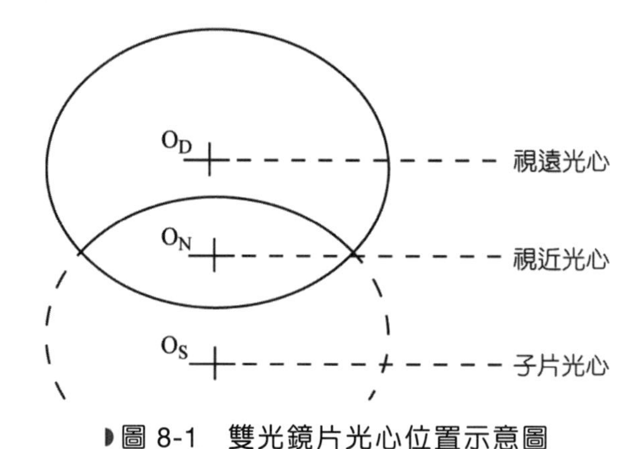

圖 8-1　雙光鏡片光心位置示意圖

二、雙光鏡片的分類

(一) 依製作方式分類

1. 分離式雙光鏡片(split bifocal)：最早的雙光鏡片，是將半個遠用單光鏡片和半個近用單光鏡片對接安裝在一個鏡圈裡。這種設計也被稱為佛蘭克林式雙光鏡片(Franklin-style bifocal)。
2. 膠合式雙光鏡片(cemented bifocal)：使用專用膠將子片黏附在主片上，早期採用加拿大香杉膠，這種膠的特性是易上膠，受機械、熱力、化學作用退膠後可再上膠。現在亦有使用環氧樹脂作為黏合膠。膠合型雙光鏡的子片形狀和尺寸多樣。
3. 熔合式雙光鏡片(fused bifocal)：是將折射率較高的鏡片材料，在高溫下熔合至主片的凹陷區作為子片。主片的折射率較低，磨合子片表面，使子片表面與主片表面曲率一致，視覺上沒有明顯的分界線，熔合雙光鏡片，一般都使用玻璃材料製作。

(二) 依鏡片形狀分類

下圖 8-2 是常見的各類型雙光鏡片。不同類型子片依據鏡片設計的光心位置，在閱讀時會產生不同的稜鏡效應，以下說明不同設計適用的屈光類型：

1. 圖 8-2(a)圓頂雙光鏡片：子片光心位於子片中心。
2. 圖 8-2(b)平頂雙光鏡片：子片光心位於子片頂部下方 5mm。
3. 圖 8-2(c)一線雙光鏡片：子片光心位於子片頂中間，又稱為 E 型雙光。
4. 圖 8-2(d)半月雙光鏡片：子片光心位於子片半月中心。

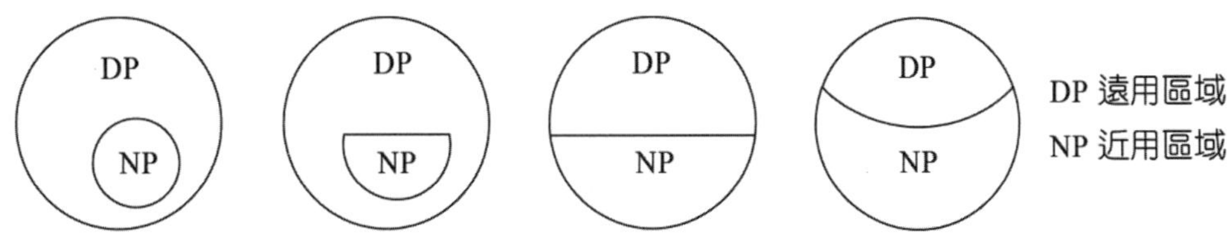

圖 8-2 各類雙光鏡片

雙光鏡片優點：老花眼患者在看近和看遠時，不必更換眼鏡。

雙光鏡片缺點：看遠和看近轉換之間，有明顯影像跳躍現象，在外觀上也與普通眼鏡有明顯區別。

三、雙光鏡片視近點的稜鏡效應

【練習 1】 EXAMPLE

若視近點位於主片光學中心下方 8 mm，子片光學中心上方 5 mm，該視近點的稜鏡效應為？

解題攻略》

主片屈光力+3.00D，主片對於視近點的稜鏡效應，根據 $P=CF$，$P=0.8\times3.00=2.4^{\Delta}$ BU，子片近附加+2.00D，子片對於視近點的稜鏡效應，根據 $P=CF$，$P=0.5\times2.00=1.0^{\Delta}$ BD，所以視近點的總稜鏡效應為 1.4^{Δ} BU。

四、雙光鏡片的像跳(Image Jump)

雙光鏡片的像跳(Image Jump)：子片在分界線產生的稜鏡效應。像跳量相當於子片頂部到子片光學中心距離（以公分為單位），與近用加入度（以屈光度為單位）的乘積。像跳現象如圖 8-3 所示，眼睛在看近用區域時產生基底向下的稜鏡效應，此時影像會從 AT 的距離改變至 BT 距離，讓影像產生上移的感覺。自虛線到實線的三角區域，因光線無法進入到眼部黃斑區，所以眼睛無法辨識，此時在上下樓梯時容易因影像改變位置而踩空摔倒。

1. 圓形雙光鏡片：子片頂部到子片光學中心的距離為子片的半徑。公式：像跳量＝子片半徑×近附加。像跳現象與主片屈光力、視遠光學中心位置無關，子片頂距離到子片光學中心越遠，像跳越大。

2. 平頂雙光鏡片：公式：像跳量＝子片頂部到子片光學中心距離×近附加，平頂雙光像跳效應小於圓形雙光。

3. 以遠用處方正度數的雙光眼鏡為例，圓形子鏡會比平頂子鏡之像跳效應更小，圓形子鏡像跳會小於平頂子鏡，見下圖 8-4。
4. 以遠用處方負度數的雙光眼鏡為例，平頂子鏡會比圓形子鏡之像跳效應更小，平頂子鏡像跳會小於圓形子鏡，見下圖 8-5。

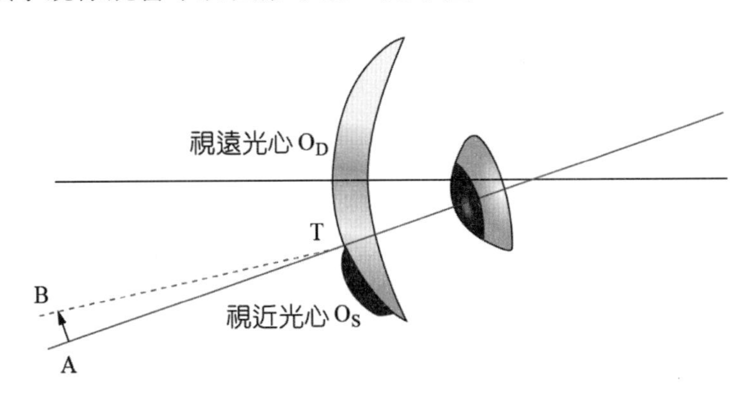

圖 8-3 雙光鏡片的像跳

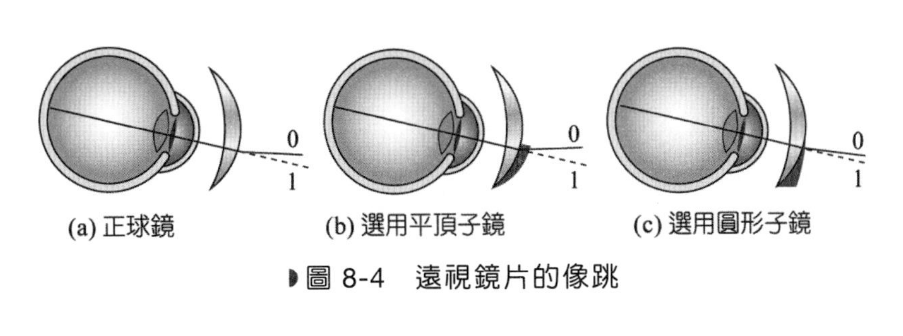

圖 8-4 遠視鏡片的像跳

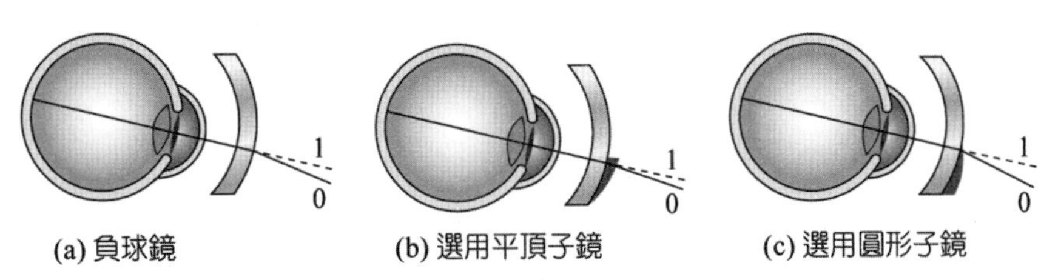

圖 8-5 近視鏡片的像跳

【練習 2】 EXAMPLE 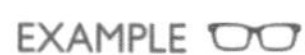

若一子片為圓形的圓頂雙光鏡片，遠用處方−4.00D，近用加入度 ADD 為+2.00D，子片的直徑為 28mm，請問產生的像跳效應為多少？如果子片直徑增加到 40mm，則像跳效應應增加到多少？

解題攻略》

1. 公式：像跳量＝子片半徑×近附加＝1.4cm×2=2.8prism BD。
2. 2cm×2=4prism BD，鏡片直徑越大，像跳越多。

【練習 3】 EXAMPLE

假如是一平頂雙光鏡片，子片光學中心和分界線的距離要近得多，如 28×19mm 的大平頂雙光鏡片，子片中心在子片頂下方 5mm，如果 ADD 為+2.00D，則像跳量為多少？

解題攻略》

公式：像跳量＝子片頂部到子片光學中心距離×近附加＝0.5cm×2=1prism BD。

五、雙光鏡片的光心

圖 8-6 是常見半月雙光鏡片正面與側邊示意圖。O_D 標示的位置是看遠用時鏡片的光心，也稱為主片光心（不等於遠用眼位）；O_S 則是看近用時鏡片的光心，也稱為子片光心（不等於近用眼位）；而 O_N 為視近光心，此時的光心等於一般近用眼位的位置，是加於主片的子片閱讀光心。

1. O_D：視遠光心（主片）。
2. O_S：子片光心（子片）。
3. O_N：視近光心（隨視遠區和子片屈光度數影響，位置不固定）。
4. 近用參考點的稜鏡＝主片的稜鏡＋子片的稜鏡。

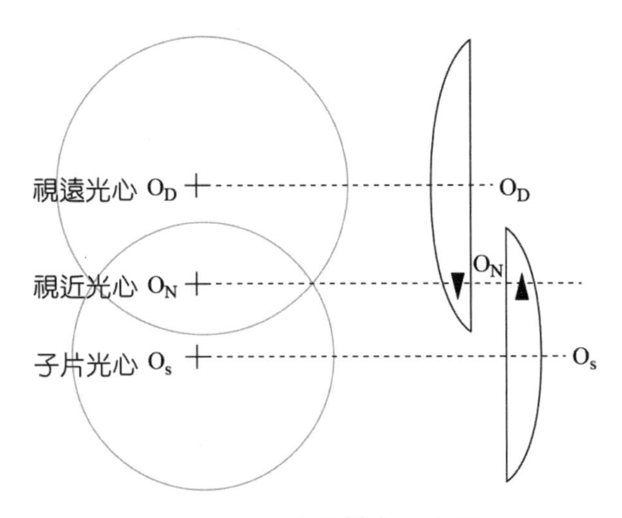

圖 8-6 半月雙光示意圖

(一) 半月雙光鏡片的稜鏡效應

【練習 4】 EXAMPLE

一半月形雙光鏡片，遠用處方−4.00D，子片的近用加入度(ADD)為+2.00D，假設近用區參考點位於遠用光心下方 8mm，距離子片光心 15mm，求該點的稜鏡效應？

解題攻略》

Prentice's 法則：稜鏡度＝光心偏移距離×屈光度(Prentice' law: $P^{\Delta}=d\times F$)。

主片在近用區參考點所產生的稜鏡效應為 $P=0.8\,\text{cm}\times-4.00\,\text{D}=3.2^{\Delta}$ BD。

子片在近用區參考點所產生的稜鏡效應為 $P=1.5\,\text{cm}\times+2.00\,\text{D}=3.0^{\Delta}$ BD。

因此近用區參考點位置的稜鏡效應為 3.2^{Δ} BD+ 3.0^{Δ} BD $=6.2^{\Delta}$ BD。

3.2BU、3.0BD（遠視者適合半月雙光），負度數的半月形雙光會產生大量的BD 稜鏡效應。

（二）一線雙光鏡片的稜鏡效應

【練習 5】 EXAMPLE

承上題，遠用處方為−4.00D，子片的近用加入度(ADD)為+2.00D，若唯一線雙光鏡片，近用區參考點位於遠用光心下方 8mm，距離子片光心 5mm，則近用區參考點的稜鏡效應為何？

解題攻略》

Prentice's 法則：稜鏡度＝光心偏移距離×屈光度(Prentice' law: $P^{\Delta}=d\times F$)。

$P=-4\times 0.8\,\text{cm}=3.2\,\text{BD}$，$P=+2\times 0.5\,\text{cm}=1\,\text{BU}$。因此近用區參考點位置的稜鏡效應為 2.2BD，遠視者為 4.2BU（近視者適合一線雙光）。

（三）平頂雙光鏡片的稜鏡效應

【練習 6】 EXAMPLE

承上題，遠用處方為−4.00D，子片的近用加入度為+2.00D，若改用大平頂雙光鏡片，近用區參考點位於遠用光心下方 8mm，子片光心恰對準近用參考點，求近用區參考點的稜鏡效應？

解題攻略》

Prentice's 法則：稜鏡度＝光心偏移距離×屈光度(Prentice' law: $P^{\Delta}=d\times F$)。

$P=0.8-4.00\,\text{D}=3.2\,\text{BD}$，子片光心恰對準近用參考點（無稜鏡），近用參考點的稜鏡效應與子片無關（平頂雙光廣泛使用原因）。

六、平頂雙光眼鏡的加工

平頂雙光子鏡片分界線為加工基準線，分界線的中點即為子鏡片頂點。

1. 水平移心

根據公式：

子鏡片頂點水平移心量＝（鏡架幾何中心水平距－近用瞳距）／2

計算出子鏡片頂點水平移心量，若數值為正，則向內移心；若數值為負，則向外移心。

2. 垂直移心

根據公式：

子鏡片頂點垂直移心量＝子鏡片頂點高度－鏡架高度／2

計算出子鏡片頂點垂直移心量，即可正常加工。

七、雙光鏡片度數的確定

1. 遠用度數：鏡片凸面朝上，即**鏡架**、**鏡腿朝下**，測量鏡片**後頂點焦度**。
2. 近用度數：鏡片凸面朝下，即**鏡架**、**鏡腿朝上**，測量鏡片**前頂點焦度**。
3. 近用加入度數(ADD)：驗度儀直接測量近用區前頂點屈光力和遠用區前頂點屈光力。

八、子鏡片頂點裝配高度的確定

1. 遠用為主：應位於配戴者瞳孔垂直下瞼緣下方 2 mm。
2. 近用為主：瞳孔垂直下瞼緣處。
3. 子片高度需加 0.5mm 鏡片溝槽深度。

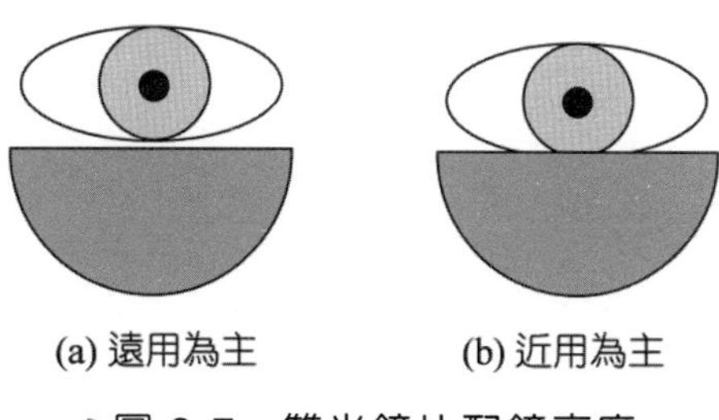

圖 8-7　雙光鏡片配鏡高度

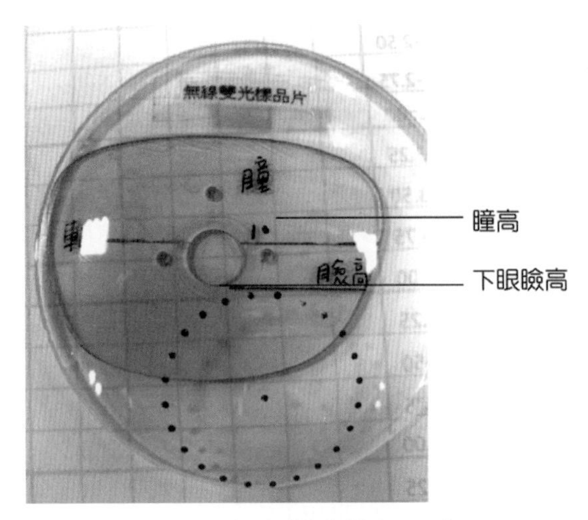

圖 8-8　無限雙光裝配示意圖

九、子片內偏距離

由於雙光鏡片在同一鏡片上，有主片的遠用眼位與子片的近用眼位，在使用雙光鏡片閱讀近方區域時，眼睛會向內、向下內聚達到看近的閱讀位置。而遠用瞳距與近用瞳距之間的水平移動距離，稱為子片內偏距離，一般以遠用瞳距到近用子片頂點中心的距離來計算，約有 2mm 的內偏量。

總內偏距離：子片內偏距＋增加的子片內偏距。

子片內偏距離（單眼）：遠用瞳距－近用瞳距／2（由於雙眼瞳距不一定都左右均量，故須除以 2）。

三種找出子片內偏距離計算法：

1. 子片內偏距離：$\frac{\text{遠用瞳距}-\text{近用瞳距}}{2}$（閱讀距離在標準距離 40 公分時）臨床習慣。

2. Ellerbrock 氏子片內偏距方程式：$i=\frac{P}{1+\omega\left(\frac{1}{S}-\frac{1}{f}\right)}$（高度遠用屈光度數時）

   （P＝一半遠用瞳距，ω＝近用工作距離，S＝鏡片到眼鏡迴旋中心點的距離）。

3. Gerstman3/4 法則：閱讀距離的倒數(D)×0.75(mm)（閱讀距離低於標準距離 40 公分時）。

【練習 7】 EXAMPLE

一患者的遠用瞳距為 70 mm，且有一個淺度數的遠用處方，習慣使用閱讀距離為 25 cm 的雙光近用加入度，四捨五入至最接近的 0.5 mm，則兩鏡片的子片內偏距應各為何？

解題攻略》

Gerstman3/4 法則：閱讀距離的倒數(D)×0.75(mm)。

$\frac{1\times100}{25\text{cm}}$=4(D)，4×0.75(mm)=3(mm)。

十、總結

1. 半月（圓形）雙光鏡片：正度數者較適合。
2. 一線雙光鏡片：負度數者較適合。
3. 平頂雙光鏡片：稜鏡效應不受子片影響。
4. 改變子片類型，可以控制雙光鏡片近用區的稜鏡效應。

8-2 三光鏡片

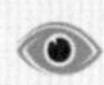

一、三光鏡片類型

三光鏡片有多種類型，鏡片形狀各異。DP 為看遠使用區域，IP 為看中距離使用區域，NP 為近方閱讀使用區域。圖 8-9 為較常見三光鏡片，由於三光鏡片在使用時，從遠方區域到中距區域，眼睛會掃視到中距離的子片頂；在往近方區域使用時，也會經過近方區域的子片頂，使得像跳現象會更加明顯不適，現在已較少人使用此鏡片類型。

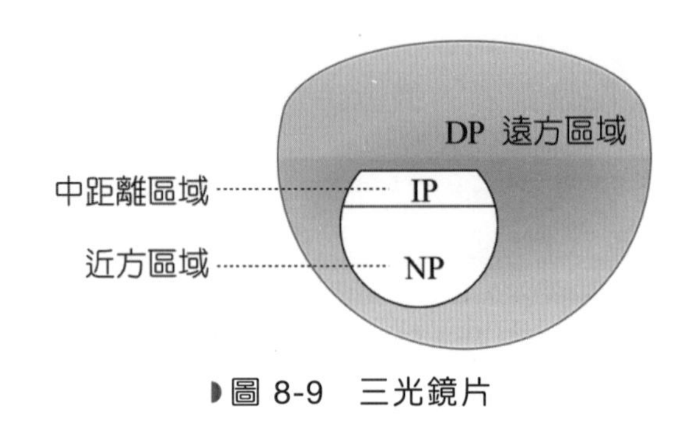

圖 8-9　三光鏡片

從前面章節我們知道 ADD＝近方度數－遠方度數，在配戴三光鏡片時我們會以中近比＝$\frac{IP}{NP}\times 100\%$ 為常用的中距離度數使用準則，實際度數依據配戴者所需的中間距離清晰視覺範圍使用而定。

二、磨邊加工方法

加工方式基本上同雙光鏡片，只是分界線高度要與瞳孔下緣吻合。三光子片高度位置確認時須減去 1mm，目的在使中距離子片頂部不影響看遠視野。

三、子鏡片頂點高度的確定

臨床在幫患者驗配時，會依據患者的年齡及使用鏡片的目的，再參考鏡片片型的設計，給予患者適當的眼位高，在多焦點片中（泛指雙光和三光），也稱之子片頂點高度（角膜輪部下緣到鏡框內緣最低點）。當子片頂點高度不正確時，容易影響患者在看遠與看近時的影像清晰度，甚至產生稜鏡效應，影響患者的舒適感及協調性。若是使用雙光鏡片，我們的眼位高可畫水平線在下眼瞼處（角膜輪部下緣），如圖 8-10(a)所示；若是使用三光鏡片，我們的眼位高可畫水平線在瞳孔下緣處，同時為了減少中距離區域的干擾，會建議原始量測高度再減去 1mm，如圖 8-10(b)所示。

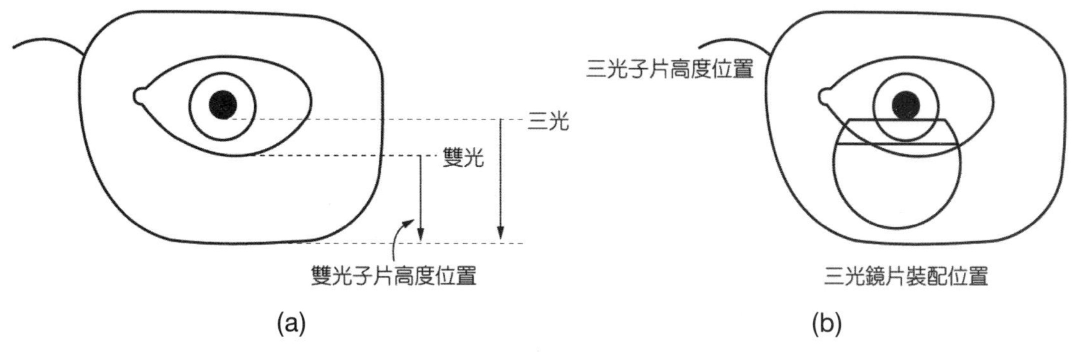

圖 8-10 多焦點鏡片高度裝配位置

【練習 8】

EXAMPLE

( ) 1. 有一患者配戴三光鏡片做測量時，發現鏡框下半部的內側斜面至瞳孔下緣的距離為 24mm。應訂製何種三光子片高度？ (A)22mm (B)23mm (C)24mm (D)25mm。

解答：(B)。 $24\text{mm} - 1\text{mm} = 23\text{mm}$ 。針對三光鏡片，子片高度需再減去 1mm，讓患者在看遠方時，減少中距離區域的干擾。

( ) 2. 患者的雙眼遠用處方皆為 $-1.00\text{DS}/-0.75\text{DC}\times180$ ，近用加入度 ADD:+2.00D。若患者想要一副單焦老花眼鏡，此單焦老花眼鏡的度數為何？ (A) $+2.00\text{DS}/-0.75\text{DC}\times180$ (B) $+1.00\text{DS}/-0.75\text{DC}\times180$ (C) $-1.00\text{DS}/-0.75\text{DC}\times180$ (D) $-2.00\text{DS}/-0.75\text{DC}\times180$ 。

解答：(B)。近方距離度數 ＝ 近用加入度數 ＋ 遠距離度數 $=+2.00+(-1.00)=+1.00\text{DS}$ 。因為是單焦閱讀用，所以遠方散光及角度也必須一併考慮進去。

( ) 3. 對於高度近視者，要選擇雙光眼鏡，下列敘述何者正確？ (A)選擇圓頂光鏡片可以減少像跳量 (B)選擇平頂雙光鏡片較適合，可以減少像跳量 (C)選擇圓頂光鏡片，子片頂部距離子片光學中心越遠，像跳量越小 (D)子片為正度數，會產生基底朝上的稜鏡效應。

解答：(B)。近視者選擇平頂雙光鏡片，可以減少像跳量。這也是消費者在選擇多焦點鏡片時，平頂雙光鏡片比較受門市人員推薦使用的原因。

(　　) 4. 某 E 型雙光鏡片處方為：−2.00−1.00×090，ADD+1.75D 材質為皇冠玻璃，其像跳情況為何？ (A) 2.75^{Δ}BD (B)1.75^{Δ}BD (C) 0 (D) 3.75^{Δ}BD。

解答：(C)。E 型雙光鏡片無像跳量，因 E 型雙光鏡片光心在子片頂中心上。

(　　) 5. 一半月形的雙光鏡片，遠方處方為+4.00D，子片的近用加入度為+2.00D，若子片直徑為 40mm，視近點位於遠用光心下方 8mm，子片頂部下方 5mm，求該點的稜鏡效應？ (A) 0.2^{Δ} 基底朝下 (B) 0.2 基底朝上 (C) 6.2^{Δ} 基底朝下 (D) 6.2 基底朝上。

解答：(B)，主片 $= +4D \times 0.8cm = 3.2^{\Delta}BU$，子片 $= +2D \times 1.5cm = 3^{\Delta}BD$，總稜鏡量 $= 3.2BU - 3BD = 0.2BU$。

(　　) 6. 雙光鏡片的子片高度的決定與下列何者關聯性最小？ (A)持續配戴的時間 (B)身高 (C)職業 (D)習慣姿勢。

解答：(A)。

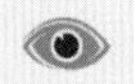

8-3 漸進多焦點鏡片

漸進多焦點鏡片依據不同鏡面曲率的改變，製造出在不同距離下產生的鏡片屈光度，從遠到近度數逐漸地增加正度數，遠用區域到近用區域視野範圍也逐漸變小，有如大象鼻子般的樣貌，見下圖 8-11。

多焦點鏡片的用途可分為三大類：

1. 青少年近視控制鏡片：用於減緩視疲勞，控制近視發展速度。
2. 成年人抗疲勞鏡片：用於教師、醫生、近距離和電腦使用過多人群，以減少工作中帶來的視覺疲勞。
3. 老視矯正鏡片：用於中老年族群，可一副眼鏡輕鬆視遠、視近。

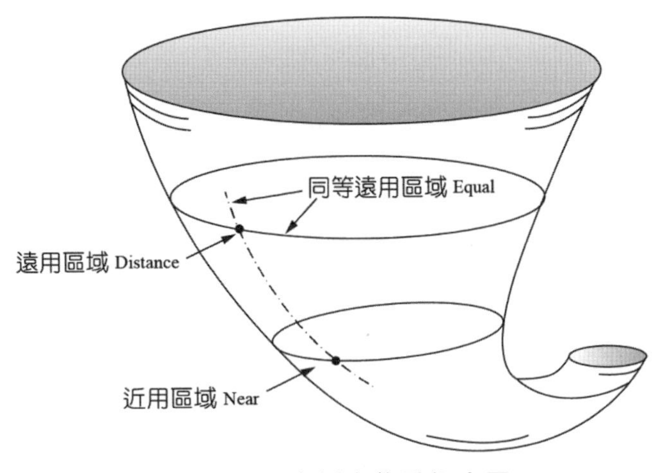

圖 8-11　漸近多焦點概念圖

一、漸進多焦點鏡片優點

1. 提供全程視覺完整的工作距離範圍。
2. 無影像跳躍。
3. 眼睛能更自然地調節，配戴舒適，較容易適應。
4. 外觀幾乎與普通鏡片一致，使配戴更有型。
5. 使用方便。
6. 近視控制及抗疲勞。
7. 只需要一副眼鏡。

二、漸進多焦點鏡片缺點

1. 中、近距離視野相對狹小。
2. 有周邊像差，隨近用加入度的大小與鏡片設計影響，會產生影像模糊情況。
3. 有晃動感，會有配戴上適應問題。
4. 鏡架的選擇受限。
5. 戴鏡不能進行劇烈體育運動。

漸近多焦點標誌參數名稱，見下圖 8-12，主要可分為四大功能區域：

（一）視遠區：位於鏡片上方，遠用參考圈的屈光力。

（二）視近區：位於鏡片下方，近用參考圈的屈光力，偏向鼻側約 2mm，也就是遠用屈光力加上近用加入度(ADD)的數值。

（三）漸進區：從十字標靶到近用參考圈，度數逐漸遞減的距離，約 10～18mm，依設計不同，從遠用區域到近用區域近用加入度會逐漸增加。

（四）像差區：一般在周邊區域會產生不必要的像差，由於鏡片表面曲率的變化，造成鏡片在某種程度上的視覺干擾，讓物體感覺像散光般的模糊不清。此現象依鏡片設計有不同的干擾程度，但任何設計至今仍無法完全消除此像差干擾。

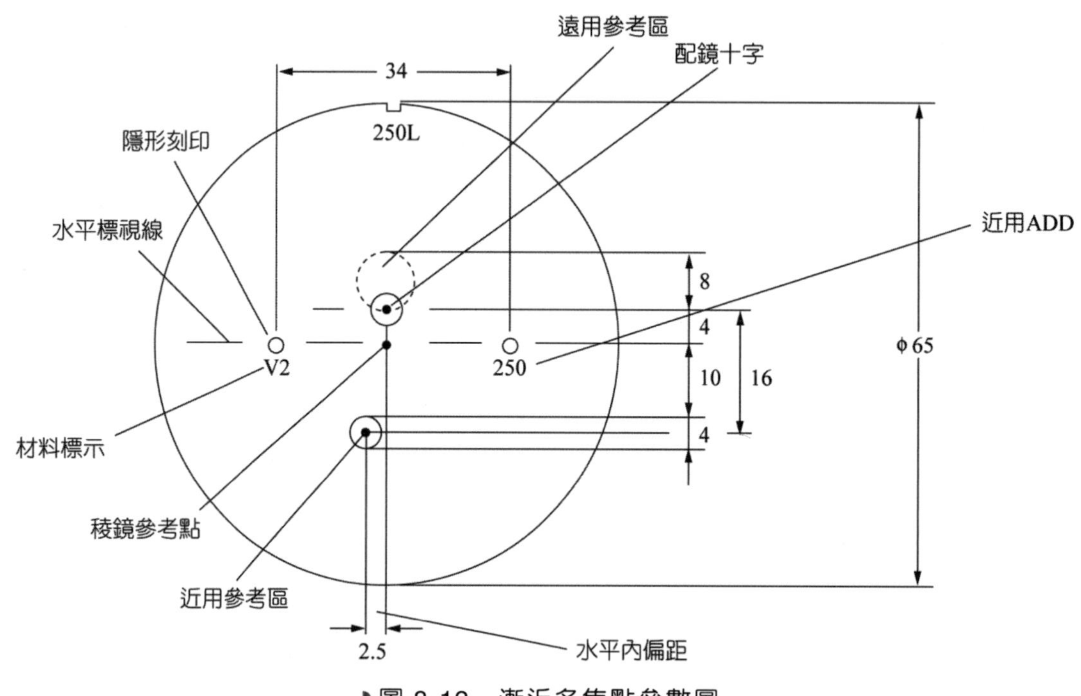

圖 8-12　漸近多焦點參數圖

三、漸進多焦點鏡片設計

漸進多焦點在設計上分為硬性設計與軟性設計。硬性設計屬短焦點漸進帶設計鏡片（類似 Hoya CD 系列），軟性設計屬長焦點漸進帶設計鏡片（類似 Hoya Pro 系列）。鏡片像差的大小與鏡片設計樣式及老花度數高低有相關性。下表 8-1 是硬性設計與軟性設計特性比較。

表 8-1　漸進多焦點軟硬設計特性比較

硬性設計	軟性設計
漸進通道短	漸變通道相對較長
周邊像差相對多	周邊像差相對少
垂直尺寸較少	易讓戴鏡者適應
較難以適應	頭轉動時物體「游離」現象比較少
青少年漸進片	
高度數的附加	

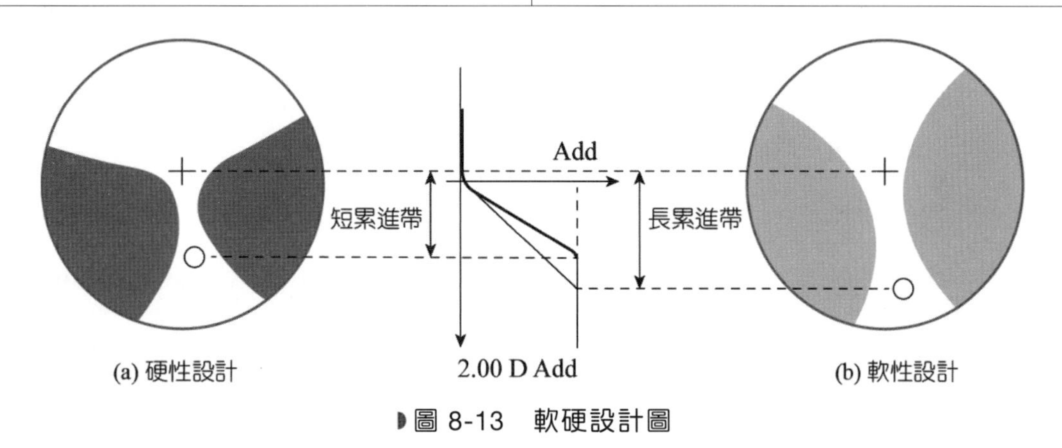

圖 8-13　軟硬設計圖

四、鏡片設計在影像非必要性盲區增加相關參數

近用加入度數(ADD)：老花度數的增加，會增加盲區的大小，影響明視區域範圍。鏡片設計與度數變化速率具有連動性，漸近帶越短，度數變化速率越快，中間區域通常影響較小，周邊盲區影響較大。

漸進區的區域影響：視遠區、中距離與視近區三者相互影響明視區域，其中一區較寬廣時，會壓縮另一區變得窄小。

五、對稱與非對稱設計

對稱設計：在設計上左右對稱，由於我們在看近方物體時，眼睛會向下、向內轉成一弧形，而非垂直視物，此時必須將鏡片做順時針與逆時針式的旋轉（約 10°），讓眼睛在閱讀近方時，減少稜鏡效應與雙眼視物的差異性。

非對稱設計：在設計上考慮遠、近用瞳距之間會有差異，漸進帶會向鼻側內傾設計，使眼睛在通過近方區域視物時，在球面及柱面度數都能獲得較一致的視覺清晰度。

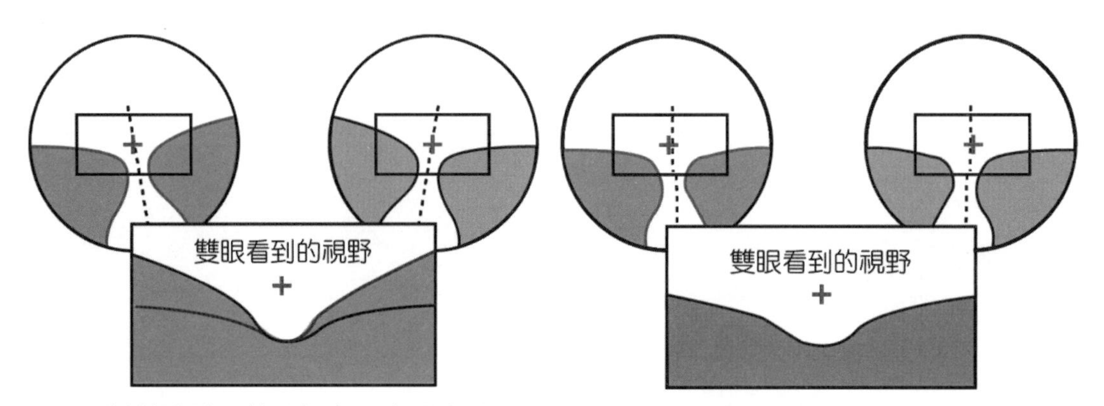

(a)對稱設計：鏡片無左、右眼之分　　(b)非對稱設計：鏡片有左、右眼之分

圖 8-14

表 8-2　內表面與外表面漸進鏡片設計比較

比較	外表面漸進設計	內表面漸進設計
說明	將漸進面加工在鏡片的凸面，改變鏡片前表面的曲率，控制鏡片 ADD 屈光力的變化（前表面弧度固定）。	將漸進面加工在鏡片的凹面，改變鏡片後表面的曲率，控制鏡片 ADD 屈光力的變化（後表弧度固定）。
優點	眼睛轉動幅度較小，可快速看到近用區域。	1. 增大配戴者的視角。 2. 提高中心可視區域的寬度。 3. 周邊區域的視覺利用率提高。
缺點	視野較小，較容易看到盲區，不適用於對視野寬度需求較高的使用者。	眼睛需轉動較多，才可看到近用區域，不適用於眼外肌內聚功能較差者。

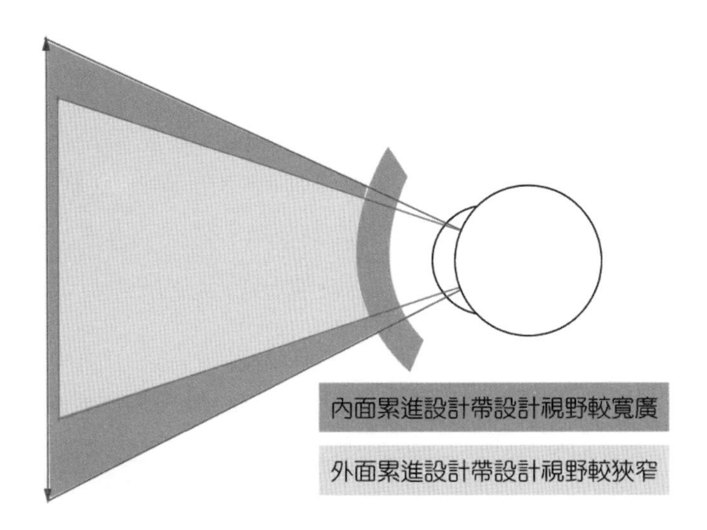

六、漸進多焦點鏡片的標識與識別

1. 顯性標識：鏡片上直接可見的圖形標記，眼鏡加工完畢需要擦拭除去。
2. 隱性標識：借助陽光或燈光，通過仔細辨認才能看到，且永久保留在鏡片內。

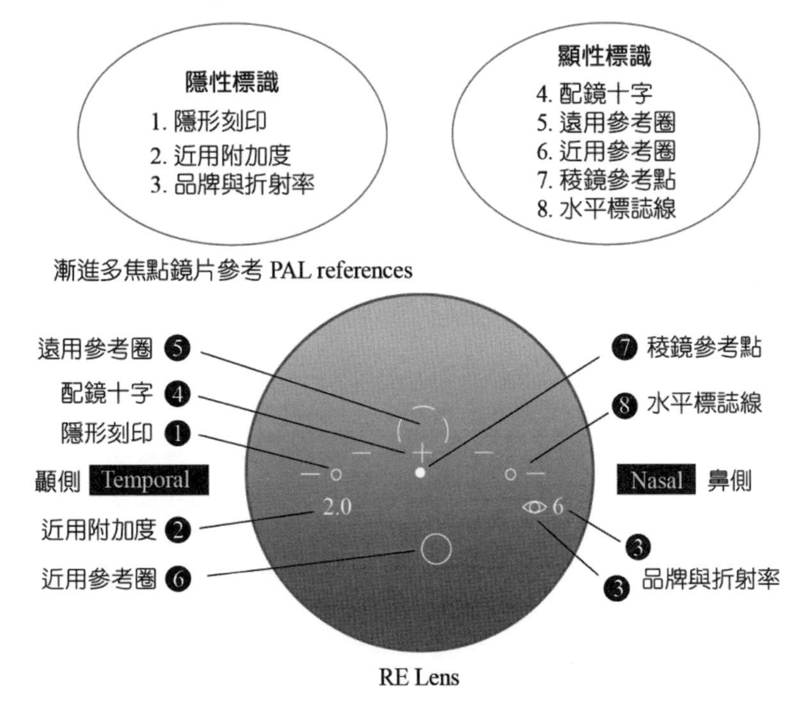

圖 8-15 漸近多焦點標識圖

七、漸近多焦點臨床問題處理辦法

在臨床配鏡中，處理漸近多焦點的問題，屬於較需要經驗和技術導向的工作。由於在配製中可能因為眼位問題及調整技術不到位，加上疏於了解配戴者的需求，未正確的選擇適當的產品設計等相關因素，造成在處理漸近多焦點相關問題時顯得特別棘手。表 8-3 特別補充臨床配戴者常見的不適狀況，並針對原因及處理辦法加以說明。

表 8-3　漸進多焦點鏡片常見的配鏡不適的原因和解決辦法

不適的表現	可能的原因	解決辦法
遠視力（視遠）模糊	1. 配鏡高度過高 2. 遠用處方錯誤（正度數過多、負度數過少）	調整鼻托，重新驗光
近視力（視近）模糊	1. 配鏡高度過高 2. 鏡眼距太大 3. 瞳距不正確 4. 鏡面傾斜度不夠 5. 遠用屈光度或加入度錯誤 6. 鏡片基弧問題	調整鼻托，重新定片；調整鼻托和鏡腿，重新驗光
看遠時頭部前傾	配鏡高度過高	調整鼻托
看遠時頭後仰	遠用處方不對（負度數過多或正度數過少）	重新驗光
看遠時頭暈	1. 鏡眼距過大 2. 面彎不符合 3. 配鏡高度太大 4 視遠瞳距不正確	調整鼻托和鏡腿，調整面彎
閱讀區太窄	1. 加入度太高 2. 瞳距不正確 3. 配鏡高度過低 4. 鏡眼距過大 5. 鏡面傾斜度不夠 6. 面彎不符合	調整鼻托，重新定片；調整鼻托和鏡腿，重新驗光；調整面彎

表 8-3 漸進多焦點鏡片常見的配鏡不適的原因和解決辦法（續）

不適的表現	可能的原因	解決辦法
看中／近距離頭後仰	1. 配鏡高度過低 2. 加入度過低（正度數）	調整鼻托，重新驗光
看中／近距離頭前仰	加入度過低（正度數）	重新驗光

八、漸近多焦點鏡架的選擇

在選擇配戴漸近多焦點鏡片時，除了材質的考量與造型的美觀，鏡片本身的設計因素，也是多焦點眼鏡能否成功配適的一大考量，以下是我們在選擇繼架時須加以考量的五大因素，再考量配戴者適當需求及鏡片設計選擇，舒適配戴和成功性也會加以提升。

1. 選擇穩定的鏡架：一般不宜選用容易變形的無框鏡架。
2. 選擇具有一定垂直高度的鏡架：
   (1) 瞳孔中心到鏡架底部至少應有 18～22 mm。
   (2) 瞳孔中心到鏡架上緣至少有 12 mm。
   (3) 鏡架高度不應少於 30～34 mm。
3. 選擇的鏡圈鼻內側區域須足以容納漸變區：
   (1) 避免選擇鼻側區域被切除的鏡架。
   (2) 鏡架視近區視野範圍小於一般的鏡架。
4. 能夠調整垂直高度的鼻支架：金屬可調鼻托支架。
5. 避免較大的鏡片光學移心量：減少鏡片周邊區像差對視覺的干擾。

九、漸近多焦點鏡片頂點高度的確定

在選定漸近多焦點鏡片的框型後，臨床上要幫配戴者確認眼位的高低位置，以確保在配製時，鏡片光學中心能正確的落在瞳孔正中央。一般成年的配戴者，我們會以瞳孔中心為配製高度，也就是眼位的高度（眼位高由框下緣到瞳孔中心的距離），見下圖 8-16；但若是兒童配戴漸近多焦點鏡片，由於兒童具有較強的生理性調節力，以及其使用漸近多焦點鏡片時，多半錯誤地使用遠方區域，無法正確地使用近方區域，基於此因素，讓兒童配戴漸近多焦點鏡片時，會以瞳孔中央上方 4mm 為眼位高度。

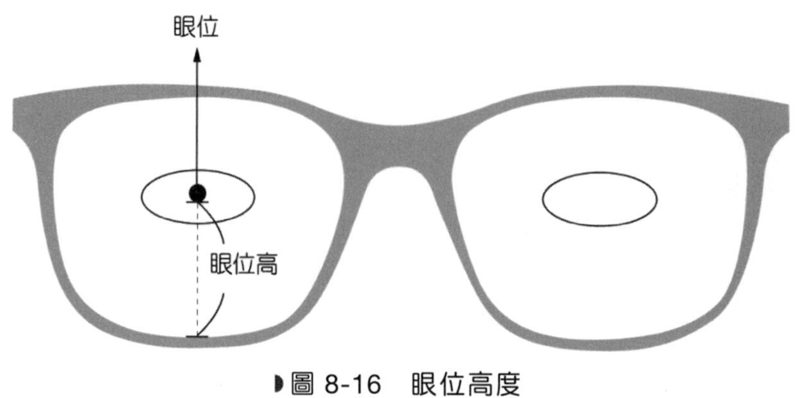

圖 8-16 眼位高度

【練習 9】 EXAMPLE

( ) 有關漸進多焦點鏡片設計的敘述，下列何者正確？ (A)硬式設計(hard progressive design)累進帶較長 (B)軟式設計(soft progressive design)度數改變較快 (C)硬式設計提供較大清晰範圍 (D)軟式設計散光變化較大。

解答：(C)。

歷屆試題

( ) 1. 下列關於鏡片裝配考量的敘述，何者正確？ (A)須保持適當的頂點距離(vertex distance)，一般亞洲人約為 15 mm (B)為了減少放大率的影響，一般對於高度近視鏡片會建議選用有鼻墊的框架 (C)一個適合的漸進多焦點鏡片需要足夠的垂直高度以及寬廣的鼻側視野，在顳側部分可以削去不會影響 (D)選用高折射率材質的玻璃鏡片可以大幅減少鏡片邊緣的厚度及重量。 (106 特生)

( ) 2. 關於老花眼鏡鏡片的描述，何者錯誤？ (A)單光老花眼鏡只有單一個焦點的鏡片，只能看近用 (B)雙光老花眼鏡有兩個焦點的鏡片，一個看遠，一個看近 (C)漸進多焦點鏡片，其度數從視遠至視近，逐漸增加，可涵蓋各種距離 (D)漸進多焦點鏡片比起雙光老花眼鏡，較容易有影像跳躍的現象。 (106 特生)

( ) 3. 子片為圓形的雙光鏡片，遠用處方−4.00 DS，近用加入度 ADD 為 +3.00 D，子片的直徑是 30 mm，則所產生的像跳效應為多少？ (A) 1.5 稜鏡度，基底朝下 (B) 4.5 稜鏡度，基底朝下 (C) 3.0 稜鏡度，基底朝下 (D) 3.5 稜鏡度，基底朝上。 (106 專普)

( ) 4. 對於高度近視者，要選擇雙光眼鏡，下列敘述何者正確？ (A)選擇圓頂光鏡片(round-top segment)可以減少像跳量 (B)選擇平頂雙光鏡片(flat-segment)較適合，可以減少像跳量 (C)選擇圓頂光鏡片，子片頂部距離子片光學中心越遠，像跳量越小 (D)子片為正度數，會產生基底朝上的稜鏡效應。 (106 專普)

( ) 5. 有關漸進多焦點鏡片的硬式設計(hard design)，下列何者錯誤？ (A)較窄的中間區 (B)較長的適應期 (C)較明顯的直線彎曲 (D)近用區與遠用區的距離較長。 (108 特生)

( ) 6. 下列何者是可以在漸進多焦點鏡片上找到製造商標示的數據值？ (A)遠用度數 (B)近用度數 (C)加入度 (D)稜鏡度。 (108 特生)

( ) 7. 配製平頂雙光鏡片時，若無特殊需求，子片的頂部宜對齊下列何處？ (A)上眼瞼緣 (B)角膜輪部下緣 (C)瞳孔中心 (D)瞳孔下緣。 (108 特生)

(　) 8. 配戴眼鏡的遠用瞳孔距離 PD：70 mm，近用瞳孔距離 PD：66 mm，一般情況下雙光鏡片的子片內偏距離(segment inset)為多少？ (A) 4 mm (B)3 mm (C) 2 mm (D) 1 mm。 （108 專普）

(　) 9. 有一處方為 +0.00DS / −1.25DC×180 ADD：+ 2.25 D，兩眼近用區均需 1.5^{Δ}BI，若使用偏移的平頂子片(flat-top segment)來產生近用稜鏡，則需將子片： (A)向上偏移 (B)向下偏移 (C)向外偏移 (D)向內偏移。 （108 專普）

(　) 10. 下列何種製造方式的雙光鏡片，只能使用玻璃材質？ (A)一片式(one-piece) (B)膠合式(cemented) (C)融合式(fused) (D)混合式(mixed)。 （109 專普）

(　) 11. 為學童裝配漸進多焦點鏡片時，依據 Donder's 年齡層與調節力對照表，15 歲以下學童仍具有很強的生理性調節力，因此漸進多焦點鏡片的＋字標(fitting cross)通常位於下列何處，有助於確保兒童能透過近用區閱讀： (A)瞳孔中央下方 2 mm (B)瞳孔中央 (C)下眼瞼 (D)瞳孔中央上方 4 mm。 （109 專普）

(　) 12. 漸近多焦點鏡片遠用區至近用區的漸進度數變化速率可快或慢，若變化速率快，將不會出現以下何者狀況？ (A)更多不必要的周邊柱面 (B)近用區通常較小 (C)鏡片的漸進區較短 (D)中間區的寬度通常較窄。 （109 專普）

(　) 13. 下列關於老花鏡片的敘述何者錯誤？ (A)雙光鏡片使用上最大的問題是由於稜鏡效應引起的跳像(image jump)現象 (B)隱形眼鏡可以用來矯正老花眼 (C)使用三光鏡片(trifocal lens)不會有跳像現象 (D)使用漸進多焦點鏡片在左右兩側會產生盲區。 （106 特師）

(　) 14. 有關漸進式多焦鏡片敘述以下何者正確？ (A)鏡片中間有線痕，外觀顯得老成 (B)較少有影像跳躍及偏移 (C)鏡片上半部 2 側不會有影像扭曲 (D)鏡片下半部 2 側不會有影像扭曲。 （106 特師）

(　) 15. 若使用測度儀(lensometer)檢測子片多焦點鏡片(segmented multifocal lenses)，其讀數如下：−1.00DS/−1.00DC 180 遠用區(distance portion)，+0.50DS/−1.00DC 180 中距區(intermediate portion)，+1.50DS/−1.00 DC

180 近用區(near portion)，則此鏡片近距離加入度(near ADD)是多少？(A)+1.50 D (B)+2.00 D (C)+2.50 D (D)+3.00 D。（106 專高）

( ) 16. 驗配漸進多焦點鏡片，當顧客老花度數增加時，下列敘述何者較正確？ (A)遠用區變大 (B)漸進區變窄 (C)近用區變大 (D)周邊干擾區變小。（106 專高）

( ) 17. 下列有關漸進多焦點鏡片特性的敘述，何者錯誤？ (A)對於相同漸進帶(progressive zone)長度的鏡片加入度(ADD)越高，看近的視野越窄 (B)對於相同漸進帶長度的鏡片加入度越高，晃動感也就越大 (C)對於相同加入度的鏡片，漸進帶越短，度數變化的速率越大，看出去的視野越寬 (D)漸進多焦點鏡片的軟性設計(soft designs)，其特點是漸進帶寬而長。（106 專高）

( ) 18. 何者較不是驗配漸進多焦點鏡片時須注意的事項？ (A)瞳孔高度 (B)雙眼瞳距 (C)前傾角(pantoscopic tilt) (D)鏡片頂點距離。

（106 專高）

( ) 19. 所謂的硬設計(hard designs)漸進多焦點鏡片的特色為： (A)適應快 (B)遠近用區大 (C)中間帶較寬 (D)周邊景象不易變形。（106 專高）

( ) 20. 何者不是漸進多焦點鏡片的特色？ (A)非球面 (B)美觀、無界線 (C)周邊視野寬 (D)無影像跳躍(image jump)。（106 專高）

( ) 21. 在為兒童裝配漸進多焦點鏡片(progressive addition lenses)時，通常十字記號的高度是安裝在下列哪個位置？ (A)在瞳孔中央 (B)低於瞳孔中央 2 mm (C)在瞳孔中央上方 2 mm (D)在瞳孔中央上方 4 mm。

（106 專高[補]）

( ) 22. 有一近視患者想配戴雙焦鏡框眼鏡，下列敘述何者正確？ (A)驗配員應讓患者自行選擇鏡片 (B)圓頂(round-top)雙焦鏡片比較適合，因為可以減少影像偏移(image displacement)之稜鏡效應 (C)平頂(flat-top)雙焦鏡片比較適合，因為可以減低影像跳躍(image jump)問題 (D)一線雙焦(split bifocal)眼鏡比較適合，因為近視病人無法很快接受雙焦眼鏡。（106 專高[補]）

(　) 23. 驗配漸進多焦點鏡片時，當顧客直視前方，瞳孔的中心應在鏡片何處？ (A)十字記號 (B)幾何中心 (C)稜鏡參考點 (D)遠用參考圈（點）。 （106 專高[補]）

(　) 24. 漸進多焦點鏡片上，兩個隱形刻印（圈）必須和下列哪一個標記保持水平？ (A)幾何中心 (B)十字記號 (C)遠用參考點 (D)稜鏡參考點。 （106 專高[補]）

(　) 25. 關於漸進多焦點眼鏡設計，下列敘述何者正確？ (A)硬性設計之累進帶(progressive channel)之度數變化增加快 (B)漸進多焦點鏡片近距離區(near zone)中央比周邊產生散光度數多 (C)硬性設計的累進帶較長 (D)第一次配戴的老人家，選擇硬性設計較容易適應。 （106 專高[補]）

(　) 26. 下列何者不是選擇漸進多焦點鏡片時鏡框限制之一？ (A)有足夠的鏡框彎弧 (B)有足夠的鏡框尺寸 A (C)有足夠的鏡框尺寸 B (D)較短的頂點距離。 （107 特師）

(　) 27. 配戴者抱怨，漸進多焦點鏡片近用視野過小或近用視力不佳，其可能原因為何？ (A)鏡片至眼睛的距離過遠 (B)鏡片或鏡框裝配過高 (C)漸進區對配戴者而言過長 (D)鏡片為硬式設計。 （107 特師）

(　) 28. 有關硬式設計(hard design)與軟式設計(soft design)之漸進多焦點鏡片比較，下列何者不是硬式設計的特色？ (A)中間區(intermediate)較窄 (B)適應期較長 (C)近用區有較寬的光學區域 (D)遠用區至近用區的距離較長。 （107 特師）

(　) 29. 有關老花鏡架的選擇，下列敘述何者較不適當？ (A)雙光(bifocal)和三光(trifocal)鏡片幾乎適用於各種框型 (B)關於子片(segment)高度，三光(trifocal)大多配置在瞳孔下緣、雙光(bifocal)大多配置在下眼瞼緣 (C)漸進多焦鏡片可自由地調整閱讀區的高度，故鏡框的大小不影響閱讀度數 (D)雙光鏡片(bifocals)採用小鏡框，即使子片被裁切到一半，小閱讀區仍可提供有效的度數。 （107 專高）

(　) 30. 有關漸進多焦點鏡片的鏡框選擇，下列何者不是考慮之重點？ (A)選擇較小頂點距離的鏡框 (B)適當的前傾角(pantoscopic tilt) (C)鏡框的鼻側要有足夠的垂直深度 (D)鏡框的顳側要有足夠的水平寬度。 （107 專高）

(　) 31. 有關垂直不平衡(vertical imbalance)的稜鏡計算，患者配戴加入度+2.00 D的24 mm圓形雙光子片，若從子片上緣的下方4 mm處視物，此子片會導致下列何稜鏡效應？ (A)0.80$^{\Delta}$ 基底朝上 (B)1.60$^{\Delta}$ 基底朝上 (C)0.80$^{\Delta}$ 基底朝下 (D) 1.60$^{\Delta}$ 基底朝下。 （107專高）

(　) 32. 患者的雙光眼鏡處方為+1.25DS / −0.50DC×180，add：+2.50D，抱怨看遠的不清楚、看近的清楚，重新驗光後的度數為+2.00DS / −1.00DC×180，因需求選擇三光鏡片，其三光眼鏡的遠/中/近度數依序應該為何？

(A) +2.00DS/−1.00DC×180，+3.25DS/−1.00DC×180，+4.50DS/−1.00DC×180

(B) +2.00DS/−1.00DC×180，+3.00DS/−1.00DC×180，+4.00DS/−1.00DC×180

(C) +1.75DS/−1.00DC×180，+3.00DS/−1.00DC×180，+4.25DS/−1.00DC×180

(D) +1.75DS/−1.00DC×180，+2.50DS/−1.00DC×180，+3.75DS/−1.00DC×180。 （107專高）

(　) 33. 右眼處方：−3.25DS / −0.50DC×180，左眼處方：−4.50DS/−1.25DC×170，瞳孔間距為65/62 mm，選擇雙光鏡片，子片內偏距(seg inset)為何？ (A)1.5 mm (B)2 mm (C)2.5 mm (D)3 mm。 （107專高）

(　) 34. 下列何者為漸進多焦點鏡片上的臨時性標記？ (A)稜鏡參考點 (B)近用附加度 (C)生產商標 (D)垂直標誌線。 （107專高）

(　) 35. 鏡框尺寸A = 51 mm、B = 47 mm、DBL = 19 mm、C = 49.5 mm、子片高度(seg height)為 19.5 mm，子片的降距(seg drop)是多少？(A：horizontal boxing length；B：vertical boxing length；C：width of the lens along the horizontal midline) (A)4 mm (B)4.5 mm (C)6 mm (D)8 mm。 （108特師）

(　) 36. 有關斜向軸(axes oblique)處方所導致的垂直不平衡(vertical imbalance)，患者的眼鏡 OD：+1.00DS/+4.00DC×060；OS：+0.25DS/+1.00DC×120；子片降距(seg drop)：3 mm；閱讀高度在子片頂端下方

5 mm，此處方導致的垂直稜鏡總量和方向為下列何者？ (A)2.0$^{\Delta}$基底朝上 (B)2.0$^{\Delta}$基底朝下 (C)1.2$^{\Delta}$基底朝上 (D)1.2$^{\Delta}$基底朝下。

（108 特師）

( ) 37. 雙光鏡(bifocal lenses)具有遠光及近光鏡片作為視力矯正之用，下列何者錯誤？ (A)遠光區(distance portion, DP)具大視場又稱為主片區(major portion) (B)閱讀區(reading portion)又稱為閱讀附加區(reading addition) (C)由子片頂至主片最低點水平線之距離稱為子片頂點高度(h) (D)配置雙光鏡片(dispensing bifocal lenses)時係將子片頂點對準上眼皮之邊緣或稍高一點。 （108 特師）

( ) 38. 測量一平頂雙光鏡片的數值如下：子片寬度(seg width)：30 mm，子片深度(seg depth)：18 mm，加入度：+2.00 D。此鏡片會產生的像跳量(image jump)為何？ (A)0.6$^{\Delta}$，基底朝下 (B)1.2$^{\Delta}$，基底朝下 (C)2.4$^{\Delta}$，基底朝下 (D)3.6$^{\Delta}$，基底朝下。 （108 特師）

( ) 39. 為漸進多焦點鏡片配戴者選擇鏡框時，下列何者最不需要考慮？ (A)儘量小的頂點距離 (B)前傾角(pantoscopic tilt)必須可調整 (C)鼻側有足夠的垂直高度 (D)鏡框的框面（左側到右側）要夠大。（108 專高）

( ) 40. 患者希望配戴雙光鏡片，經過驗光後得到雙眼瞳距為 66/62 mm，處方為右眼 −4.25DS/−0.75DC×090，左眼 −4.50DS/−0.75DC×090，ADD：+2.50D，雙眼近用時各需要加入 2 稜鏡度基底朝內的稜鏡輔助。若希望達成上述的要求，單側子片的總內偏距(net seg inset)為下列何者？ (A)2 mm (B)4 mm (C)8 mm (D)10 mm。 （108 專高）

( ) 41. 有一雙光鏡片，遠用度數為+5.00D，ADD = +2.50D，若 PD = 70 mm，近用工作距離為 30 cm，眼睛的旋轉中心至鏡片後方的距離為 25 mm，這副眼鏡在製作時左右兩鏡片精確的內偏距應各為多少？ Ellerbrock 氏方程式： (A) 1.50 mm (B) 2.33 mm (C) 3.04 mm (D) 4.02 mm。 （108 專高）

( ) 42. 個案的眼鏡處方為：雙眼皆為−1.75DS，ADD+3.00D，他需要在中距離使用的雙光眼鏡，則處方為何？（中距離的 ADD 是以通則為基準）
(A) −0.25DS，ADD+1.50D (B)+1.25DS，ADD+1.25D
(C) −1.25DS，ADD+3.00D (D) −1.25DS，ADD+1.25D。 （108 專高）

( ) 43. 製作漸進多焦點鏡片(PAL)，如果沒有以單眼 PD 製作，最經常發生以下何種問題？ (A)看遠的範圍變窄 (B)看中距離的範圍變窄 (C)看近距離的範圍變寬 (D)沒有關係。 (108 專高)

( ) 44. 漸進多焦點鏡片的硬性與軟性設計的差異，下列何者錯誤？ (A)硬性比軟性的適應期較長 (B)在通過鏡片下半部的範圍看一條直線時，直線彎曲的程度軟性比硬性大 (C)周邊變形(distortion)的區域硬性比軟性大 (D)軟性比硬性有更寬的中距離區域。 (108 專高)

( ) 45. 下列哪一種雙光鏡片子玉的光學中心，通常不是在子玉之水平中心的垂直深度中間？ (A)圓形雙光(round segments) (B) B 型子玉(B-seg) (C) R 型子玉(R-seg) (D)平頂雙光(flat top)。 (109 特師)

( ) 46. 漸進多焦點鏡片配戴者選擇鏡架，最適合漸進多焦點鏡片的鏡框形狀，需有充足的垂直深度，且在鏡片內鼻側區域未受到限制，下列何者不適合做為漸進多焦點鏡片的鏡架？ (A)有足夠的垂直深度的橢圓形鏡框 (B)有足夠的垂直深度的方形鏡框 (C)飛行員樣式的鏡框 (D)有大片內鼻側鏡片區域的鏡框。 (109 特師)

( ) 47. 通常塑膠材質的雙光鏡片，不會使用下列哪一種製造方式？ (A)一片式(one-piece) (B)膠合式(cement) (C)融合式(fused) (D)混合式(mixed)。 (109 特師)

( ) 48. 一位辦公室工作者，看遠的沒有度數，看近的需要+2.00 DS 近用度數，平常在辦公室需長時間的電腦操作與公文處理，如何搭配他辦公桌專用漸進多焦點鏡片(PAL)？ ①看電腦部分平光 ②看電腦部分+1.00DS ③ADD+2.00 DS ④ADD+1.00 DS ⑤軟性設計的鏡片 ⑥硬性設計的鏡片 (A)①③⑤ (B)①③⑥ (C)②④⑤ (D)②③⑥。 (109 特師)

( ) 49. 處理漸進多焦點鏡片配戴上的問題時，驗光人員會需要先重新標示鏡片上的標記。下列何者為重新標示標記時的重要依據？ (A)配鏡十字 (B)稜鏡參考點 (C)隱形刻印 (D)水平標誌線。 (109 專高)

( ) 50. 漸進多焦點鏡片(progressive addition lenses, PAL)對比於雙焦點鏡片(bifocal)與三焦點鏡片(trifocal)，下列何者錯誤？ (A)可視距離範圍比

較全面性 (B)沒有影像跳躍的現象 (C)調節力的使用比較不自然 (D)外觀上比較像單焦點鏡片。 (109 專高)

( ) 51. 配製雙光鏡片時，若無特殊需求，下列何者是最適當的子片高度(segment height)測量位置？ (A)瞳孔下緣到正下方的鏡框內緣 (B)瞳孔下緣到鏡框內緣最低點 (C)角膜輪部下緣到正下方的鏡框內緣 (D)角膜輪部下緣到鏡框內緣最低點。 (109 專高)

( ) 52. 李小姐新配一付漸進多焦點鏡片，回家試戴後發現閱讀時需要將頭部往後、下巴往上抬才能看清楚，此情況最可能是下列何者所造成？ (A)鏡框配戴位置太高 (B)鏡片配置位置太低 (C)前傾角太小 (D)加入度太高。 (109 專高)

( ) 53. 無其他特殊需求的成人，在配製漸進多焦點眼鏡時，鏡片上的十字記號，應該對齊何處？ (A)角膜上筆燈的反射光點 (B)下眼瞼緣的正中央 (C)瞳孔下緣與下眼瞼緣的中間 (D)瞳孔中心。 (109 專高)

( ) 54. 使用漸進多焦點鏡片時，發現近用區觀看視野較小、容易看到鏡框邊緣，下列何者方法可以增大近用區之視野？ (A)降低鏡片位於臉上的位置 (B)增加頂點距離 (C)增加前傾角 (D)減少鼻橋區域寬度。 (109 特師二)

( ) 55. 漸近多焦點鏡片驗配時，下列何者可能不是因配鏡十字過高，所引發的問題？ (A)中心距視力模糊 (B)中間視物距離的寬度不足 (C)配戴者低頭才能開車 (D)配戴者在閱讀時需將閱讀物移至一側。 (109 特師二)

( ) 56. 配戴雙光鏡片的遠視者和近視者，看近方時所需的調節量隨著近方加入度的增加而： (A)兩者均增加 (B)兩者均減少 (C)兩者都不變 (D)只遠視者增加。 (109 特師二)

( ) 57. 某君的眼鏡正常遠用和近用處方，右眼為+1.25DS/−0.75DC×175，加入度為+2.00 D，若其選擇 1.00 D 度數範圍（遞減）的近用型變焦鏡片，則右眼鏡片上半部的度數將為何？
(A)+2.00DS/−0.75DC×175 (B)+2.25DS/−0.75DC×175
(C)+2.50DS/−0.75DC×175 (D)+2.75DS/−0.75DC×175。 (110 專高)

( ) 58. 有關漸進多焦點的敘述，下列何者正確？①軟性設計的中距離區域比硬性設計長且寬 ②從遠到近之度數快速改變的設計，其近用區域會比較小 ③干擾區(peripheral distorsion area)範圍大小與近用區的範圍大小有直接密切的關聯性 ④視線透過漸進多焦點鏡片的下半部時，通常軟性設計比其他設計還要容易把直線看成弧線 ⑤硬性設計鏡片上半部的前表面通常是球面設計 ⑥近用加入度(ADD)越高，中距離區域越窄。(A)①③⑤ (B)②④⑥ (C)②③⑥ (D)①⑤⑥。

(110 專高)

( ) 59. 右眼處方為−4.00DS/−1.50DC×180，ADD 為+2.00 DS，配眼鏡時選擇雙光眼鏡，子片種類為圓形，直徑 32 mm，則產生的像跳(image jump)效應為多少？ (A)2.4$^{\Delta}$ (B)3.2$^{\Delta}$ (C)4.8$^{\Delta}$ (D)5.6$^{\Delta}$。

(110 專高)

( ) 60. 一副平頂形的雙光鏡片，遠用處方 –5.00 DS，近用加入度 ADD 為+3.00 DS，視近點位在遠用光心下方 8 mm，子片頂下方 6 mm，子片的直徑是 22 mm，則視近點所產生的稜鏡效應為多少？ (A) 0.4 稜鏡度，基底朝下 (B) 4 稜鏡度，基底朝下 (C) 6.8 稜鏡度，基底朝下 (D) 7.2 稜鏡度，基底朝上。 (111 專高)

( ) 61. 患者使用漸近多焦鏡片後抱怨「中心有清晰的遠距離視力，但周邊兩側模糊」，依據患者的抱怨，下列何項原因最不相關？ (A)使用錯誤的基弧 (B)減少頂點距離可能會改善 (C)改為硬式設計可能會改善 (D)配鏡十字高度錯誤。 (111 專高)

( ) 62. 漸近多焦點鏡片的製造商常利用配鏡十字(fitting cross)協助確認漸近區的位置，其通常位於何處？ (A)漸近區起始點上方 4 mm (B)漸近區起始點下方 4 mm (C)鏡片幾何中心上方 4 mm (D)鏡片幾何中心下方 4 mm。 (111 專高)

( ) 63. 有一處方配製弧頂雙鏡片，其子片尺寸如下：子片寬度 30 mm、子片深度 19.5 mm、加入度+2.25 D，其產生的像跳量為何？ (A)3.38$^{\Delta}$基底向下 (B)3.38$^{\Delta}$基底向上 (C)1.01$^{\Delta}$基底向下 (D)1.01$^{\Delta}$基底向上。

(112 專高)

(　) 64. 下列何種雙光(bifocal)鏡片設計最能減低影像跳躍(image jump)的副作用？（112 專高）

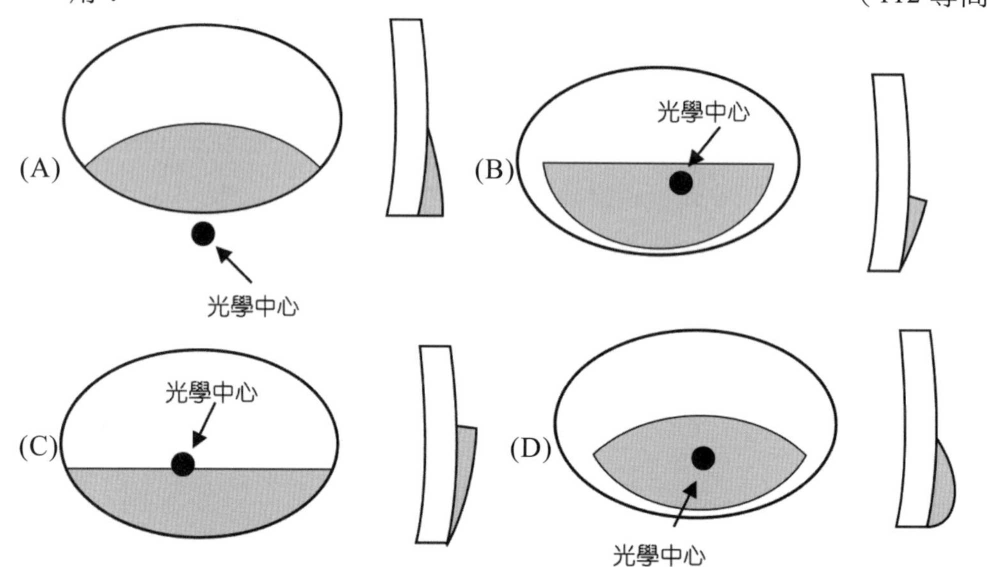

(　) 65. 患者說現在戴的三光眼鏡度數沒問題，但中間區域的可視範圍不夠大，想以中間區域及近用區為主即可。驗光師決定改用雙光鏡片，讓其在工作時配戴。舊眼鏡處方右眼：–3.75DS/–1.00DC×180；左眼：–4.00DS/–1.25DC×010；ADD：+2.00 DS，新的處方應為下列何者？(A)右眼：–3.25DS/–1.00DC×180；左眼：–3.50DS/–1.25DC×010；ADD：+1.50 DS (B)右眼：–2.75DS/–1.00DC×180；左眼：–3.00DS/–1.25DC×010；ADD：+1.00 DS (C)右眼：–2.25DS/–1.00DC×180；左眼：–2.50DS/–1.25DC×010；ADD：+0.50 DS (D)右眼：–1.75DS/–1.00DC×180；左眼：–2.00DS/–1.25DC×010；ADD：+2.00 DS。（112 專高）

(　) 66. 下列鏡框的參數中，影響漸進多焦點鏡片(PAL)中距離與近距離的可視寬度的程度最小？ (A)頂點距離(vertex distance) (B)鏡框的水平寬度 (C)前傾角(pantoscopic angle) (D)框面彎弧(face form)。（112 專高）

(　) 67. 近用瞳距(near PD)測量方法有很多種，其中包含 Gerstman 3/4 法則(Gerstman's three-quarter rule)，現在有一位患者遠用度數雙眼皆為–1.00 DS，遠用 PD 為 68mm 且雙眼對稱。若工作距離為 33.3cm，則使用 Gerstman 3/4 法則計算出近用瞳距為何？ (A)63.5mm (B)66mm (C)65.5mm (D)64mm。 （112 專普）

( ) 68. 使用驗度儀定位平頂雙光鏡片的主要參考點時，發現三個定位點與平頂子片的頂部不平行。下列哪個處方較不影響配戴？ (A)–3.00DS/–1.25DC×180 (B)–2.00DC×090 (C)–1.25DS/–3.25DC×045 (D)–4.50DS。 （113 專高）

( ) 69. 專門為辦公室使用的室內型漸進多焦點鏡片相較於標準型漸進多焦點鏡片，下列何者不是室內型漸進多焦點的特點？ (A)周邊畸變較少 (B)鏡片上半部與下半部度數差距較小 (C)著重中距離與近距離視覺工作 (D)漸進區較窄。 （113 專高）

( ) 70. 雙眼不等視的患者使用子片型多焦點時，若擔心垂直稜鏡不平衡產生，下列調整鏡片設計的方法何者較可能解決問題？ (A)遠距離光學中心不動，子片高度升高 (B)遠距離光學中心升高，子片高度升高 (C)遠距離光學中心不動，子片高度下降 (D)遠距離光學中心升高，子片高度下降。 （113 專高）

( ) 71. 以漸進多焦點鏡片的光學特性為考量時，在選擇鏡框時應該注意的事項與下列何者關聯性最小？ (A)鏡框的鼻側要有足夠的垂直高度 (B)適當的前傾角(pantoscopic tilt) (C)最小的頂點距離(vertex distance) (D)使用無邊鏡架。 （113 專高）

解答及解析

01.C	02.D	03.B	04.B	05.D	06.C	07.B	08.C	09.D	10.C
11.D	12.B	13.C	14.B	15.C	16.B	17.B	18.B	19.B	20.C
21.D	22.C	23.A	24.D	25.A	26.B	27.A	28.D	29.C	30.D
31.D	32.B	33.A	34.A	35.A	36.C	37.D	38.B	39.D	40.D
41.C	42.A	43.B	44.B	45.D	46.C	47.C	48.C	49.C	50.C
51.D	52.B	53.D	54.C	55.D	56.B	57.B	58.D	59.B	60.B
61.D	62.A	63.C	64.C	65.B	66.B	67.A	68.D	69.D	70.A
71.D									

1. (A)一般亞洲人約為 12 mm。

   (B)高度近視鏡片會建議選用沒鼻墊的框架，頂點距離縮小，眼鏡放大率縮小較少（放大比較多）。

   (D)玻璃鏡片折射率與密度成正比，鏡片會越重。

2. 漸進多焦點鏡片設計度數是累進並連續增加，不像雙光在子片頂端易有像跳問題。

3. 圓形的雙光鏡片像跳量＝子片半徑×近附加。$1.5\text{cm} \times +3.00\text{D} = 4.5^{\Delta}\text{BD}$。像跳產生的影像位移位置在子片頂端。

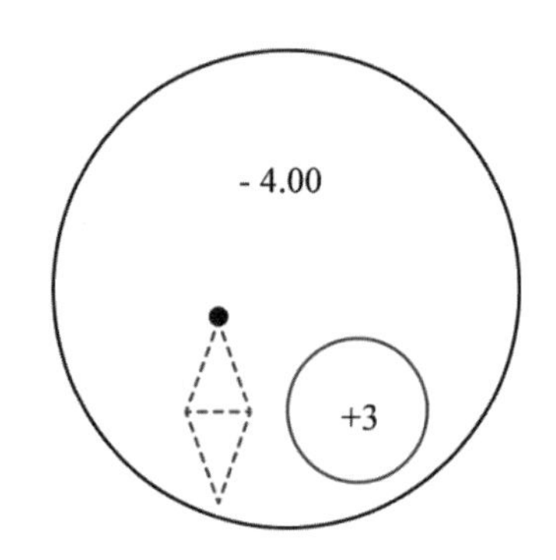

4. (A)、(C)像跳的量來自於子片的稜鏡效應，圓頂光鏡片子片光心離子片頂端較遠，像跳大。

   (B)平頂雙光子片光心，在子片頂端下約 5mm，與圓頂雙光相比，相對離光心較近，像跳少。

   (D)子片為正度數，眼睛向下看通過子片頂時，會產生基底朝下的稜鏡效應。

5. 硬式設計累進帶較短，近用區與遠用區的距離會較短。

6. 製造商標示的數據值一般是永久性標識（隱性標識），包含近用加入度、品牌與折射率及隱形刻印，一般在顳側區域。

7. 配製平頂雙光鏡片時，若無特殊需求，子片的頂部宜對齊角膜輪部下緣（下眼瞼緣），若遠用為主要需求時，一般建議下降 2mm。

8. 公式：子片內偏距離$=\dfrac{\text{遠用瞳距}-\text{近用瞳距}}{2} \rightarrow \dfrac{70-66}{2}=2\text{mm}$。

9. 球面透鏡的移心——正透鏡的移心方向與所需稜鏡底向相同，因近用區是正度數要產生基底朝內的近用稜鏡，將子片往內移。

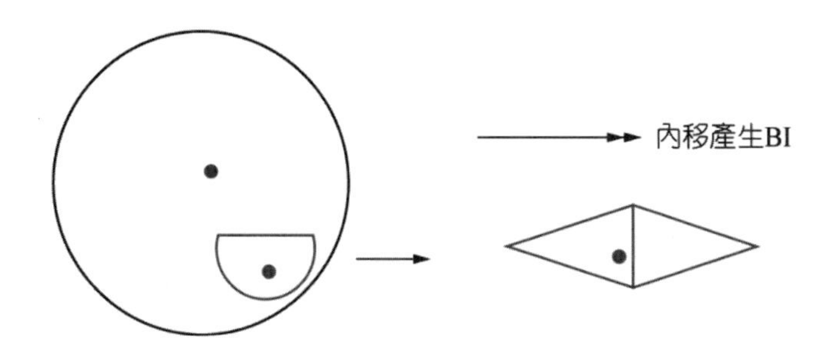

13. 多焦點眼鏡泛指雙光、三光眼鏡，皆有像跳現象的問題產生。
14. 漸進多焦點鏡片無線痕，外觀與單焦點鏡片一樣，鏡片上下半部兩側皆有盲區產生，會造成影像扭曲，視遠至視近可提供連續度數變化與完整的視覺表現，不會有影像跳躍現象。
15. 老花度數＝近方屈光度－遠方屈光度。
    $(ADD = N - D) = +1.50 - (-1.00) = +2.50D$ 。
16. (A)遠用區會變小。

    (C)近用區變小。

    (D)周邊干擾區變大。
17. 視野越窄。
18. 鏡片設計屬性要注意單眼瞳距的量測。
19. (A)適應較慢。

    (C)中間帶較窄。

    (D)周邊景象較容易變形。
20. 周邊視野較窄與設計有關。
21. 兒童鼻梁因發育關係較扁平易滑動，加上不易理解漸進多焦點鏡片使用原則，為了確保兒童能充分利用視近區加入度數，建議眼位裝配高度在瞳孔中央上方 4 mm。
22. 遠視患者用圓頂雙光影像跳躍較小，近視患者影像跳躍較大。近視患者改用平頂雙光，影像跳躍較小，稜鏡效應不受子片影響。一線雙光近視者較遠視者適合，但平頂雙光像跳會更小。
23. 漸進多焦點鏡片瞳孔中心應對準配鏡十字記號（配鏡參考點）。
24. 稜鏡參考點位於十字記號下方 4mm 和兩個隱形刻印（圈）中間區域，與水平標誌線平行。稜鏡參考點有稜鏡時稱之，無稜鏡時為主參考點(MRP)。

25. (B)周邊產生較多散光度數。

    (C)累進帶較短。

    (D)第一次配戴較適合軟性設計。

26. 鏡框尺寸稱為鏡圈尺寸，是鏡框水平尺寸大小(A Size)，在漸進多焦點選框時，水平尺寸在鏡片設計中，對光學性的影響小於其他三個選項。

27. 近用視野過小或近用視力不佳，其可能原因如下：

    (1)處方不正確：a.ADD 不正確。b.遠用屈光度不正確。

    (2)配鏡眼位高度過低。

    (3)瞳距不正確。

    (4)頂點距離過大。

    (5)垂直傾斜角度不夠。

    (6)基弧不適。

28. 遠用區至近用區的距離較短。

29. 漸進多焦鏡片高度無法自由調整，會影響影像清晰度，但可選擇不同高度累進帶鏡片設計，小鏡框太窄與鼻側區域不夠寬的框型較不適合。

30. 漸進多焦點鏡片的鏡框選擇，垂直深度會影響近方區域的明視區，尤其是鼻側深度，顳側水平寬度影響鏡片厚度與盲區，所以垂直深度比水平寬度更需要考量。

31. 垂直稜鏡 $P^{\Delta} = d \times F$，$12 - 4 = 8$mm（視物點離光心距離）。

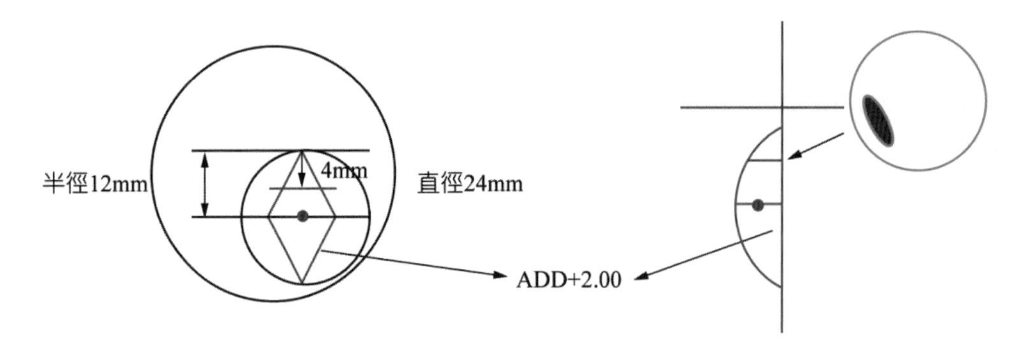

32. +1.25DS/−0.50DC×180，add:+2.50 D，看遠的不清楚。

    +3.75DS/−0.50DC×180，看近的清楚。

    +2.00DS/−1.00DC×180，遠距處方，為看遠重新驗光後的度數。

+3.75DS/–0.50DC×180，原本看近處方清楚，故度數不動，但遠方散光增加了。–0.50DC，為了讓最小模糊圈能在視網膜上，加–0.50DC 增加球面+0.25DS。

+3.00DS/–1.00DC×180，中距處方。

+4.00DS/–1.00DC×180，近距處方。

33. 雙光鏡片子片內偏距：$\frac{PD-NPD}{2}=\frac{65-62}{2}=1.5mm$。

34. 稜鏡參考點為漸進多焦點鏡片上的臨時性標記。

35. 子片降距 $=23.5-19.5=4mm$。

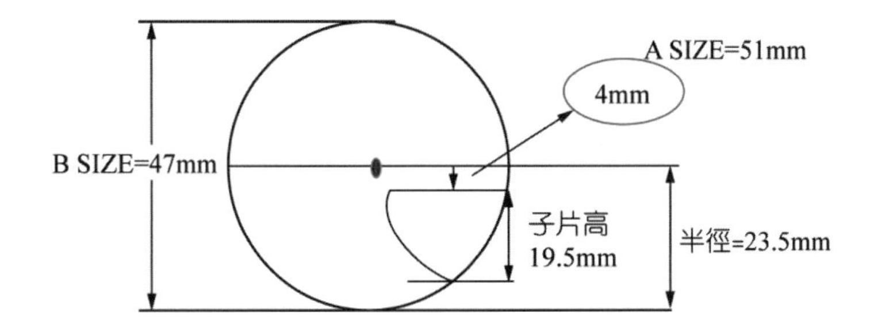

37. 配置雙光鏡片時是將子片頂點對準眼瞼下緣。因眼瞼下緣在外觀上幾乎與角膜輪部在相同位置上，只是學術上的差異，臨床上我們還是以眼瞼下緣為參考點。

38. $(18-15)\times 2.00=0.3cm\times 2=0.6^{\Delta}BD$（平頂雙光像跳＝子片頂到子片光心的距離×ADD）。

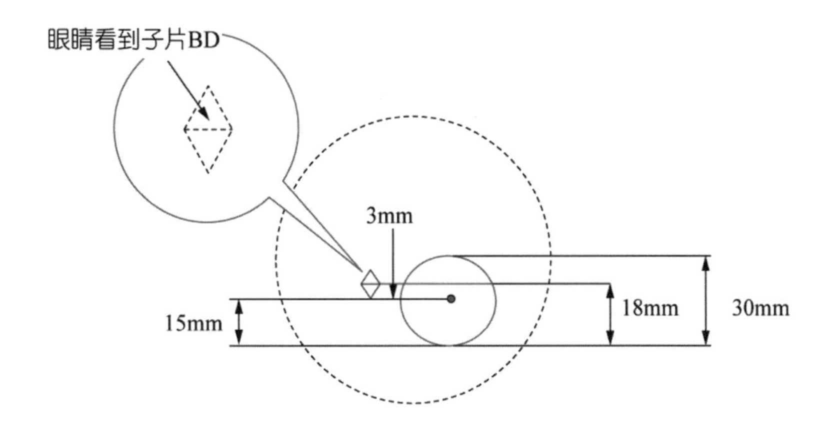

39. (A)儘量小的頂點距離，可提供較寬廣的遠方與近方視野。

(B)前傾角配合臉型調整，可適時增加中近區域視野寬廣度。

(C)在閱讀時眼睛會向下內聚合，鼻側有足夠的垂直高度，才不會切除到鼻側區域，導致在閱讀時無法確實的使用到近方度數。

40. 單側子片的總內偏距＝子片內偏距＋增加的子片內偏距。

子片內偏距 $=\dfrac{\text{PD}-\text{NPD}}{2}\rightarrow\dfrac{68-62}{2}=2\text{mm}$ 。

增加的子片內偏距 $=\dfrac{\text{近用稜鏡}}{\text{ADD}}=\dfrac{2}{2.5}=0.8\text{cm}=8\text{mm}$ 。

單側子片的總內偏距＝ $2\text{mm}+8\text{mm}=10\text{mm}$（向內）。

41. Ellerbrock 氏子片內偏距方程式：$=\dfrac{P}{1+\omega\left(\dfrac{1}{S}-\dfrac{1}{f}\right)}$ 。

P＝一半遠用瞳距。

ω＝近用工作距離。

S＝鏡片到眼鏡迴旋中心點的距離。

f＝遠用屈光度數。$(f=1/+5=0.2\,\text{m}=200\,\text{mm})$

$$\text{子片內偏距}=\frac{35\text{mm}}{1+300\text{mm}\left(\dfrac{1}{25\text{mm}}-\dfrac{1}{200\text{mm}}\right)}=\frac{35\text{mm}}{1+300\text{mm}(0.04-0.005)}$$

$$=\frac{35\text{mm}}{11.5\text{mm}}=3.04\text{mm}$$ 。

42. 三光鏡片中近比一般採用 50%（中間度數／近方度數）× 100%。

$+3.00/2=+1.50$（中距離 ADD）$\rightarrow 1.5/3=0.5\times100\%=50\%$ 。

中距離度數 $=+1.50+(-1.75)=-0.25\text{DS}$ 。

43. 如果沒有以單眼 PD 製作，在水平方向容易產生誤差。當沿著漸進區看物體時，容易因 PD 的誤差導致在使用中距離區域時，減少了可視區的使用範圍。

44. 硬性設計在周邊盲區位置，散光度數較集中，變化較快速，容易造成影像的扭曲，所以所見直線彎曲程度會較軟性設計來的大。

54. 增加前傾角目的增大近方視野。

55. 配戴者在閱讀時需將閱讀物移至一側，與水平瞳距不正確較有關。

56. 不論遠視或近視者，看近方有調節不足者，增加近方加入度，可以放鬆調節。

57. 一般我們漸進多焦點度數遞減範圍變化是 0.25 D 為一單，位往下半部區域度數越來越正，所以 1.00 D 度數範圍變化如下：

$$\begin{array}{rl} & +1.25DS/-0.75DC\times175 \\ + & +1.00DS \\ \hline & +2.25DS/-0.75DC\times175 \end{array}$$

58. ② 從遠到近之度數快速改變的設計，偏向硬性設計，其近用區域會比較大。
③ 干擾區範圍大小與近用區的範圍大小沒有直接密切的關聯性，一般與加入度及鏡片設計較有關聯。
④ 軟性設計在閱讀近用區域時，會比較平順，干擾區造成的影像扭曲較小，直線相對較不易看成弧線。

59. 圓形子片像跳效應(Δ)：子片半徑×ADD

$16mm\times2=3.2^{\Delta}$

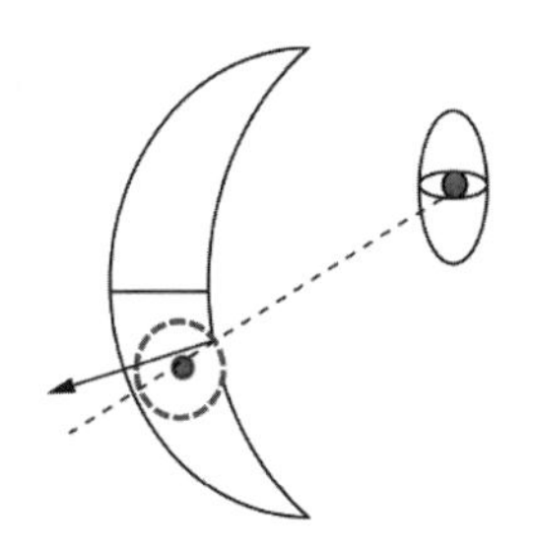

60. $P^{\Delta}=d\times F$ $-5\times0.8cm=4BD$

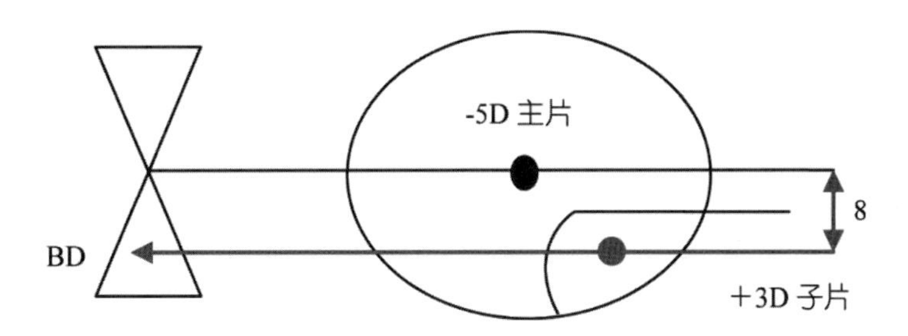

61. 配鏡十字高度錯誤在中心遠距離視力會受到一定程度的影響，一併影響周邊。

62. 漸近區起始點也就是稜鏡參考點的位置（有稜鏡處方下稱之），也稱為主參考點（沒稜鏡處方下稱之），臨床上漸近區起始點與配鏡十字顯示的度數是一樣的。

63. 像跳量=光心至子片頂的距離。

    4.5×2.25=1.0125$^{\Delta}$BD，眼睛往雙光弧頂（粗實線）下方掃視時會產生基底朝下的稜鏡像跳（虛線）。

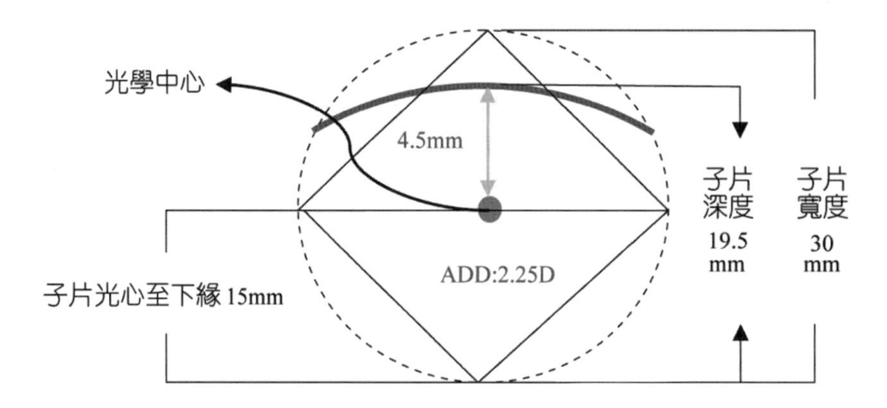

64. 像跳定義：子片光心到子片頂的距離，越遠像跳效應越大。

    (C)是一線雙光子片，此光心就在子片頂上方，故像跳副作用最低。

65. 一般三光鏡片中間距離度數為 ADD 的一半（也就是占 50%），所以是+1.00，而題目告訴我們要改用雙光鏡片，並且以中、近為主要使用區域，因此新的雙光鏡片遠用區域度數就會是原始遠用鏡片處方加上中間區域 ADD 的度數。

    「三光鏡片若改換成雙光鏡片，並以中、近為主要使用區域時，雙光鏡片中距離度數須替代原本三光的遠用區域度數」。

    右眼–3.75–1.00×180+(1.00)=–2.75–1.00×180（新的處方）

    左眼–4.00–1.25×010+(1.00)=–3.00–1.25×010（新的處方）

    ADD+1.00

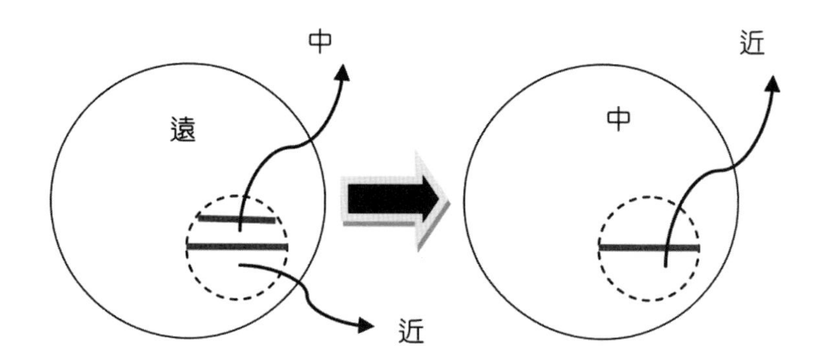

66. 鏡框的水平寬度與 PAL 中近距離可視區域較無相關。

(A)頂點距離、(D)框面彎弧與中距離較相關。

(C)前傾角與近距離較相關。

67. 格斯特曼(Gerstman)3/4 法則只與閱讀屈光度有關，與近用加入度無關，閱讀距離的倒數(D)×0.75(mm) 。

33.3 cm=3D×0.75=2.25（單眼內偏量）

68mm–4.5mm=63.5mm。

68. 三個定位點為鏡片光學中心及水平軸，平頂子片頂部為雙光鏡配製時的角膜輪部下緣對應位置，當定位點與子片頂部不平行時，代表散光軸位偏斜，而球面度數無散光，沒有軸位偏斜的問題。

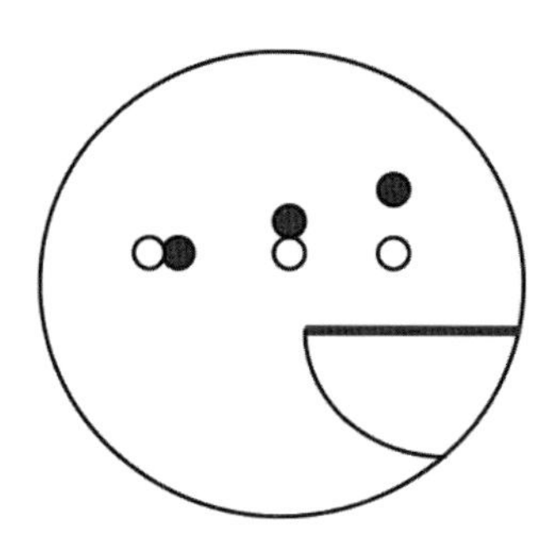

69. 上方區直接 ADD 一半（周邊畸變變化小）。

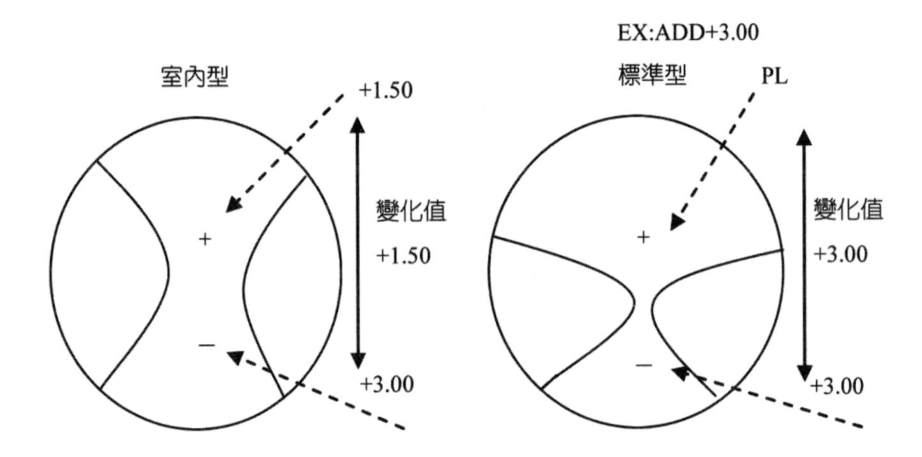

70. 遠用鏡片光心與近用子片光心越近，垂直稜鏡不平衡影響越低。影響程度 (A)< (B) < (C) <(D)。

71. 無邊鏡架對漸進多焦點鏡框選擇上，光學特性影響關聯性較小。

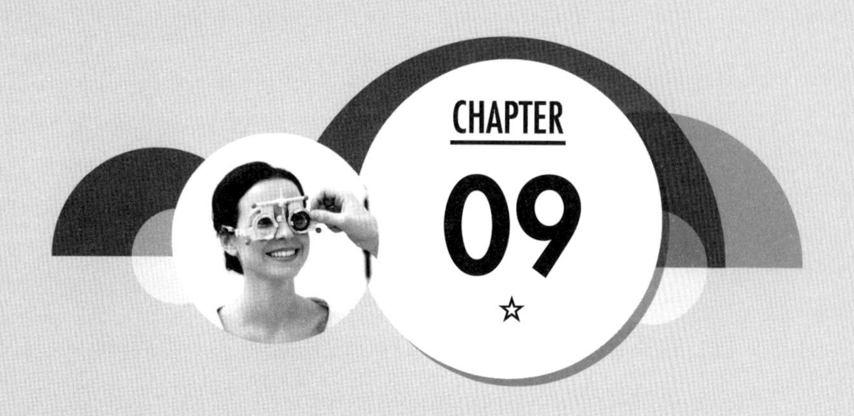

不等視配鏡法

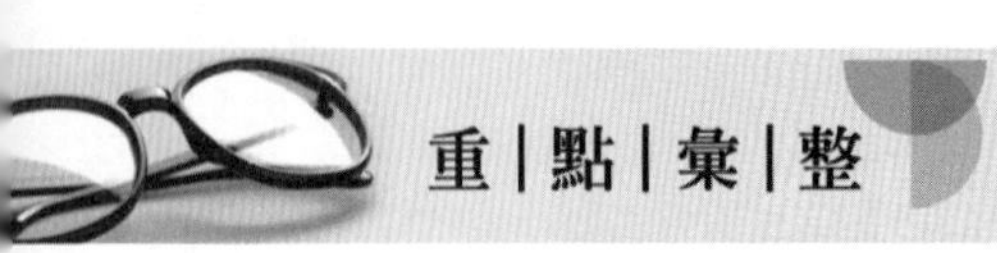

重｜點｜彙｜整

1. 不等視：兩眼之間存在屈光度數的差異，在幼童發育階段容易有弱視的產生。
2. 常見不等視分類：
   (1) 單一性不等視(Isoanisometropia)：雙眼皆為遠視或近視。
   (2) 不等視(Anisometropia)：一眼遠視、一眼近視。
   (3) 高度不等視(High anisometropia)：差異＞2.00D。
   (4) 低度不等視(Low anisometropia)：差異＜2.00D。
3. 例如：一眼正視、另一眼遠視；一眼正視、另一眼近視，其中又以一眼正視眼，另一眼近視的配戴者較不易產生弱視，因看遠方時使用正視的那隻眼睛看物體，看近方時使用近視眼，當兩眼輪流接受到光線刺激，可維持正常的眼部發育。
4. 造成不等視主要原因：
   (1) 結構異常。
   (2) 眼疾。
   (3) 創傷。
   (4) 發育不正常。
   (5) 手術影響。
5. 常見不等視症狀：
   (1) 可能無症狀。
   (2) 存在一定的雙眼視覺程度者：無論矯正或未矯正（立體視）。
   (3) 配鏡矯正後，常會導致垂直稜鏡不平衡效應（水平融像容忍大）。
6. 矯正的屈光參差所引起的問題：
   (1) 調節系統。
   (2) 聚散（開合）系統。
   (3) 雙眼視網膜影像大小（眼鏡放大率）。

7. 預測不等視屈光度：不等視無論是否矯正，皆常導致弱視、斜視、融像能力較差、閱讀表現較差等問題。

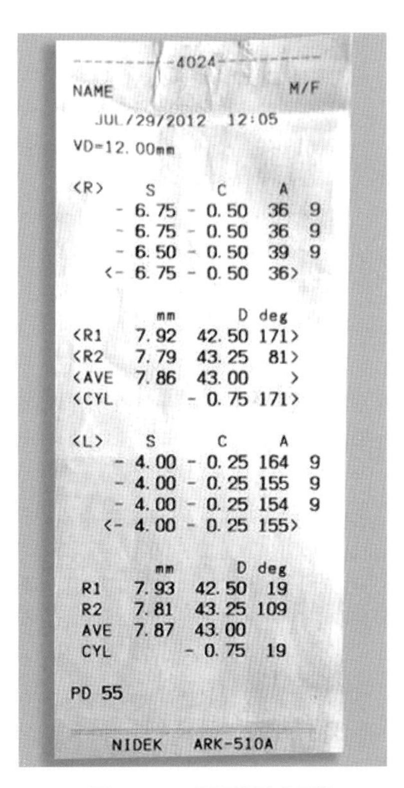

-4024-
NAME M/F
JUL/29/2012 12:05
VD=12.00mm
<R> S C A
- 6.75 - 0.50 36 9
- 6.75 - 0.50 36 9
- 6.50 - 0.50 39 9
<- 6.75 - 0.50 36>
mm D deg
<R1 7.92 42.50 171>
<R2 7.79 43.25 81>
<AVE 7.86 43.00 >
<CYL - 0.75 171>
<L> S C A
- 4.00 - 0.25 164 9
- 4.00 - 0.25 155 9
- 4.00 - 0.25 154 9
<- 4.00 - 0.25 155>
mm D deg
R1 7.93 42.50 19
R2 7.81 43.25 109
AVE 7.87 43.00
CYL - 0.75 19
PD 55
NIDEK ARK-510A

圖 9-1 電腦驗光單

＜1.50D	無雙眼視覺問題。
－1.50D～3.00D	多數時間雙眼視覺正常，偶爾產生輕微抑制。
＞3.00D	單眼視覺多數時間處於抑制狀態。

遠視患者	＞+4.50D 產生症狀 100%。 ＜+2.50D 產生症狀 50%。
近視患者	＞+6.50D 產生症狀 100%。 ＜+4.50D 產生症狀 50%。

幼童不等視	一眼正視，另一眼遠視，遠視眼可能演變為弱視。 一眼近視，另一眼高度近視，較低度數者較容易加深。
白內障	晶狀體核硬化形成之不等視，矯正後看遠較可以接受變化，但矯正後看近可能較無法適應。

以圖 9-1 電腦驗光單來看，此屬於雙眼屈光性近視不等視，右眼近視 675 度，左眼近視 400 度，雙眼不等視達 275 度，屬於高度不等視，原則上無散光現象（電腦驗光單 C 散光值小於 75 度屬於誤差範圍值）。

9-1 不等視臨床的處理對策

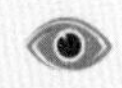

1. 屈光度全矯正：弱視患者與年輕患者，須避免矯正不完全，使光線刺激不一致，造成雙眼發育不完全，導致弱視的形成。
2. 屈光度部分矯正：成年患者（優點：減少視力疲勞與影像大小不一致。缺點：無立體視與最好的單眼視力）。
3. 調整鏡片光學中心或閱讀姿勢：
   (1) 降低多焦點鏡片光學中心或升高子片光心。
   (2) 低頭讓視線通過光學中心。
4. 考量交替視覺：雙眼單一視（例如：老花患者一眼正視看遠，另一眼近視看近，就不須配戴老花眼鏡）。
5. 考量垂直稜鏡（屈光差異 2～3D）：兩副眼鏡（一副近用，一副遠用）。(1)降低主要參考點高度。(2)升高多焦點子片高度。
6. 考量隱形眼鏡矯正：網膜影像大小不變（隱形眼鏡的光學中心會隨著眼睛轉動，不會產生稜鏡問題）。
7. 設計鏡片參數：改變基弧、頂點距離及鏡片厚度。

9-2 鏡片參數設計與眼鏡放大率參數影響

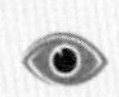

一、鏡片參數設計改變眼鏡放大率

鏡片矯正時，眼睛所見成像大小與未矯正時所見成像大小之比較，稱之眼鏡放大率。而影響眼鏡放大率的組成因素，包含形狀因子與屈光因子兩種：

1. 鏡片厚度、折射率、鏡片前表面弧度（折射面屈光度），屬於形狀因子。
2. 頂點距離、後頂點屈光度數，屬於屈光因子。

二、參數改變的影響

不同鏡片設計的形狀，可藉由改變鏡片的各項參數設計，達到不同的效度產生，連帶會影響到鏡片的外觀與放大率。下圖 9-2 是基弧改變時，鏡片形狀所產生的樣式，換言之，一個鏡片度數的產生，可藉由前後表面曲度的改變，製作出不同類型參數的鏡片。

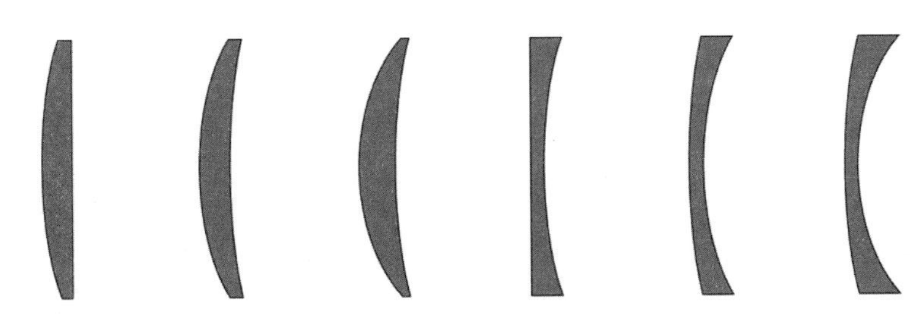

圖 9-2 基弧與片型的變化

1. 遠視鏡片：厚度(t)↑，放大倍率(M)↑，鏡片重量(W)↑。
2. 前表面弧度(F)↑，放大倍率(M)↑。
3. 遠視鏡片：頂點距離(d)↑，放大倍率(M)↑。
4. 近視鏡片：頂點距離(d)↓，放大倍率(M)↑。
5. 前基弧越彎，總屈光度不變，厚度會越厚，矢深變高，需要的毛胚厚度也隨之增加。
6. 對於凸透鏡（正度數鏡片），中心厚度會更厚。
7. 對於凹透鏡（負度數鏡片），邊緣厚度會更厚，影響了鏡片的輕薄與外觀。
8. 眼鏡總放大率＝形狀因子×屈光因子($M_t = M_s \times M_P$)，$M_t = \dfrac{1}{1-\left(\dfrac{t}{n}\right)F_1} \times \dfrac{1}{1-dF_v}$。

（t＝鏡片厚度（單位公尺），n＝鏡片折射率，F_1＝前表面屈光度，
d＝頂點距離（單位公尺），F_v＝後頂點屈光度）

【練習 1】 EXAMPLE

一個+6.00D 的 1.67 超薄鏡片，前表面屈光度+10.00D 中心厚度 5.00mm，頂點距離 12mm，請問這支眼鏡的總放大率大小？

解題攻略》

公式：$M_t = \frac{1}{1-\left(\frac{t}{n}\right)F_1} \times \frac{1}{1-dF_v} \rightarrow 1.03\times1.077 = 1.11$（$1.11-1\times100\% =$ 放大11%）。

【練習 2】 EXAMPLE

（　）1. 下列何者為眼睛因結構異常變化引起，所造成的不等視？ (A)玻璃體與水晶體 (B)眼軸長與水晶體 (C)玻璃體與前房深度 (D)眼軸長與前房深度。

解答：(B)。

（　）2. 下列何者不是單純不等視全矯正後所產生的問題？ (A)鏡片導致不等像 (B)鏡片導致複視 (C)鏡片導致稜鏡不平衡 (D)鏡片導致周邊影像更模糊。

解答：(D)。

（　）3. 近視不等視大於多少時，預估 100% 患者會產生症狀： (A) –3.00D (B) –4.50D (C) –5.00D (D) –6.50D。

解答：(D)。

（　）4. 遠視不等視大於多少時，預估 100%患者會產生症狀： (A)+3.00D (B)+1.50D (C)+5.00D (D)+6.50D。

解答：(B)。

（　）5. 不等視大於多少以上，閱讀時即容易產生稜鏡不平衡的現象：(A)1.00D (B)1.50D (C)2.00D (D)2.50D。

解答：(B)。

(　) 6. 下列哪種不等視，配戴眼鏡最需要完全矯正？ (A)弱視的幼童 (B)單眼近視的學童 (C)有老花眼的中年人 (D)開車的老年人。

解答：(A)。

歷屆試題

(　) 1. 眼鏡處方右眼為+2.00 DS，左眼+4.50 DS，眼鏡的前表面屈光力為+6.00 D，透鏡的中心厚度是 3 mm，下列哪一個方式可以減輕因為此眼鏡所引起的不等像不舒服症狀？ (A)增加鏡片的頂點距離 (B)減少右側鏡片的前表面屈光力到+1.00 D (C)減少左側鏡片的中心厚度到2.5 mm (D)增加左側鏡片的中心厚度到 8 mm。 (106 專普)

(　) 2. 在不等視驗配眼鏡時，下列何者不是改善不等像(aniseikonia)的做法？ (A)改變鏡片頂點距離 (B)降低鏡片厚度 (C)使用高折射係數鏡片 (D)改變瞳距。 (106 專高)

(　) 3. 雙眼不等視(anisometropia)之老花雙焦鏡框鏡片通常患者無法忍受之原因為下列何者？ (A)雙眼不等視造成之彗差(coma) (B)水晶體老化已無法調節與矯正遠視度數 (C)雙眼不等視之雙焦鏡片產生之稜鏡效應和垂直融像能力(vertical fusion amplitude) (D)雙眼產生之不等球面像差(spherical aberration)。 (106 專高[補])

(　) 4. 眼鏡矯正不等視時，下列何者不會增加視網膜成像大小？ (A)遠視眼鏡增加頂點距離 (B)頂點距離固定時，增加鏡片後表面曲度 (C)點距離固定時，增加鏡片厚度 (D)頂點距離固定時，增加鏡片折射係數。 (106 專高[補])

(　) 5. 有關近視性不等視(anisomyopia)的配鏡，下列方式何者錯誤？ (A)要選擇眼型(eye size)較大的鏡框 (B)不要減少較低負度數鏡片的鏡片厚度 (C)可藉由增加較低負度數鏡片的頂點距離，斜面遠離(bevel away)鏡片的前弧，來改變放大率 (D)增加負度數鏡片的頂點距離，會增加負鏡片的縮小率(minification)。 (108 專高)

(　) 6. 有關遠視性不等視(anisohyperopia)的配鏡方式，下列何者最不適當？ (A)較高正度數的鏡片可以採取更扁平的基弧 (B)要選擇具有較小的頂點距離鏡框 (C)使較低正度數鏡片的中心厚度大於較高正度數鏡片的中心厚度 (D)減少較高正度數的鏡片厚度。 (109 特師)

(　) 7. 下列混合型不等視（一眼近視一眼遠視）的眼鏡設計，何者最不適當？ (A)鏡框的眼型尺寸選擇比較小的 (B)正度數要減少頂點距離 (C)負度數要增加中心厚度 (D)正度數要比較陡的基弧。
（109 特師二）

(　) 8. 下列遠視型不等視的眼鏡設計，何者最不適當？ (A)鏡框的眼型尺寸選擇比較小的 (B)比較高的正度數要減少頂點距離 (C)比較高的正度數要增加中心厚度 (D)比較低的正度數要比較陡的基弧。（110 專高）

(　) 9. 依 Knapp's law 為基礎，下列哪種不等視者，用框架眼鏡時，其兩眼影像不等的情況比較小？ (A)屈光性近視 (B)軸性近視 (C)屈光性遠視 (D)散光型不等視。（110 專高）

(　) 10. 在不等視驗配中，下列何者不會改變眼鏡放大率？ (A)改變鏡片頂點距離 (B)降低鏡片厚度 (C)使用高折射率鏡片 (D)改變瞳距。
（111 專高）

(　) 11. 為不等視患者配框架眼鏡，擔心產生不等像問題時，可以在選擇鏡架及鏡片時做調整，以減少眼鏡放大率的差異，下列何項調整最不適合？ (A)選擇頂點距離較大的鏡架 (B)選用眼型尺寸較小的鏡架 (C)選擇高折射率鏡片，減少鏡片厚度 (D)選擇非球面鏡片，使基弧更平。（111 專高）

(　) 12. 若是屈光性不等視，我們可以從眼鏡處方大約估計兩眼眼鏡放大率的差異。依據現在公認的經驗法則，每一屈光度的不等視有多少的放大率差異？ (A)1% (B)2% (C)3% (D)4%。（112 專高）

(　) 13. 有關納普定律(Knapp's Law)的敘述，下列何者錯誤？ (A)當矯正鏡片第二主平面與眼睛前焦點重疊時成立 (B)眼睛為軸性與屈光性屈光不正皆成立 (C)當條件成立時，屈光不正的視網膜影像將與正視眼的視網膜影像尺寸一致 (D)當條件成立時，視網膜影像的尺寸可能因視網膜成長不均等導致不等像。（112 專高）

解答及解析

01.C 02.D 03.C 04.B 05.A 06.C 07.D 08.C 09.B 10.D
11.A 12.A 13.B

1. 公式：$M_t = M_s \times M_P$，眼鏡總放大率＝形體放大率×屈光放大率。

$$M_t = \frac{1}{1-\left(\frac{t}{n}\right)F_v} \times \frac{1}{1-dF_v}$$

(A)因鏡片正鏡片增加鏡片頂點距離，屈光放大率會變大，所以兩眼一起變大。左眼屈光度高一倍，放大率變化程度較大，雙眼放大率差距更大。

(B)一般鏡片前基弧為正度數，度數越高（基弧越彎），形體放大率增加。右眼度數減少前表面弧度，使雙眼放大率差距更大。

(C)中心厚度增加，在正度數的前基弧會越彎，使形體放大率增加。左眼中心厚度減少，弧度變得較平，形體放大率會縮小，使兩眼放大率能更接近。

(D)增加中心厚度，弧度變彎，左眼放大率會更增加，使雙眼放大率差距加大。

2. (A)近視患者頂點距離越小，影像放大率越高；遠視患者頂點距離越大，影像放大率越高。

(B)近視患者降低鏡片厚度，增加影像放大率；遠視患者降低鏡片厚度，減少影像放大率。

(C)近視與遠視患者使用高折射係數鏡片，可增加影像放大率。

(D)眼鏡放大率中，瞳距不影響放大率。

3. 雙眼屈光度不等視所造成的稜鏡效應，會使融像變得更困難，無法雙眼單一視。

(A)彗差(coma)屬高階像差，影響甚小。

(B)一樣可矯正遠視度數，但老花近用使用的調節範圍影響沒有稜鏡效應影響大。

(D)球面像差(spherical aberration)屬高階像差，影像甚小。

4. 公式：$M_t = M_s \times M_P$，眼鏡總放大率＝形體放大率×屈光放大率。

$$M_t = \frac{1}{1-\left(\frac{t}{n}\right)F_v} \times \frac{1}{1-dF_v}$$

（t＝厚度，n＝折射係數，d＝頂點距離，F_v＝後頂點屈光度）

所以後表面曲度並沒有增加網膜成像大小。

5. 要選擇眼型(eye size)較小的鏡框，減少頂點距離來增加放大率。

6. (C)會讓放大率增加，並且增加重量。

(A)、(B)、(D)皆可降低遠視鏡片放大率。

7. 正度數要比較陡的基弧，會造成頂點距離較大，影像放大率會增加。

(A)兩眼厚度會比較薄。

(B)放大率比較不會太大，雙眼影像較接近。

(C)影像比較不會縮太小，雙眼影像較接近。

8. 比較高的正度數增加中心厚度，會讓遠視鏡片的放大率相對變大。

9. 軸性近視與軸性遠視在用框架眼鏡矯正時視網膜影像大小會相等。屈光性近視與屈光性遠視用框架眼鏡矯正時，屈光性近視網膜影像較小，屈光性遠視網膜影像較大。

10. (1)鏡片頂點距離、(2)鏡片厚度、(3)鏡片折射率皆會改變眼鏡放大率，瞳距不會。

11. 在配鏡學領域中，頂點距離是越近越好，不論在近視或遠視的鏡片，放大率的差異會越小。

12. 此題的關鍵在公認經驗法則這句話，不然滿有爭議空間。

眼鏡放大率：$\frac{1}{1-hF_v}$，h=頂點距離　F_v=後頂點屈光度數

舉例：–6.00D 與–5.00D 帶入公式，得 0.94 與 0.93，差異=0.01 為 1%，此頂點距離為「公認的經驗法則」12mm，若改為 15mm 就會落在 1~2%之間。

13. 所謂納普定律的條件成立，非正視眼必須只有軸性。

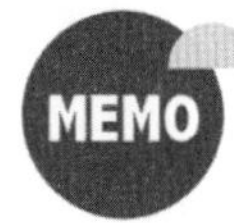
MEMO

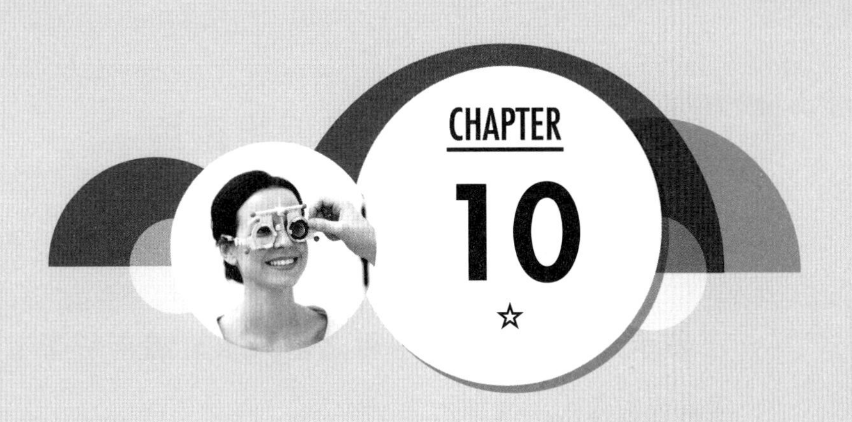

高度數鏡片

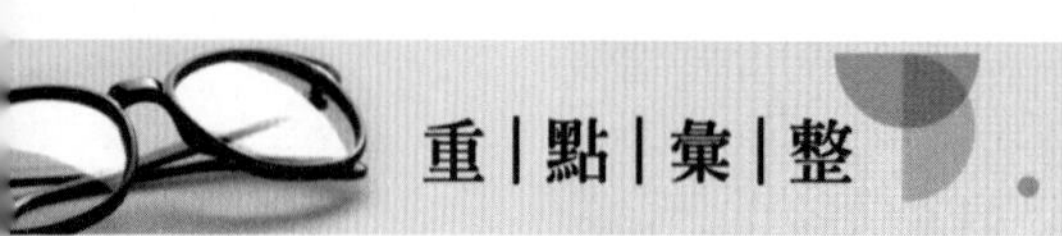

重|點|彙|整

10-1 高度遠視與高度近視鏡片

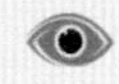

一、高度遠視鏡片

（一）無水晶體眼與高度遠視之框架眼鏡矯正所產生的問題

1. 視網膜影像大小增加。
2. 視野下降↓。
3. 存在環盲區(ring scotoma)。
4. 眼球旋轉增加。
5. 鏡片像差增加。
6. 視野中物體湧動。
7. 配戴者外觀。
8. 輻輳需求。

臨床應用：當遠視瞳距做小一點時，會產生基底朝內的稜鏡效應，可以用來矯正外斜位患者；近視反之。

（二）無水晶體眼與高度遠視矯正鏡片之設計考量重點

1. 減少鏡片重量。
2. 減少鏡片厚度。
3. 降低眼鏡放大率。
4. 增加視野。
5. 最小化鏡片影像。
6. 提供最適當之多焦形式和位置的正確性。
7. 提供抗眩光和 UV 輻射的保護。

二、高度近視鏡片

1. 選擇鏡片越大的框，鏡片周邊就越厚，重量也會相為提高； 選擇越長方形框，鏡片左右兩邊會越厚；選擇上下高度越高的鏡框，則上下厚度會明顯。鏡片重量和厚度的關係，會因為鏡片裁切完成後，片徑越小，邊緣厚度越少；見下圖 10-1 或鏡框的幾何中心距離與配戴者瞳距大小相近時，以及使用高折射率的鏡片材質，在上述條件下，都能減少鏡片在重量和厚度上的改變。

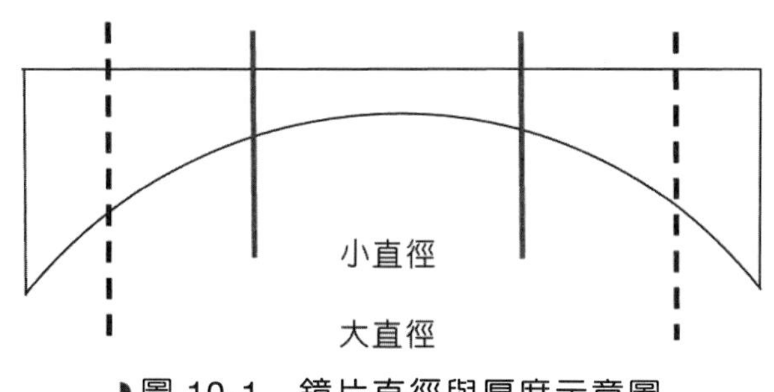

圖 10-1　鏡片直徑與厚度示意圖

2. 影像會縮小，邊緣會較厚，而當鏡片越靠近眼睛，放大率提高。例如：隱形眼鏡。
3. 視野增加↑。
4. 外觀會因為邊緣反射的多環樣貌，看似厚重笨拙。

(一) 減少邊緣反射的方法

1. 邊緣鍍膜。
2. 邊緣塗色。
3. 玻璃鏡片使用半透明邊緣。
4. 邊緣拋光。
5. 鏡片染色。
6. 隱藏倒角技術。

（二）菲涅耳貼膜鏡片(1mm)PVC

1. 適用條件：
   (1) 非常高度屈光不正的矯正。
   (2) 可短暫作為試鏡片或診斷用鏡片。
   (3) 高附加度或子片的偏心配置。
   (4) 鏡片度數已不生產、製作價格高昂或需要長期等待。
2. 優點：薄、輕質、大孔徑、配置位置無限制及診間應用。
3. 缺點：對比下降、視力稍降、同心圓溝槽顯而易見、柱面度數不適用。

10-2 眼鏡視場（視野）

一、視場

眼睛通過鏡片所能看到最大的角度範圍。

二、視覺視野

未加鏡片前眼睛與周邊視覺的感受，其中空鏡框與眼球旋轉中心的夾角稱為視覺視野，而視野的大小與鏡框大小和鏡框配戴的位置有關。見下圖 10-2 空鏡框的視覺視野示意圖。

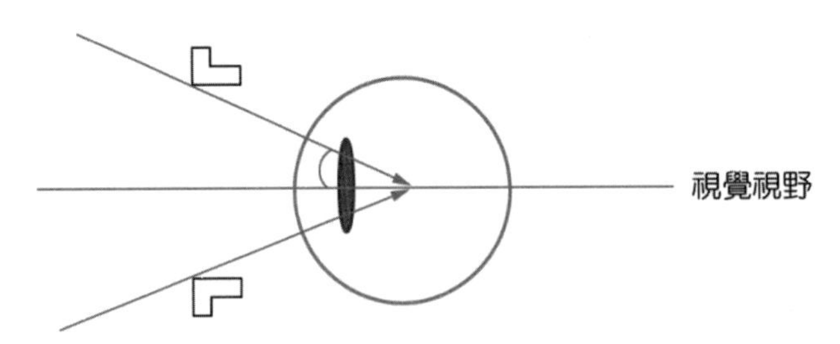

圖 10-2　空鏡框的視覺視野示意圖

(三)實際視野

1. 透鏡的有效直徑與眼球旋轉中心遠點(共軛點)的夾角稱之。
2. 正鏡片邊緣產生稜鏡效果(BO),影像外移(移到框外方向),光錐縮小,損失視野。
3. 負鏡片邊緣產生稜鏡效果(BI),影像內移(移到框內方向),光錐擴大,增加視野。
4. 視野與鏡片大小、位置、屈光力有關。
5. 正鏡片減少視野,眼球移動幅度較大。
6. 戴負鏡片視野>空框視野>正鏡片視野。

圖 10-3 是正、負鏡片的實際視野圖。實線的部分是眼睛藉由不同透鏡看出去,實際視野所產生區域的大小位置;虛線部分是影像所呈現的位置。正鏡片影像在鏡後聚焦,負鏡片影像在鏡前聚焦。光線原始的路徑與經過透鏡偏折所產生的光錐夾角,稱為環形盲區。圖 10-3(a)說明正鏡片的配戴者,會產生比配戴空框時,有較小的視野;圖 10-3(b)說明負鏡片的配戴者,會產生比配戴空框時,有較大的視野。

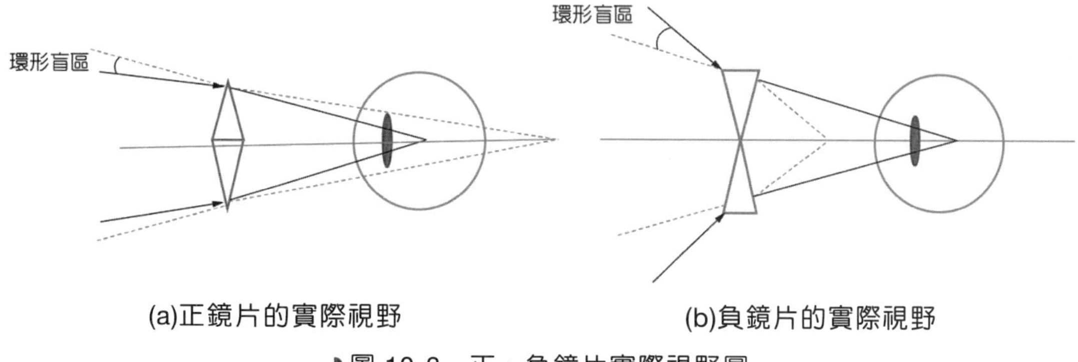

圖 10-3　正、負鏡片實際視野圖

三、高度數眼鏡挑選

高度數消費者在挑選鏡框的時候,需要注意以下幾點:建議高度數的人在挑選鏡框時,盡量選擇與臉型尺寸接近的小鏡框,減少稜鏡效應造成的側邊臉形扭曲與影像縮小效果；在鏡片的選擇也要注意折射率與色散的關係，配鏡時宜使用單眼瞳距量測數據；鏡框與眼睛距離也要儘量貼近，越近越好，以不觸碰睫毛為主，提高視野與放大率；主要參考點要配合前傾角，降低多餘度數的產生。

(一) 高度近視鏡片鏡架選擇

1. 不適用條件：
   (1) 避免挑選水平較長、垂直較高，並且有稜有角的鏡框。
   (2) 整體鏡架寬幅過大，寬於配戴者臉部過多。
   (3) 較大的前傾角，較大的前傾角除造成多餘度數的產生，也會因鏡片光心無對應至視軸，造成色散的影響。

2. 適用條件：
   (1) 高折射率材質。
   (2) 倒邊、拋光、邊緣上色。
   (3) 非球面設計鏡片。
   (4) 端片（樁頭）鏡腳粗些。
   (5) 小鏡框（偏圓較好）。
   (6) 鏡框幾何中心距離(FPD)接近配戴者瞳距(PD)。
   (7) 面積較大的防滑鼻墊。
   (8) 可減少臉部缺陷程度。
   (9) 窄的鼻梁架尺寸。

(二) 高度遠視鏡片鏡架選擇

1. 不適用條件：
   (1) 大片徑的鏡片。
   (2) 玻璃鏡片。
   (3) 筆直型鏡腳。

2. 適用條件：
   (1) 圓形鏡片。
   (2) 高折射率鏡片。
   (3) 非球面設計鏡片。
   (4) 塑膠鏡框（頂點距離較短）。

歷屆試題

( ) 1. 對於高度近視或高度遠視者在裝配眼鏡的要求不包括下列何者？ (A)框架必須穩定不易變形 (B)盡可能選擇小尺寸的框面 (C)選用高折射率的鏡片 (D)選用球面設計的鏡片。 (106 特生)

( ) 2. 有一個高度近視的病人，右眼−12.00 DS，左眼−15.00 DS，若要對這個病人配眼鏡，哪一個建議較不適當？ (A)建議使用高折射率鏡片，減少鏡片厚度 (B)建議使用大面積鼻托，減少鏡片滑脫的機會 (C)建議使用無框鏡片，較為美觀舒適 (D)建議使用尺寸小的鏡圈，減輕眼鏡重量。 (106 專普)

( ) 3. 下列何者不是遠視眼鏡的配製原則？ (A)選擇頂點距離較大 (B)選擇全框眼鏡 (C)選擇鏡圈尺寸較小 (D)選擇鏡圈形狀較圓。 (108 特生)

( ) 4. 關於高度數鏡片的選擇，下列何者正確？ (A)材質上優先考慮玻璃片 (B)高度數的負鏡片會讓眼睛的外觀看起來變得很大 (C)選用低折射率鏡片是有效減少厚度的方法 (D)解決高度數負鏡片周邊的近視環(myopic ring)最有效的方法是進行鏡片邊緣的加工處理。 (106 特師)

( ) 5. 對於高度數眼鏡配戴者而言，下列有關鏡框裝配的敘述何者錯誤？ (A)鏡框的幾何中心距儘量接近患者的瞳距 (B)高度數患者可選擇塑膠鏡框 (C)應儘量選擇大尺寸的鏡框 (D)鏡框鼻墊的受力面積會較大。 (106 專高)

( ) 6. 有關小瞳孔距且高度數近視者的鏡片裝配選擇，下列何者不是優先選項？ (A)非球面鏡片 (B)窄的鼻樑架尺寸(bridge size) (C)寬的鏡框(eye size) (D)高折射材質鏡片。 (107 特師)

( ) 7. 下列何者為最適合高負度數鏡片配戴者(high minus wearer)？ (A)大鏡片(large lenses) (B)圓角(rounded corners) (C)冕牌玻璃鏡片 (D)過度移心(excessive decentration)。 (108 專高)

( ) 8. 對於高正度數鏡片設計(high plus lens designs)與高負度數鏡片設計(high minus lens designs)之敘述，下列何者正確？ (A)高正度數鏡片與高負度數鏡片都可以使用縮徑鏡片(lenticular design)減輕重量減少厚度 (B)高正度數鏡片為減少厚度可以使用碟狀鏡片(myodisc lens)的設計 (C)高負度數鏡片為了減少厚度可以使用 Welsh 4 降度(Welsh 4-drop)的設計 (D)高負度數鏡片由於基底朝向鏡片邊緣，所以會有環形盲區(ring scotoma)。（111 專高）

( ) 9. 與一般非球面鏡片比較，下列何者是高度數遠視球面鏡片的優點？(A)鏡片較輕薄 (B)無幾何形狀放大率 (C)像差小 (D)光學可視區域較廣。（111 專高）

( ) 10. 若使用低阿貝值的鏡片進行配鏡時，何者不是主要應該注意的事項？(A)較短的頂點距離 (B)應使用單眼瞳距 (C)較大的前傾角 (D)主要參考點要配合前傾角。（113 專高）

解答及解析

01.D 02.C 03.A 04.D 05.C 06.C 07.B 08.A 09.D 10.C

1. 非球面鏡片基弧的改變，使得鏡片外觀更薄、重量更輕。
2. 高度近視戴無框眼鏡，會顯得鏡片周邊厚度明顯，較不美觀。
3. 遠視眼鏡的頂點距離較大，有效屈光度與眼鏡放大率皆增加。
4. (A)以樹脂鏡片為優先考量。
   (B)高度數的負鏡片會讓眼睛的外觀看起來變得很小。
   (C)選用低折射率鏡片會增加鏡片厚度，應選擇高折射率鏡片。
5. 高度數眼鏡配戴者應儘量選擇小尺寸的鏡框。
6. 高度近視鏡片周邊厚、中心薄，選擇越寬的鏡框周邊會越厚。
   （大鏡框、小瞳距患者，鏡片在裁切上會更厚。）
7. 圓角會裁到負度數鏡片較薄處，適合高負度數鏡片配戴者。
   (A)大鏡片：會造成負度數鏡片周邊過厚。
   (C)冕牌玻璃鏡片：折射率 1.523，高負度數使用低折射率鏡片，會造成鏡片周邊過厚。
   (D)過度移心：負鏡片中間薄、周邊厚，無論往內或往外皆會造成兩側厚度增加。

8. (B)碟狀鏡片(myodisc lens)主要設計於高負度數 (C) Welsh 4 降度(Welsh 4-drop) 主要設計於高正度數 (D)環形盲區(ring scotoma)存在於高正度數鏡片。

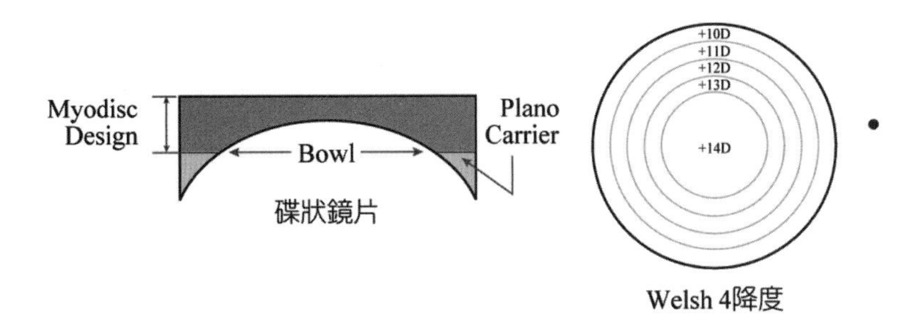

9. 高度數遠視球面鏡片，表面曲率呈一球體，中心光學區域較廣，而非球面高度遠視鏡片，因前表面曲率從中心到周邊趨於平坦的變化設計，讓中心可視區域相對的沒那麼廣。
10. 低阿貝值的鏡片屬高折射率鏡片，較大的前傾角除造成多餘度數的產生，也會因鏡片光心無對應至視軸，造成色散的影響。

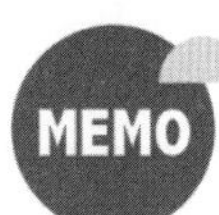
MEMO

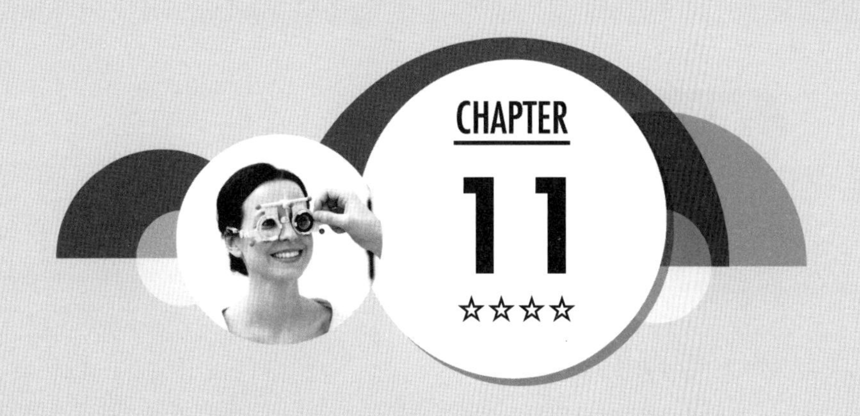

眼鏡配置與調整

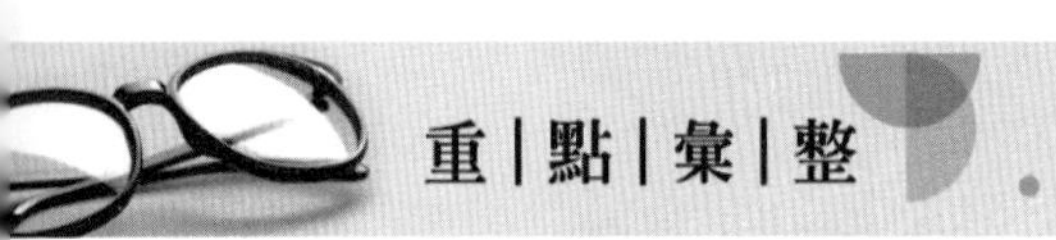

11-1 鏡架調整

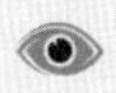

鏡架調整目的是要把合格眼鏡調整為舒適眼鏡，一般分為標準對齊調整與客製化需求調整。

一、標準對齊調整

指通過對鏡架形狀各部位參數的調整，使鏡架具備設計生產時，初始應具備的鏡框外觀型態，無論在上架或擺設上，均維持一定的參數標準性，此時與配戴者的臉型與輪廓無相關性，一般我們會以鼻部區域為優先考量，包含了前角、張角、垂直角與鼻墊的連動性，框面次之，並且須把框面與鏡腳連接處零組件（端片）加以考量，維持前傾角一致性，最後加上鏡腳外張角的參數是否合乎標準。

二、客製需求調整

指當驗光配鏡人員針對消費者（患者）臉型與輪廓的不對稱時，運用調整技巧達到標準對齊的方式。最適當的調整為原則，先將眼鏡框通過標準對齊方式進行調整，此時才能將部位參數不整的位置進行客製調整。

三、調整原則（整位或修整）

依據鼻梁、鏡圈、鼻托、鏡腿、腳套順序進行（一般順序由前框面向後鏡腳），這是因為前框部位所做的調整會直接影響鏡框後部的變動。

四、舒適眼鏡的基本要求

(一) 舒適眼鏡的基本要求

1. 視物清晰。

2. 無視覺疲勞。

3. 使用無壓痛感。

4. 外型美觀。

(二) 舒適配戴條件

1. 配鏡者視線與光學中心重合。

2. 正確的散光軸位、與正確的稜鏡基底方向。

3. 像差少的鏡片形式。

11-2 眼鏡調整參數 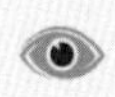

一、外張角 90～95°

外張角指眼鏡腳完全張開時，其與鏡片之間的夾角。在標準調整狀態下鏡腳可能不是平行的，要達到外張角，兩側方向需對稱，角度需相同，大於 95°會認定外張角過開，小於 90°則外張角過窄，一般會以 90°為標準值。

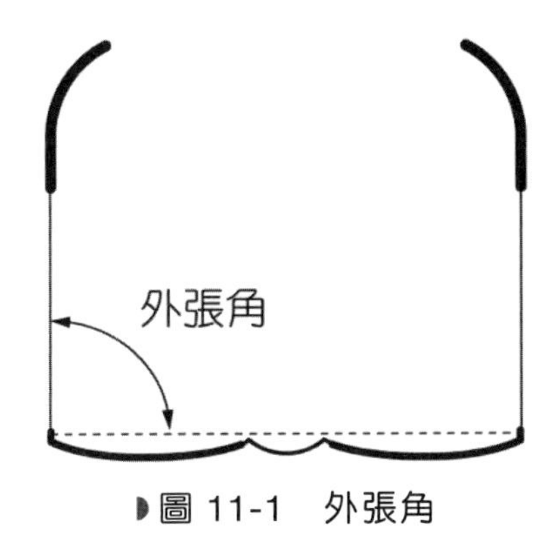

圖 11-1 外張角

二、瞳距與瞳高

瞳距：兩眼瞳孔中心的水平距離為瞳孔距離，簡稱瞳距(PD)。

瞳高(PH)：瞳孔中心在鏡片上的高度，從鏡圈下緣內槽最低點測量至瞳孔中心的垂直距離。

三、前傾角

前傾角又稱「傾斜角」，指的是框面與鏡腳垂直面的夾角 8～15°，前傾角過小或者過大都會引起配戴者垂直方向的稜鏡效應，從而產生不適感。前傾角傾斜 1°，鏡片光心須下降 0.5mm，讓視軸能透過光心看物體，避免不適的稜鏡效應或發生度數變化。

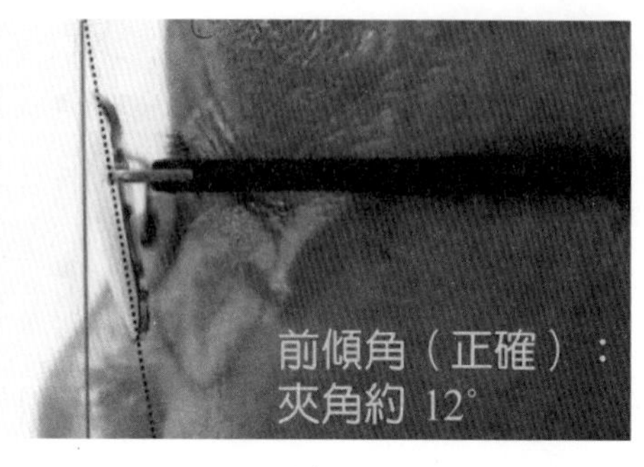

(a)正確

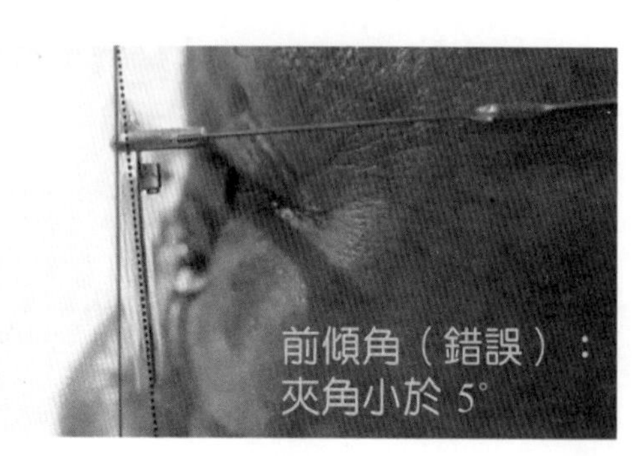

(b)錯誤

圖 11-2　傾斜角

四、身腿傾斜角

框面垂直法線與鏡腿的夾角，稱作身腿傾斜角，一般約為 8～15°。鏡腳向下調整，前傾角會變大；鏡腳向上調整，前傾角會變小。

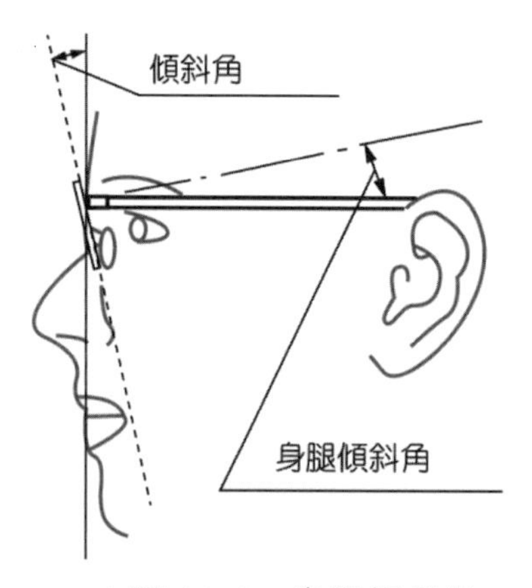

圖 11-3　身腿傾斜角

五、鏡眼距離 12mm

圖 11-4 為一般標準鏡眼距離示意圖，鏡片後頂點到角膜前表面的距離，一般約為 10～12mm，其會影響鏡片的有效度數。圖 11-15(a)是標準鏡眼距離圖，而圖 11-15 (b)鏡眼距離過遠，對於配戴者的有效度數會產生不同的屈光效應。

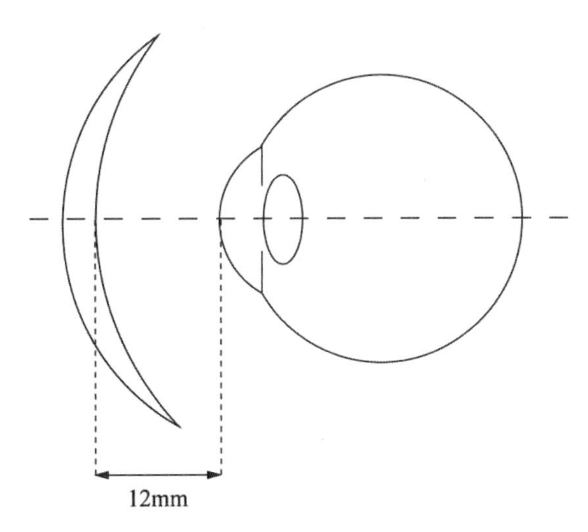

圖 11-4　標準鏡眼距離示意圖

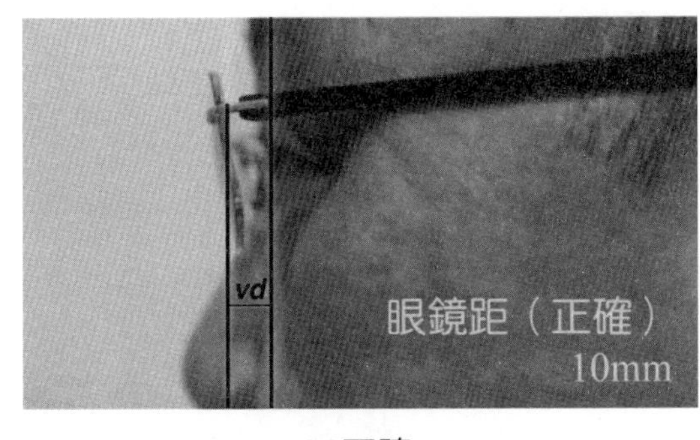

(a)正確

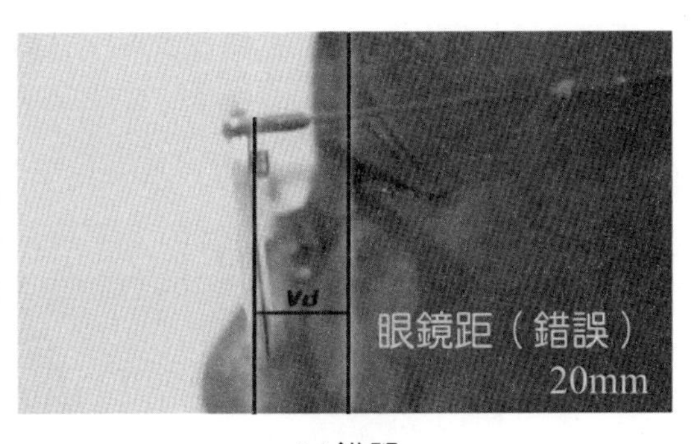

(b)錯誤

圖 11-5　鏡眼距離

六、鏡面角

鏡面角指左右鏡片平面線之間的夾角。光學鏡架的鏡框表面具有一定弧度，此弧度符合人臉的生理特徵，大約在 170～180°之間。一般我們會以平面處

「四點接觸法」的原則，來評估鏡面彎是否符合標準，此四點為鏡框面外側端片處兩點、鼻橋連接處內側兩點，見下圖 11-6(b)。

當 FPD＞PD 時，四點接觸面（以內側為測量基準面）會呈現正向內彎的狀態，只有顳側兩端點接觸到平面，如下圖 11-6(a)所示，一般我們在選擇鏡框配戴臉型時，都會以此樣態呈現，選擇不會太擁擠的鏡框；但若當 FPD＜PD 時，就有可能呈現負向外彎的狀態，表示所選擇的框面對於臉型來說過小。

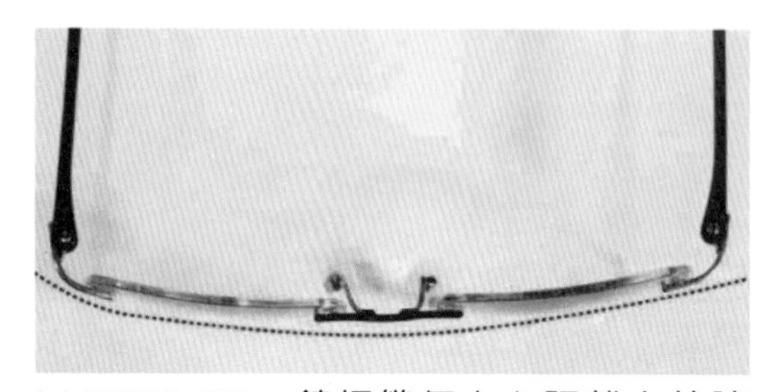

(a) FPD＞PD，鏡框幾何中心距離大於瞳孔距離

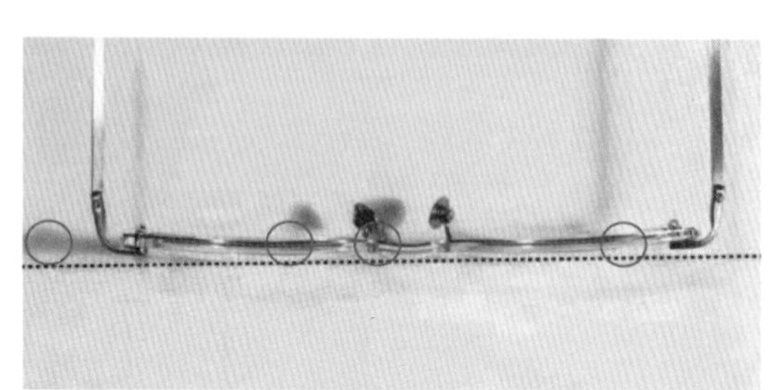

(b) FPD＝PD，鏡框幾何中心距離等於瞳孔距離，呈現四點接觸

圖 11-6　鏡面角

配鏡完成後，在標準對齊時從前方觀看鏡架，由鼻橋產生的不平衡，若其中一片鏡片稍微較另一鏡片高，此偏差稱「鼻橋歪斜」。

在眼鏡的檢查過程中，以四點接觸法將框面適當接觸平行面時，倘若左側鏡片上框緣觸及平面，下框緣未觸及；而右側鏡片下框緣觸及，上框緣未接觸，呈現中空樣態，稱之「X 型扭曲」。見下圖 11-7。

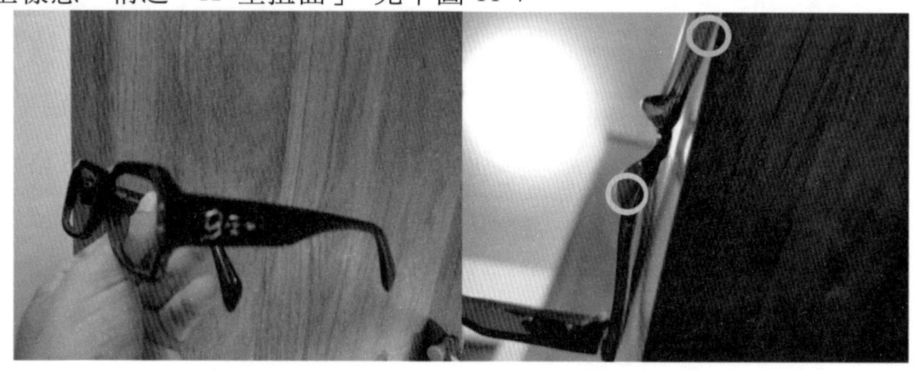

(a) X型扭曲　(b) 一側觸及平面；一側懸空

圖 11-7

七、鏡腿彎點長

鏡腿彎點長指鏡腳腳鏈中心到耳上點的距離。

八、鏡腿垂長

鏡腿垂長指耳上點至鏡腿尾端的距離。

九、鏡腿垂俯角

鏡腿垂俯角指垂長部分的鏡腿與鏡腿延長線之間的夾角。

十、鏡腿垂內角

鏡腿垂內角指垂長部分的鏡腿內側直線與垂直於鏡圈的平面所成的夾角。

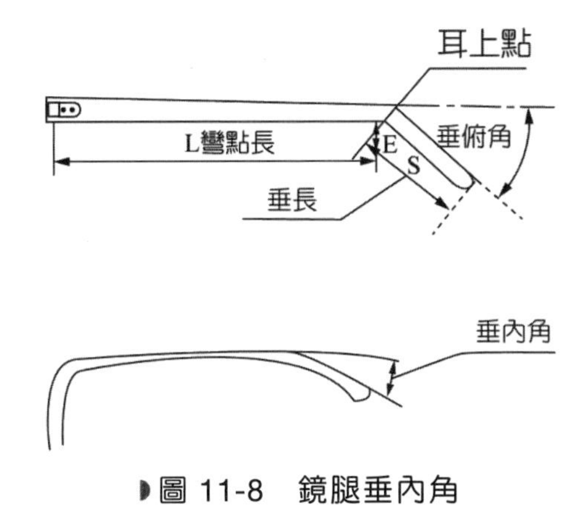

圖 11-8 鏡腿垂內角

十一、鼻托前角

視線從前方觀看鏡架時，鼻托軸與垂線夾角的鼻墊角度稱之，一般約在20~35°之間，可以鼻墊的陡度來界定前角的概念。

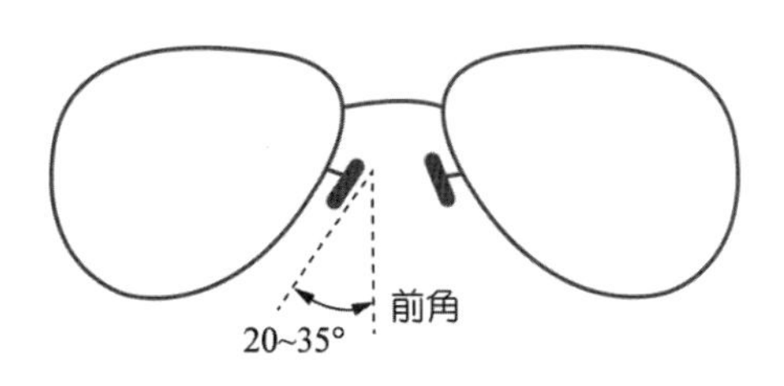

圖 11-9 鼻托前角

十二、鼻托斜角（水平角）、張角

俯視觀看時，鼻托平面與鏡圈平面法線的夾角，稱作鼻托斜角。而每一鼻墊的前、後緣形成的差異角即為張角，一般約在 25~35°之間，可以鼻墊的廣度來界定張角的概念。

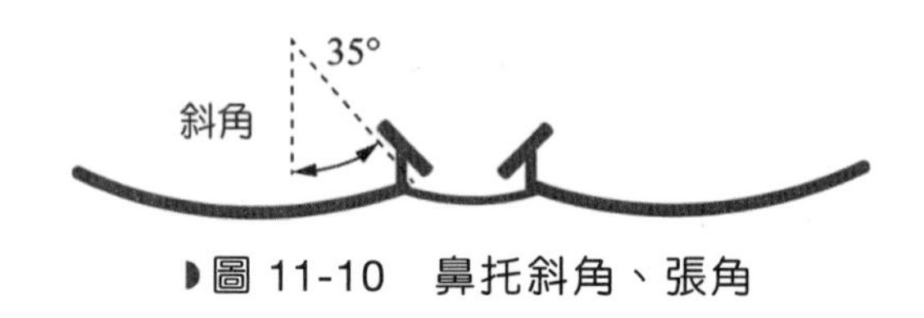

圖 11-10　鼻托斜角、張角

十三、鼻托頂角（垂直角）

從側方觀看鏡架，鼻托軸與鏡圈背平面的夾角，稱作鼻托頂角，約在10~15°之間。鼻墊的垂直角度，會影響鼻墊以點或面的方式壓迫鼻梁，間接影響整體重量的分布，其中以前角與張角對於調整鼻橋部最為重要，在實務面操作這三個角度屬連貫性的動作。總言之，鼻托頂角與鏡框前傾關聯性較大，前傾角的角度改變，會連帶影響鼻墊壓迫在鼻梁的重量。

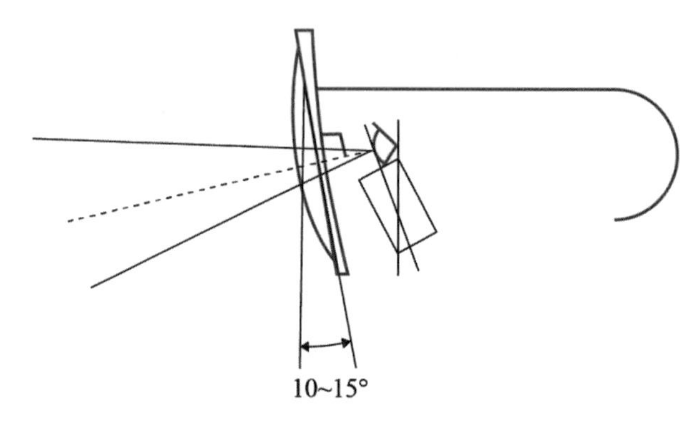

圖 11-11　鼻托頂角

11-3 眼鏡調整項目

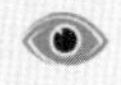

一、眼鏡位置過高、過低原因

鼻托中心高度、鼻托距離、鏡腿彎點長不合適。

二、眼鏡位置過低

鏡腿中心高度過高，鼻托間距過大，鏡腿彎點長過長，皆會使眼鏡下滑，產生眼鏡位置過低現象。

三、眼鏡位置過高

鼻托間距過小，鼻托中心高度過低，皆會使眼鏡上抬，產生眼鏡位置過高現象。

四、鏡框高低水平傾斜不一致（上下）

1. 左右鏡腿傾斜角不一致。
2. 左右鏡腿彎點長不一致（彎點長較短的一側要上抬）。
3. 左右耳朵的位置高低不同（檢查鏡架的左右眉框與眼睛或眉毛的距離是否一致來判斷）。鏡框單側過高，鏡腳往上提做調整；太低則往下壓做調整。
4. 鼻橋歪斜，水平高低不同。（口訣：高拉高，低壓低）
5. 學理上以下壓鏡腳為優先選擇，容易產生前傾角，增加近方視野。

五、鏡框高低垂直傾斜不一致（前後）

我們可以四點接觸法的概念，在平整的平面上測量。當鼻橋扭曲或前傾角不一致，造成鏡腳不平衡時，從側邊觀察鏡框會像英文字母「X」而呈現扭曲樣貌，此時四點不會完全接觸平面。

六、偏移的原因

左右外張角大小不一致，鼻托位置發生偏移，造成左右鏡腳彎點不一。

七、鏡腳開合幅度不一致

眼鏡框向一側偏移（一般根據左右鼻側鏡框邊與鼻梁中心線的距離是否一致來判斷）。

（一）鏡腳開合幅度過小

眼鏡腳對頭部兩側施壓過多產生壓迫，導致鏡腳呈外翻狀，容易引起配戴不舒適之感，見右圖 11-12 圓圈處。若持續配戴易使鏡架向前滑動，造成鏡腳位於頭部較窄的部分，原本彎折鏡架的壓力將因此減少，以下幾種方式可改善塑膠鏡框張幅過小的問題：

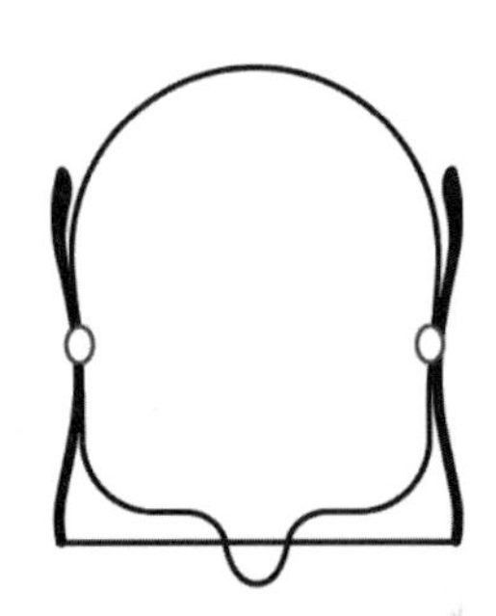

圖 11-12　鏡腳開合幅度過小

1. 端片朝外彎折（彎折式）。
2. 鏡腳柄朝外彎折。
3. 搓磨鏡腳端頭（直接式與斜接式端片）。
4. 鏡片未完全崁入鏡框也會造成鏡腳張幅變大。

（二）鏡腳開合幅度過大

鏡架在臉上固定不夠穩定，容易滑落晃動，易造成耳根部施予壓力過重，有些配戴者會選擇鏡面寬幅較大者，而調整者也因經驗及觀念不足，會施以右圖 11-13 的調整方式，此時壓力點會釋放在雙耳端點處。若要改善塑膠鏡框外張角過大的情況，可藉由下列方式：

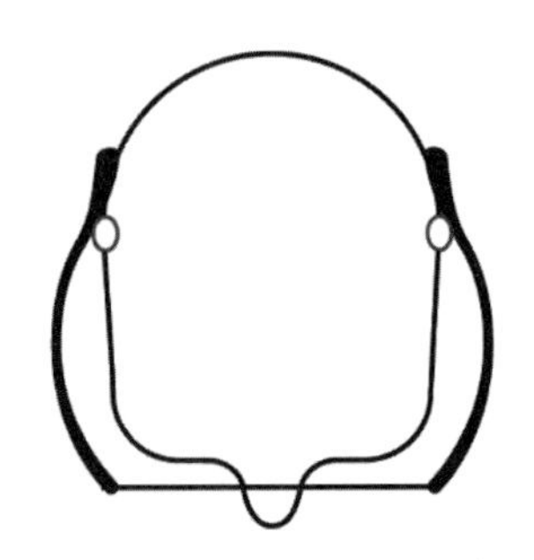

圖 11-13　鏡腳開合幅度過大

1. 拇指向內彎折鏡框端片處。
2. 向內彎折鏡腳端頭（靠近前框面處）。

3. 以平面處彎折端片，女性可以身體力量施以力量。
4. 將隱藏式鉸鏈向內壓深。

八、鏡片頂點距離不一致

若配戴者的頭部對稱，並且給予眼鏡正確的調整，那麼兩鏡片後頂點到配戴者角膜前表面的距離便會一致。若鏡腳開合幅度不相等，其中一眼的鏡片便會比另一眼鏡片更靠近配戴者的臉部。當其中一邊鏡片較靠近眼睛時，即鏡腳往內側施壓做調整；而當其中一邊鏡片較遠離眼睛時，即鏡腳往外側施壓做調整。若沒有給予適當地調整，配戴者會在外張角較小一側的耳端點上，呈現單點壓力，並在對側鼻梁部，外張角較開一側，也有壓力點，此現象稱為曬衣夾理論。(口訣：內向內，外向外)

九、鏡片與睫毛接觸

戴鏡者鏡片與睫毛相接觸，會引起不舒服感，還會油汙鏡片。換言之，當鏡片內表面睫毛位置處有油汙，則表示鏡片與睫毛有接觸。

主要原因：1.鼻托高度過小，使鏡眼距離過小。2.鏡腳彎點過小。3.鏡面水平彎度不合適。4.睫毛過長。

十、鏡腿與耳朵、頭部配適

檢查方法（一）

翻下上耳廓，觀察鏡腿的彎點與耳上點的位置是否重合，若位置不同，其結果分析如下：

1. 彎點與耳上點的位置重合，為正確配戴。
2. 耳朵後側產生壓痛，為彎點長過短。
3. 眼鏡易滑落，為彎點長過長。
4. 鏡腿垂長部分的曲線應與耳朵後側的輪廓曲線相適宜，使鏡架垂長壓力沿耳朵均勻分布，若兩者曲線不相適宜，則容易產生局部壓迫。

檢查方法（二）

從頭部後方觀察，鏡腳的尾部與頭部內陷的乳突骨的接觸是否相適宜。

1. 鼻子局部接觸產生壓痛：鼻托墊片必須與鼻梁骨全部接觸。
2. 鼻梁壓痛的原因分析：
   (1) 鼻托的角度與鼻梁骨角度不符，前角與鼻梁骨的前角不符。
   (2) 鼻托的斜角過大，使墊片與鼻梁局部接觸。
   (3) 鼻托的斜角過小，使墊片與鼻梁局部接觸。
   (4) 左右鼻托的高度不同。
   (5) 左右鼻托有對稱差。

十一、鏡架調整摘要

（一）讓鏡架遠離臉部調整方式

1. 調窄鼻墊寬度（鏡架略為提高）。
2. 減少鏡面彎度（前框面更接近水平）。
3. 增加鼻墊支架有效長度。

臨床應用：睫毛摩擦至鏡片後表面，使鏡片模糊。

（二）讓鏡架靠近臉部調整方式

1. 拉開鼻墊寬度（鏡架略為降低）。
2. 增加鏡面彎度（前框彎度更大）。
3. 減少鼻墊支架有效長度。

臨床應用：1.鏡片遠離臉部過遠。2.增加整體視野範圍。

（三）讓鏡架遠離臉頰調整方式

1. 減少前傾角。
2. 縮窄鼻墊或拉遠鼻墊支架寬度，增加頂點距離。
3. 將鼻墊支架往下彎折，使鏡架提高。

臨床應用：鏡框底部碰觸臉頰（常見於太陽眼鏡）。

(四)讓鏡架遠離眉毛調整方式

1. 增加前傾角。
2. 拉遠鼻墊支架寬度,增加頂點距離。
3. 調寬鼻墊或拉高鼻墊支架距離可降低鏡架。

臨床應用:增加鏡片下方區域視野。

(五)讓臉部鏡架提高調整方式

1. 塑膠鏡框可調窄鼻橋距離。
2. 塑膠鏡框可增加鼻墊於鼻橋上。
3. 調低鼻墊支架的垂直位置。
4. 調窄支架式鼻墊張角的角度。

臨床應用:1.雙光或三光子片過低。2.漸進多焦點眼位配鏡十字過低。

(六)讓臉部鏡架降低調整方式

1. 調寬鼻橋距離(塑膠)。
2. 調高鼻墊支架的垂直位置。
3. 拉開支架式鼻墊張角的角度。

臨床應用:1.雙光或三光子片過高。2.漸進多焦點眼位配鏡十字過高。

(七)單一鏡片過於靠近臉部調整方式

1. 若右眼鏡片較靠近臉部,則右鏡腳外張角向內調窄;若右眼鏡片較遠離臉部,則右鏡腳外張角向外調開。
2. 若左眼鏡片較靠近臉部,則左鏡腳外張角向內調窄;若左眼鏡片較遠離臉部,則左鏡腳外張角向外調開。

(八)鏡框平面一高一低調整方式

1. 若右邊鏡面太高,則將右側鏡腿向上彎折提高;若左邊鏡面太低,則將左側鏡腿向下彎折壓低以達到平衡。

2. 若左邊鏡面太高，則將左側鏡腿向上彎折提高；若右邊鏡面太低，則將右側鏡腿向下彎折壓低以達到平衡。

（九）鏡框偏斜，單邊施壓於鼻部調整方式

1. 若鏡架偏右，施壓於右鼻部，則將左右鼻墊向右位移。
2. 若鏡架偏左，施壓於左鼻部，則將左右鼻墊向左位移。

（十）前傾腳調整，增加視野調整方式

1. 鏡腿下壓，鏡架前傾角增大，下方視野將增加，尤其在雙光、三光與漸進多焦點鏡片特別有效。如圖 11-14(a)所示，實線鏡片是未調整前，鏡片前傾角的原始角度；虛線鏡片是調整後，前傾角角度變大，下半部視野有所增加。
2. 鼻托外拉，鏡框面靠近眼睛，遠方視野將提升。如圖 11-14(b)所示，虛線鏡片靠近眼睛，視野變大；實線鏡片遠離眼睛，視野相對變小。

註：以上完全依照患者配戴鬆緊的習慣予以靈活調整。

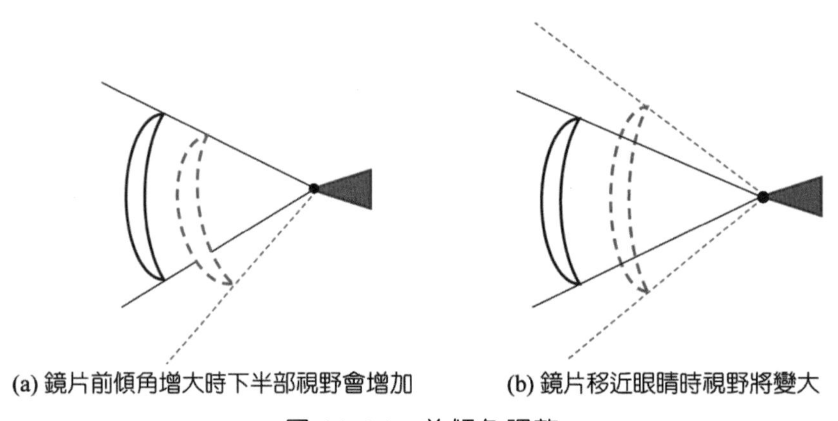

(a) 鏡片前傾角增大時下半部視野會增加　(b) 鏡片移近眼睛時視野將變大

圖 11-14　前傾角調整

十二、臉型與鏡架搭配

在配戴眼鏡時，常忽略鏡框與臉型的配適，其實一個好的搭配，可以適時地修飾平衡臉型，再配合零組件的調整，眼鏡在造型及美觀上，是可達到時尚兼具功能性的用途。圖 11-15 針對臉部輪廓加以說明。

(一) 均衡型臉

通用鏡架，比較沒有太突兀的臉部型態，五官與臉型比例勻稱，就是我們常說的瓜子臉型。

(二) 長型臉

可利用深色的鏡框緣來「降低」眉線，縮短臉部比例，讓視覺上四條基準線達到臉部平衡，讓臉部看起來比較沒那麼長。

(三) 短型臉

可利用淺色或透明的鏡框底邊來「提高」眉線，提高臉部比例，達到修飾效果，讓臉部看起來沒那麼短。

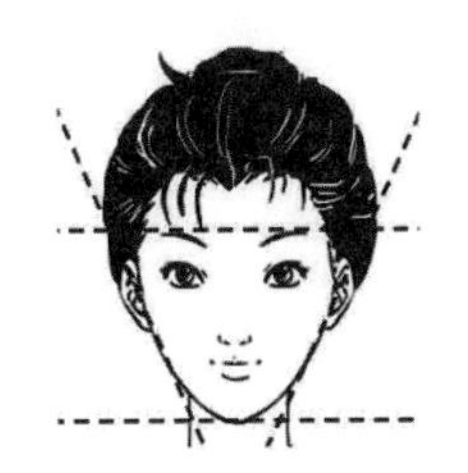

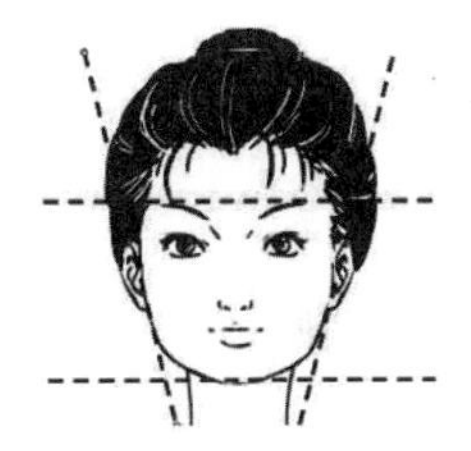

圖 11-15 臉部輪廓

(四) 一般基本臉型分為六類

我們可利用框型來修飾臉型的視覺比例，下列為框型及各零組件的選擇：

1. 方形臉
   (1) 鏡框高度較小的鏡架。
   (2) 端片位置較高的鏡架。
   (3) 淺色底邊鏡框。
   (4) 半框鏡架。
   (5) 圓形鏡架。

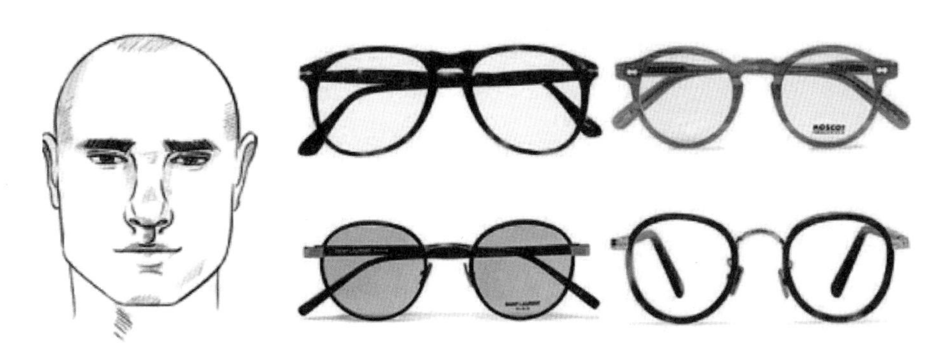

2. 長形臉

(1) 鏡框高度較大。

(2) 端片位置在鏡框中部。

(3) 深色鏡框的鏡架。

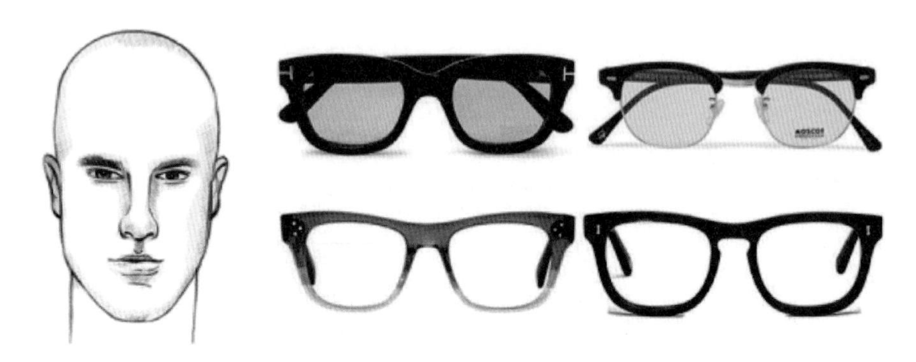

3. 圓形臉

(1) 稜角比較明顯的鏡架。

(2) 鏡框高度較小。

(3) 端片位置較高。

(4) 淺色底邊鏡框或透明的鏡架。

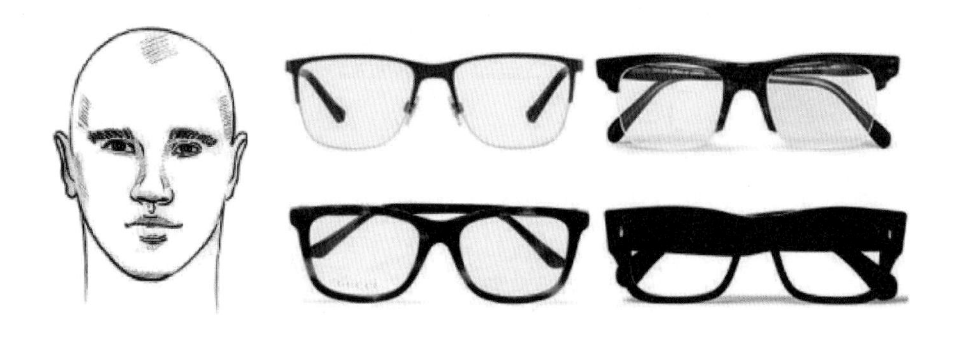

4. 三角形臉（少見）
   (1) 樁頭位置高。
   (2) 上寬下窄的鏡架。

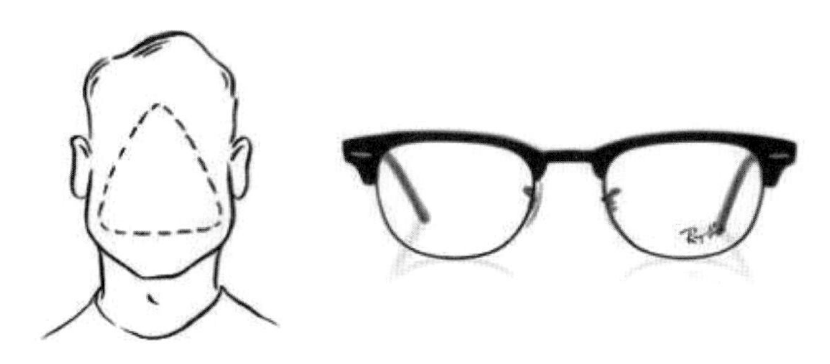

5. 倒三角形臉（心形臉、瓜子臉）
   (1) 底部較寬的鏡架。
   (2) 端片位置較低。

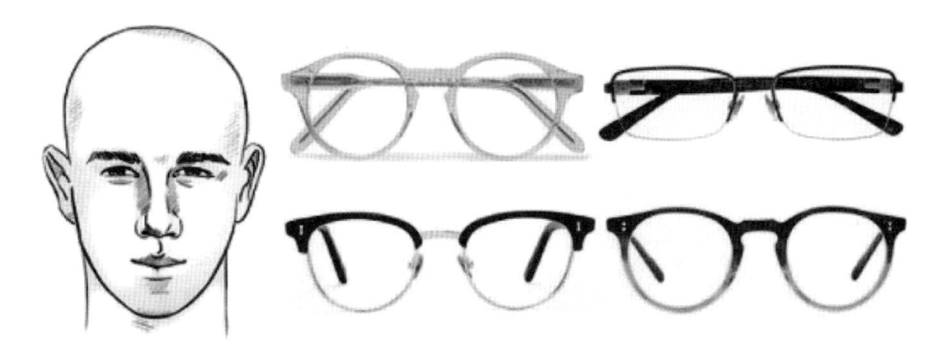

6. 橢圓形臉（理想的臉型）
   鏡架選擇空間比較大，相對選擇範圍較大。

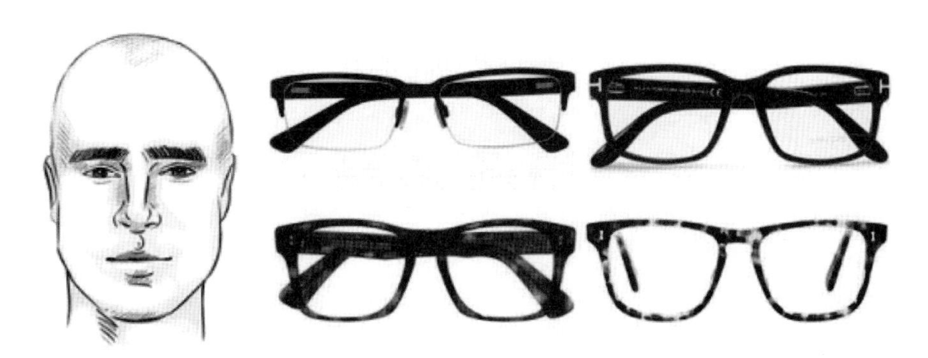

(五)鏡腳端片高度與臉型比例

1. 鏡腿較粗厚、樁頭位置較低的鏡架，使臉型顯得更短。
2. 鏡腿較細瘦、樁頭位置較高的鏡架，使臉型顯得更長。

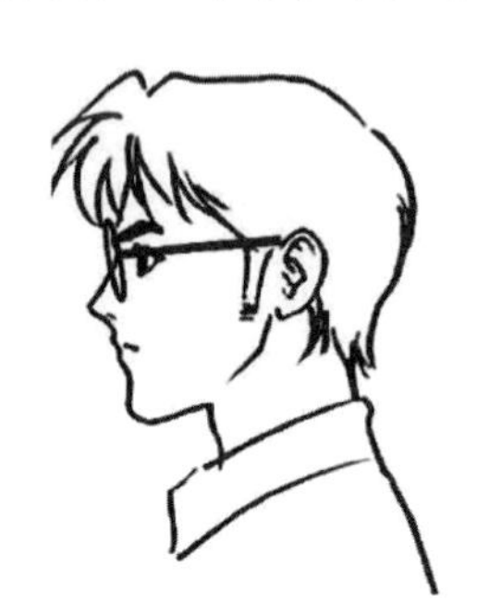
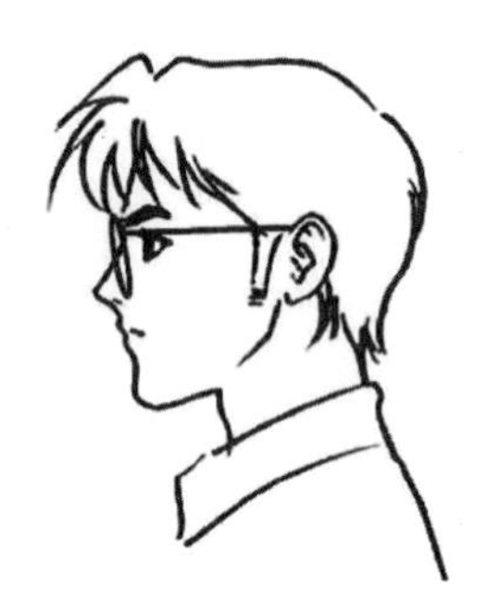

圖 11-16　鏡腳與臉型比例

(六)鏡架鼻梁與鼻型

1. 鏡架鼻梁設計高一些，視覺上可使戴鏡者鼻子增長，可選擇深色鏡架或淺色的鼻托。
2. 沒有鼻托或鼻托低的鏡架，使戴鏡者的長鼻顯得短些。(兒童不適用)

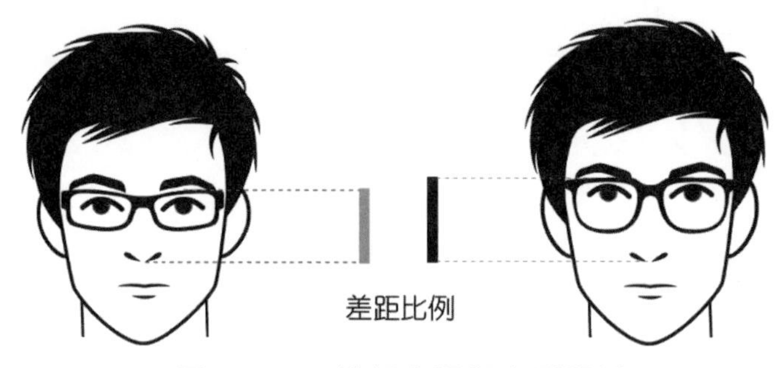

圖 11-17　鏡架鼻梁與鼻型關係

(七)瞳距

1. 瞳距較小，可選擇鼻梁處淺色往鏡腿顏色逐漸變深的鏡架。
2. 瞳距較大，可選擇鼻梁處往鼻中樑顏色逐漸變深的鏡架。

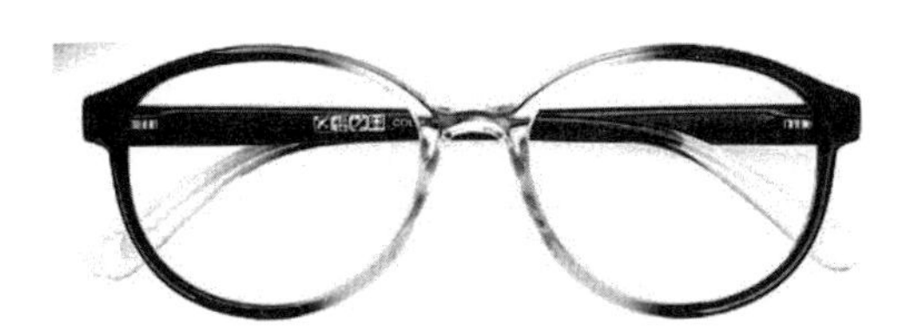

圖 11-18 瞳距較小配戴者適合

【練習】 EXAMPLE

( ) 1. 如果配戴眼鏡時發現鏡片會貼到睫毛，此時該如何調整？ (A)減少頂點距離 (B)將鼻墊向內緊靠 (C)將兩支腳架拉寬 (D)將眼鏡戴高一些。

解答：(B)。

( ) 2. 配鏡者發現鏡架配戴後右高左低，該如何調整？ (A)調左邊鏡腳向內 (B)調右邊鏡腳向內 (C)調左邊鏡腳向高些 (D)調右邊鏡腳向高些。

解答：(D)。

歷屆試題

( ) 1. 如果配戴眼鏡時發現鏡架戴起來左邊比右邊高，此時該如何調整？ (A)將左邊鏡腳調高一點 (B)將右邊鏡腳調高一點 (C)調左邊鏡腳向內一點 (D)調右邊鏡腳向內一點。 （106 特生）

( ) 2. 驗配眼鏡時，維持適當的鏡架前傾角是為了何種目的？ (A)外觀考量 (B)看遠時較清楚 (C)配戴舒適 (D)擴大看近的視野寬度。 （106 特生）

( ) 3. 承上題，適當的鏡架前傾角通常要求在幾度之間？ (A)8 度～15 度 (B)15 度～20 度 (C)20 度～25 度 (D)5 度～8 度。 （106 特生）

( ) 4. 配戴漸進多焦點鏡片時，加入度足夠但發現要抬頭眼球往下的動作才能閱讀清楚書報，此時應如何調整眼鏡的配戴位置？ (A)調低 (B)調高 (C)調向左 (D)調向右。 （106 專普）

( ) 5. 關於鏡架的調整，下列敘述何者錯誤？ (A)牛角鏡框調整時容易脆裂 (B)金屬鏡框可選擇適當工具調整 (C)塑膠鏡框一般需要先加熱再調整 (D)半框鏡框調整時鏡片不易受到破壞。 （106 專普）

( ) 6. 一般眼鏡配置時，下列敘述何者錯誤？ (A)兩鏡框幾何中心距離應小於瞳孔距離 (B)鏡框的弧度要儘量配合鏡片的弧度 (C)高度數鏡片的光學中心垂直位移影響較低度數明顯 (D)雙光鏡片的鏡片高度要依個人習慣與需求調整。 （106 專普）

( ) 7. 所謂校正四點接觸(four-point touch)校正測試是指下列何者？ (A)框面兩腳側與鼻端側 (B)兩框面頂點與兩腳彎頂點 (C)兩框面底端與兩腳尾端點 (D)兩框面頂點與兩腳尾端點。 （106 特生）

( ) 8. 下列鏡框和鼻墊之敘述，何者正確？ (A)鏡框下緣碰到臉頰時，要增加鏡面的前傾角 (B)鏡框的前方壓迫到眉毛時，可減少鏡面的前傾角 (C)鼻墊的後緣造成鼻梁的過度壓迫時，可將鼻墊後緣展得更開 (D)將鼻墊臂由鼻梁往下折彎更多時，可使鏡框前緣降低。 （107 特生）

( ) 9. 下列何者不適合調寬鼻橋區域？ (A)鏡架配戴位置過高 (B)患者抱怨容易看到雙光子片 (C)鼻橋相對於鼻部來說太小 (D)患者抱怨鏡片常因睫毛髒掉。 （107 專普）

( ) 10. 配戴者抱怨眼鏡配戴不舒適，觀察後發現配戴時右邊鏡片比較靠近眼睛，下列何種方式可以改善？ (A)右鏡腳向內調整 (B)右鏡腳向外調整 (C)右鏡腳向上調整 (D)右鏡腳向下調整。 （108 特生）

( ) 11. 下列何者不是雙側睫毛觸及鏡片的可能原因？ (A)可調式鼻墊過於靠近鏡架前框 (B)可調式鼻墊彼此過於靠近 (C)前傾斜不足 (D)基弧過於扁平。 （108 專普）

( ) 12. 若配戴者其右框圈下半部觸及臉頰，左側前框高於右側，且鏡架的前傾角看似過大，若只能從下列選項中擇一，何者最佳？ (A)將右鏡腳向上彎折 (B)將右鏡腳向下彎折 (C)將左鏡腳向上彎折 (D)將右鏡腳向上彎折，而左鏡腳向下彎折。 （108 專普）

( ) 13. 下列何者主要為調整鏡架前傾角之目的？ (A)為了美觀考量 (B)為了配戴舒適 (C)擴大看遠區的視野 (D)擴大看近及中間區的視野。 （109 特生）

( ) 14. 若配戴者睫毛摩擦至鏡片背面，配鏡人員應做下列何種解決方法？ (A)增加頂點距離 (B)調高鏡架 (C)開展鏡腳 (D)分開鼻墊。 （109 特生）

( ) 15. 若配戴者的鏡架會自鼻部兩側下滑，且耳後感到疼痛最可能的解決方法為何？ (A)將鏡腳上的彎折部分往前移 (B)將鏡腳上的彎折部分往後移 (C)增加鏡腳張幅 (D)減小鼻橋尺寸。 （109 特生）

( ) 16. 為了讓鏡片有良好的光學表現，當鏡框的前傾角(pantoscopic tilt)為 6 度，在裝配鏡片時，鏡片的光學中心（光心）該如何定位？ (A)光心在視線上方 6 mm (B)光心在視線上方 3 mm (C)光心在視線下方 6 mm (D)光心在視線下方 3 mm。 （109 專普）

( ) 17. 鏡腳張幅一般大於直角是正常的，通常介於幾度之間？ (A) 100～102 度 (B) 96～98 度 (C) 98～100 度 (D)94～95 度。 （109 專普）

( ) 18. 當鏡片的傾斜角每增加幾度時，必須向下調整光學中心 1 mm 以確保視軸通過鏡片的光學中心？ (A) 2 度 (B) 4 度 (C) 6 度 (D) 8 度。 （106 特師）

( ) 19. 下列關於眼鏡調整的敘述何者錯誤？ (A)大部分的塑膠鏡框在調整之前必須先進行加熱後才能調整 (B)調整鏡架框面彎度在 10 至 20 度之間，且左右兩邊必須一致 (C)金屬鏡架的調整主要是利用調整工具，不須加熱 (D)鏡腳兩邊的外張角約為 80 至 95 度夾角，且左右兩邊必須相等。 (106 特師)

( ) 20. 下列何者並非眼鏡的傾斜角過大時所產生的影響？ (A)鏡片的有效屈光力會改變 (B)可能導致眼鏡無法配戴 (C)會產生和傾斜角度相反軸向的散光 (D)會誘發額外的稜鏡效應。 (106 特師)

( ) 21. 標準整位(standard alignment)或修整一副久戴或變形鏡框的一般通則，依次為： (A)鼻托先，框面次之，鏡腳最後 (B)框面先，鼻托次之，鏡腳最後 (C)框面先，鏡腳次之，鼻托最後 (D)鏡腳先，框面次之，鼻托最後。 (106 專高)

( ) 22. 所謂鏡面四點接觸測試(four-point touch)，是指用尺測試鏡框的何處？ (A)鏡框內（臉）面、兩鏡圈顳側和鼻側 (B)鏡框外面、兩鏡圈顳側和鼻側 (C)鏡框上面、兩鏡圈頂點與兩鏡腳頂點 (D)鏡框下面、兩鏡圈底點與兩鏡腳掛耳底部。 (106 專高[補])

( ) 23. 考慮到前傾角(pantoscopic tilt)，如果鏡片光學中心(optical center)在視軸(line of sight)下方 4 mm，則前傾角約需幾度？ (A) 2 (B) 4 (C) 8 (D) 12。 (106 專高[補])

( ) 24. 為了減少色像差所造成的困擾，需注意一些配鏡要點，下列敘述何者錯誤？ (A)使用單眼瞳距 (B)選擇較短的頂點距離 (C)高度數鏡片的傾斜角需超過 12 度 (D)注意相關的邊緣厚度。 (107 特師)

( ) 25. 測量患者的瞳孔中心高度(pupil center height)時，如果降低主要參考點高度(major reference point height)來補償前傾斜(pantoscopic tilt)，則會造成下列哪項問題的產生？ (A)會產生更多色像差 (B)正鏡片光學中心移太高，鏡片下緣過厚 (C)頂點距離會減少 (D)漸進多焦點鏡片看近的距離會增加。 (107 特師)

( ) 26. 若配戴者的鏡架會自鼻部兩側下滑且耳後感到疼痛，最可能的解決方法為何？ (A)增加鏡腳張幅 (B)將鏡腳上的彎折部分往前移 (C)減少鼻橋尺寸 (D)將鏡腳尖端向內彎。 (107 專高)

( ) 27. 當戴上眼鏡時，發現右邊鏡片太貼近臉，該如何調整較適當？ (A)左邊鏡腳往上調整 (B)右邊鏡腳往上調整 (C)左邊鏡腳往內調整 (D)右邊鏡腳往內調整。（107 專高）

( ) 28. 大部份鏡架戴在臉上，眼睛會稍微比鏡片中心點高些，調整適當的前傾斜(pantoscopic tilt)可避免鏡片像差，而前傾斜的調整相對會改變鏡片光學中心的位置，下列敘述何者正確？ (A)前傾斜每調整 1 度，光學中心約降低 3 mm (B)前傾斜每調整 1 度，光學中心約降低 2 mm (C)前傾斜每調整 1 度，光學中心約降低 1 mm (D)前傾斜每調整 2 度，光學中心約降低 1 mm。（108 特師）

( ) 29. 林小姐取回新配的雙光眼鏡後，表示配戴此眼鏡看遠的時候都會看到近用雙光子片，下列哪個方法無法有效改善此種狀況？ (A)增加頂點距離 (B)鼻墊間距調寬 (C)鼻墊上移(move pad up) (D)增加傾斜角。（108 特師）

( ) 30. 有關塑膠鏡架垂直對齊的敘述，下列何者正確？ (A)在鏡架前框內側的鼻墊上方垂直放置直尺或直邊物 (B)前框 X 型扭曲會造成兩鏡腳的不平行 (C)若只有兩鼻側鏡圈接觸直尺表示鏡框彎弧過多 (D)相異平面無法用四點接觸測試來發現此問題。（108 專高）

( ) 31. 有關塑膠鏡架鏡腳張幅的敘述，下列何者錯誤？ (A)鏡腳張幅是指開展鏡腳與前框形成的夾角 (B)鏡腳張幅稍微大於直角是正常的 (C)將端片加熱後且向內彎曲可減少鏡腳張幅 (D)將前框隱藏式絞鏈插入至較深的塑膠中可增加鏡腳張幅。（108 專高）

( ) 32. 有關塑膠鏡架鏡腳對齊的敘述，下列何者正確？ (A)銼磨與前框接合之鏡腳區域可增加鏡腳張幅 (B)鏡片未完全嵌入鏡框中會造成鏡腳張幅過大問題 (C)彎折鏡圈與端片來減少鏡腳張幅時不須移除鏡片 (D)對齊鏡腳後端只要求兩側鏡腳有相同的彎下角度即可。（108 專高）

( ) 33. 如果患者抱怨配戴眼鏡時，右邊鏡片遠離臉部，需調整作法，下列敘述何者正確？ (A)調整左邊鏡腳向外 (B)調整右邊鏡腳向外 (C)調整左邊鏡腳高些 (D)調整右邊鏡腳高些。（109 特師）

(　) 34. 下列何者不屬於塑膠鏡架垂直對齊問題？ (A)鏡框彎弧 (B)鼻橋歪斜 (C)前框 X 型扭曲 (D)相異平面。 (109 特師)

(　) 35. 試戴眼鏡時，其中一鏡片較另一鏡片更靠近配戴者的臉部，則應如何矯正此情況？ (A)減少鼻墊間距(shrink the distance between pads) (B)減少最靠近臉部一側的鏡腳張幅(bend the temple inward) (C)增加最靠近臉部一側的前傾斜(pantoscopic tilt) (D)拉緊最遠離臉部一側耳後的鏡腳(temple)。 (109 專高)

(　) 36. 當配戴者抱怨眼鏡架傷到一側鼻子，調整鏡架時何者較不適宜？ (A)先調整鼻墊 (B)檢查兩側鏡腳張開角 (C)檢查兩側鏡片頂點距離 (D)四點接觸校正測試(four-point-touch)。 (109 專高)

(　) 37. 若有一患者鼻墊的上半部邊緣較緊貼鼻部，造成患者鼻部疼痛與不適，則應該如何調整鏡架，才可避免造成患者鼻部所留下的壓痕？ (A)將兩鼻墊底端分開改變前角 (B)將前角位置更為垂直 (C)需增加下半部鼻墊張角 (D)替換成矽膠材質鼻墊。 (109 特師二)

(　) 38. 有關鏡框的調整，下列何者正確？ (A)鏡框校準的順序為先調鏡腳再調框面再調鼻墊 (B)當眼鏡左高右低時，將左邊鏡腳往下調整 (C)當鏡框右邊比較貼臉時，將右鏡腳往內調整 (D)將左右兩鏡腳往上調整，可以增加前傾角(pantoscopic tilt)。 (109 特師二)

(　) 39. 透過直尺使用四點接觸法(four-point touch)檢查鏡架垂直對齊時，下列敘述何者錯誤？ (A)僅鏡架 A 尺寸+DBL=配戴者瞳距時，四點才會同時接觸 (B)有鏡框彎弧(face form)之鏡架無法符合四點接觸法 (C)有正鏡框彎弧時，鼻側鏡圈將與直尺接觸 (D)可透過調整鼻橋校正垂直對齊。 (109 特師二)

(　) 40. 有關漸進多焦點鏡片的設計，下列何者決定了周邊區像差的分布和變化，以及視近區的位置？ (A)鏡片的尺寸大小 (B)鏡框前傾角的大小 (C)鏡框頂點距離的大小 (D)漸進區的長度和漸進度(Add)的大小。 (109 特師二)

( ) 41. 下列何種臉型可選擇的鏡框樣式最多類型？ (A)橢圓形(oval shape) (B)長方形(oblong shape) (C)圓形(round square shape) (D)鑽石形(diamond shape)。 (109 特生二)

( ) 42. 一副眼鏡的鏡架前框(front)相對於臉部平面傾斜的量，稱為前傾斜(pantoscopic tilt)，每 2 度的前傾斜，會使鏡片的光學中心對應於瞳孔中心： (A)往上升高 0.6 mm (B)往上升高 1 mm (C)往下降低 0.6 mm (D)往下降低 1 mm。 (109 特生二)

( ) 43. 排序鏡框調整的順序：①垂直對齊（四點接觸） ②水平對齊 ③鏡腳平行度（平面接觸測試） ④鏡腳摺疊角 ⑤鏡腳開展度對齊 ⑥鏡腳下彎的對齊 (A)①②③⑤⑥④ (B)①②⑤③⑥④ (C)②①⑤③⑥④ (D)②①④③⑤⑥。 (109 特生二)

( ) 44. 下列何者不是導致鏡架前框上下歪斜的主要原因？ (A)鏡腳張幅太小 (B)個案兩耳高低 (C)鼻墊變形 (D)鼻橋歪斜。 (109 特生二)

( ) 45. 下列何者不是在眼鏡處方加上向內的鏡框彎弧(face form)之常見因素？ (A)配戴者的瞳孔距離比鏡框的幾何中心小 (B)為了避免光學誤差 (C)為了維持鏡片表面的光學中心與視線垂直 (D)使配戴者的眼鏡不易滑落。 (109 特生二)

( ) 46. 若有一鏡框的頂上部較緊貼於眉毛，或是鏡框框面的底端會觸及臉頰時，患者瞼睫毛會觸及鏡片部使得鏡片會留下汙漬，甚至影響患者的視線品質，下列何者無法改善此情況？ (A)調窄鼻橋區域 (B)改變前傾角 (C)調寬鼻橋區域 (D)增加頂點距離。 (110 專高)

( ) 47. 維修眼鏡時，欲移除斷裂或卡在桶狀部(barrel)的螺絲，不應使用下列何種方法？ (A)將塑膠鏡架的端片浸入丙酮，然後試著以螺絲起子移除卡住的螺絲 (B)使用滲透油將螺絲鬆脫，再試著以螺絲起子移除卡住的螺絲 (C)在凸出於桶狀部之外的斷裂螺絲殘留尖端上，銼磨一個給螺絲起子用的新開槽，再以螺絲起子移除螺絲殘留部分 (D)使用打孔鉗以移除螺絲。 (110 專高)

(　) 48. 配製漸進多焦點鏡片(progressive addition lenses)的鏡框，建議其適合的前傾角(pantoscopic tilt)範圍為何？ (A)4°～6° (B)7°～9° (C)10°～12° (D)13°～15°。 (110 專高)

(　) 49. 有關子片高度(segment height)的敘述何者最不適當？ (A)加大前傾角(pantoscopic tilt)有降低子片高度的效果 (B)加大頂點距離(vertex distance)有降低子片高度的效果 (C)頭部習慣往後仰的人，子片高度要降低一點 (D)有雙光眼鏡需求的兒童，子片高度要高一點。

(110 專高)

(　) 50. 一副雙光眼鏡，若右側鏡片較左側鏡片更靠近臉，對配戴者來說：(A)左側子片看似較右側子片高 (B)左側子片看似較右側子片低 (C)頭部壓低即能改善此狀況 (D)不會對子片主觀的外觀高度造成影響。

(110 專高)

(　) 51. 關於鏡架的前傾角和後傾斜，下列何者錯誤？ (A)前傾角是指配戴眼鏡時，鏡架前框平面與臉部前表面所形成的角度 (B)鼻墊的垂直角度會影響前傾角 (C)鏡架前框的頂部較底部更靠近配戴者的臉部平面表示有後傾斜 (D)調整眼鏡架成為後傾狀態，較前傾為佳。 (111 專高)

(　) 52. 學理上對於鏡框外形的挑選，下列何者錯誤？ (A)對於臉部較長者，應挑選較高端片的鏡腳以縮短臉型長度 (B)顏色深且全染色的鏡架比垂直漸層染色的鏡架易有縮短臉型長度的效果 (C)倒三角形臉型應盡可能挑選淺色鏡架 (D)橢圓形臉型可挑選任何類型的鏡架。

(111 專普)

(　) 53. 學理上正方形的臉型比較短，下頷突出並有稜角，此臉型在選用鏡架時，下列何種較不適合？ (A)圓形或特別是底部圓形的鏡架 (B)較扁型且鏡腳位置比較高的鏡架 (C)鏡圈底邊較透明的鏡架 (D)鼻橋較低的鏡架。 (111 專普)

(　) 54. 驗光人員配好一副眼鏡前，必須將鏡架置於「對齊標準(standard alignment)」，這個名稱也稱為？ (A)調整(adjusting)鏡架 (B)成型(forming)鏡架 (C)校準(truing)鏡架 (D)前框 X 型扭曲鏡架。

(111 專普)

( ) 55. 下列何者不適合調窄鼻橋區域？ (A)鏡架配戴位置過低 (B)漸進多焦鏡片的十字過低 (C)鼻橋相對於鼻部過小 (D)睫毛常摩擦到鏡片背面。 (111 專普)

( ) 56. 有一患者鏡框配製完成時，鏡框框面的鏡片會緊貼在患者睫毛上，造成鏡框上的光學鏡片會與睫毛產生摩擦，造成患者睫毛的敏感不舒服，若要改善患者配戴時所產生睫毛摩擦鏡片後表面，則要使用何種方式來改善此患者不舒適的狀況？ (A)增加前傾角 (B)增加鏡框彎弧 (C)減少鼻墊臂的有效長度 (D)調寬鼻墊。 (112 專高)

( ) 57. 某配戴者瞳距為 60mm，選擇框架參數 A 尺寸為 50、B 尺寸為 30 及 DBL 為 15 配戴，請問此配戴者之框架需要的彎弧設計及鏡片邊緣厚度評估為何？ (A)顳側鏡片厚度較厚，正向鏡框彎弧 (B)鼻側鏡片厚度較厚，正向鏡框彎弧 (C)顳側鏡片厚度較厚，反向鏡框彎弧 (D)鼻側鏡片厚度較厚，反向鏡框彎弧。 (112 專普)

( ) 58. 某配戴者配戴框架受到外力撞擊後，產生 X 型扭曲導致右眼頂點距離較左眼大，經調整 X 型扭曲後，使用四點接觸測試已經完全對齊，但配戴者戴上框架後，發現右眼之頂點距離仍然較左眼大且覺得右臉頰相對緊繃，該怎麼調整此框架？ (A)鏡腿及鏡圈上半朝下的情況下，左手固定，右手拇指將鏡圈下半部往內推後，將右鏡腳之張幅調整大一點 (B)鏡腿及鏡圈上半朝下的情況下，左手固定，左手拇指將鏡圈下半部往內推後，將右鏡腳之張幅調整大一點 (C)鏡腿及鏡圈上半朝下的情況下，左手固定，右手拇指將鏡圈下半部往內推後，將右鏡腳之張幅調整小一點 (D)鏡腿及鏡圈上半朝下的情況下，左手固定，右手拇指將鏡圈下半部往內推後，將左鏡腳之張幅調整大一點。

(112 專普)

( ) 59. 觀察患者配戴眼鏡時，鏡架偏向配戴者臉部的右側，若判斷是由於鼻墊臂與鼻墊造成，則下列調整方式何者最適當？ (A)右鼻墊往右，左鼻墊往左 (B)右鼻墊往右，左鼻墊往右 (C)右鼻墊往左，左鼻墊往左 (D)右鼻墊往左，左鼻墊往右。 (112 專普)

( ) 60. 調整鏡架時，依據下列何種調整方式使鏡架遠離臉部？ (A)增加前傾角 (B)調寬鼻墊 (C)減少鼻墊壁的有效長度 (D)減少鏡框彎弧。 (112 專普)

( ) 61. 若鏡腳張幅過小，將不會造成以下何種狀況？ (A)鏡腳呈外弓狀 (B)鏡架向前移 (C)鼻墊倚靠過緊 (D)頭部兩側施壓過多。 (113 專高)

( ) 62. 配鏡完成後，在標準對齊時從前方觀看鏡架，若其中一片鏡片稍微較另一鏡片高，此偏差稱為： (A)前框 X 型扭曲(X-ing) (B)螺旋槳效應(rotated lens) (C)鏡片在相異平面上(variant plane) (D)鼻橋歪斜(skewed bridge)。 (113 專高)

( ) 63. Stimson 提出裝配調整三角形(fitting triangle)，現在有一位患者感覺自己的鏡架會向下滑落，下列何者不是滑落問題的來源？ (A)鏡腳張幅(temples spread)過小 (B)鏡腳張幅(temples spread)過大 (C)鏡腳柄(temple shaft)過短遠離預期位置 (D)頂點距離(vertex distance)太近，觸及睫毛。 (113 專普)

( ) 64. 當我們面對面觀察配戴者的新眼鏡時，其鏡框右邊高於左邊，又經測量其眼鏡右邊的前傾角(pantoscopic tilt)比較適當，此時眼鏡應該如何執行最有效的調整？ (A)右邊鼻墊調低 (B)右邊鏡腳調高 (C)左邊鼻墊調高 (D)左邊鏡腳調低。 (113 專普)

( ) 65. 以四點接觸法檢查無框眼鏡的過程中，發現直邊物(straight edge)在鼻墊上方四點適當接觸，但在鼻墊下方直邊物只觸及左側鏡片，而未接觸右側鏡片，這是發生了什麼錯誤？ (A)鏡框彎弧過小 (B)鏡片在相異平面 (C)未水平對齊 (D) X 型扭曲(X-ing effect)。 (113 專普)

解答及解析

01.A	02.D	03.A	04.B	05.D	06.A	07.A	08.C	09.D	10.A
11.B	12.C	13.D	14.A	15.C	16.D	17.D	18.A	19.B	20.C
21.A	22.A	23.C	24.C	25.A	26.A	27.D	28.D	29.A	30.B
31.D	32.A	33.B	34.B	35.B	36.A	37.B	38.C	39.C	40.D
41.A	42.D	43.C	44.A	45.D	46.C	47.A	48.C	49.B	50.A
51.D	52.A	53.D	54.C	55.C	56.A	57.A	58.A	59.B	60.D
61.C	62.D	63.C 或 D		64.D	65.D				

1. 鏡架戴起來左邊比右邊高，可能是左邊鏡腳太低或左邊耳朵太高所導致，造成左邊鏡腳會先碰觸到左耳而出現左高右低現象，此時可將左腳調高或右腳調低。
2. 增加鏡片下緣面積，擴大看近的視野寬度，人在注視物體時並不是平視，會稍微朝向水平下方的角度。
3. 適當的鏡架前傾角在 8 度～15 度。
4. 眼位太低，使得看近區域太低，此時調高鏡框可改善。
5. 半框鏡框調整時，鏡片因為有車溝，在溝槽處易崩邊與裂角。
6. 兩鏡框幾何中心距離理想上應等於瞳孔距離。在近視患者若鏡框幾何中心大於瞳孔距離，則外側厚度明顯；鏡框幾何中心小於瞳孔距離，則內側厚度明顯。遠視反之。
7. 校正四點接觸是指框面兩腳側與鼻端側。
8. (A)鏡框下緣碰到臉頰時，要減少鏡面的前傾角。
   (B)鏡框的前方壓迫到眉毛時，可增加鏡面的前傾角。
   (D)將鼻墊臂由鼻梁往下折彎更多時，可使鏡框前緣提升。
9. 患者抱怨鏡片常因睫毛髒掉，調寬鼻橋會讓頂點距離更加貼近鏡片，睫毛易刷到鏡片。
10. 右邊鏡片比較靠近眼睛，代表左腳偏緊、右腳偏鬆。在配戴時左腳會先接觸到臉部，右腳因較鬆會較偏向內側，造成右邊鏡片較靠近眼睛。
11. 可調式鼻墊彼此過於靠近，會讓頂點距離變大，鏡片會遠離睫毛。
12. 以鏡框面水平為優先考量。
    (A)將右鏡腳向上彎折：前傾角過大情況會改善，但左高右低情況沒改善。
    (B)將右鏡腳向下彎折：鏡架的前傾角更大，右框圈下半部觸及臉頰處壓力更明顯。
    (D)將右鏡腳向上彎折，而左鏡腳向下彎折：前傾角過大情況會改善，但左高右低情況會更嚴重。
18. 鏡片傾斜角每增加 2°，須調整下降光學中心 1mm，使視軸能通過鏡片光學中心視物。

19. 調整鏡架框面彎度在水平 ±10° 度之間（0～10°與 170～180°之間），且左右兩邊必須一致。
21. 此題與臨床鏡框整位稍有出入。題意是指因調整鼻托可能會改變鏡腳的關係位置，故應避免來回調整，而調整鼻托也會影響先前調整好的框面與鏡腳。
22. 鏡框內（臉）面、兩鏡圈顳側和鼻側四個點。
23. 前傾角每增加 2°，光心下降 1mm。前傾角 4×2＝8°。
24. 傾斜角增加 2°，光心須下降 1mm。高度數鏡片若傾斜角越多，光心下降越多，所產生的稜鏡效應越高。
25. 降低主要參考點高度來補償前傾斜，垂直稜鏡容易產生，並誘發橫向色像差的產生。
26. 鏡腳張幅不足（外張腳過小）會於頭部兩側施壓過多，導致鏡腳呈現外弓狀（像弓箭），鏡框會往前滑落，同時鏡腳下彎處往前移動並勾扯耳後，進而感到疼痛，此時應增加鏡腳張幅（外張腳增加），才能達到黃金三點所接觸的鏡框配適。
27. 右邊鏡片太貼近臉，代表右腳外開、左腳內縮，鏡框戴至臉上時，外開的腳會使鏡框較靠近臉部，此時須將右邊鏡腳往內調整（調緊），或左邊鏡腳往外調整（調鬆），以達到鏡框在臉部位置的對稱。
28. 前傾斜每調整 2 度，光學中心約降低 1 mm，可避免鏡片像差。
29. 看遠的時候都會看到近用雙光子片，可能為鼻墊間距較窄，使得鏡片較遠離眼睛，此時調寬鼻距，鼻墊（鬚）上移並增加傾斜角，可使鏡片較靠近眼睛。
30. (A)在鏡架前框內側的鼻墊下方區域放置直尺或直邊物。

    (C)兩鼻側鏡圈距離直尺過遠表示鏡框彎弧過多。

    (D)相異平面可用四點接觸測試很明顯地發現此問題。
31. 將前框隱藏式絞鏈插入至較深的塑膠中可減少鏡腳張幅。
32. (B)鏡片須完全嵌入鏡框中，可解決鏡腳張幅過小問題。

    (C)彎折鏡圈與端片來減少鏡腳張幅時須移除鏡片，用空鏡框更易調整鏡圈與端片。

    (D)對齊鏡腳後端要求兩鏡腳後端彎下一致，並稍微內彎符合頭型輪廓。

33. 右邊鏡腳遠離臉部代表右腳比左腳張幅小，左腳張幅較大，此時會造成左邊鏡片較靠近眼睛，右邊鏡片較遠離眼睛，所以我們可將右邊鏡腳往外調開些，或左邊鏡腳往內調。
34. 塑膠鏡架鼻橋歪斜屬於水平對齊問題。
 (A)、(C)、(D)屬於垂直對齊問題。
35. 同第 33 題解析。
36. 鏡架傷到一側鼻子，屬兩側鏡腳張幅不一致，會影響兩側鏡片頂點距離，若先調整鼻墊無法改善此問題。
37. 此題為鼻墊前角位置角度過大，須將角度縮小調得更垂直些。
 (C)前角與張角會讓角度更大，上半部邊緣會更緊貼鼻部。
 (D)矽膠鼻墊會更緊貼，加上角度沒改變，整體改善效果不大。
38. (A)鼻墊→框面→鏡腳。
 (B)左邊調高或右邊調低。
 (D)鏡腳往下調整，可以增加前傾角。
39. 有正鏡框彎弧時代表 FPD＞PD，顳側鏡圈將與直尺接觸。
40. 漸進區的長度（設計）和漸進度(Add)的大小，會影響周邊像差及看近方區域大小，漸進區越短周邊像差晃動感越重，Add 越高視近區域越小。
41. 橢圓形臉型是較為理想的臉型，俗稱瓜子臉，所以鏡架選擇空間較大，配戴任何鏡架比較沒有不協調的感覺，可選擇的鏡框樣式類型最多。
42. 每 2 度的鏡框前傾斜，需降低鏡片光學中心 1mm，讓鏡片光學中心對應到瞳孔。
43. 一般臨床鏡框調整的順序是由前框面向後鏡腳。
44. 鏡腳張幅太小會造成前框頂點距離的位置前後不一致。
45. 鏡框彎弧向內彎折，主要與美觀及光學目的有關，使配戴者的眼鏡不易滑落，主要是以鏡架調整配適為主，鏡框彎弧調整不是正確的選擇。
46. 調窄鼻橋區域會增加頂點距離，降低患者睫毛觸及鏡片，增加前傾角可減少鏡框的頂上部較緊貼於眉毛的情形，減少頂點距離可減少框面的底端會觸及臉頰，調寬鼻橋區域會讓患者瞼睫毛會觸及鏡片部使得鏡片會留下汙漬。

47. 丙酮可用於樹脂、橡膠、塑膠、油漆等接合劑之溶劑，會使組織有硬固脫水等效能，故用於塑膠鏡架端片浸入丙酮，會有膠合的作用，更難移除。
48. 適合的前傾角範圍建議 10°～12°，主要目的在增加近方閱讀區域，以不碰觸到顴骨為優先考量。
49. 加大頂點距離有升高子片高度的效果，主要是視覺上在子片頂為一分界線，頂點距離較遠時，人眼從子片頂分界線，往下看出的視覺區域較小，有升高子片高度的效果;頂點距離靠近時，人眼從子片頂看出時，視覺區域往下看會較大，有降低子片高度的效果。
50. (B) 左側子片看似較右側子片高。

    (C)頭部壓低無法改善此狀況，並且頂點距離沒改變，反而感覺更低。

    (D)若頂點距離在雙眼的差異越大，子片外觀高度越明顯。
51. 調整眼鏡架成為前傾狀態，較後傾為佳，臨床皆以前傾角為主。
52. 端片位置在鏡框面和鏡腳的連接處，也稱為「樁頭」，一般的修飾以臉部側面為主，對於長型臉應挑選低端片的鏡腳，在比例上可以達到修飾的效果，讓長臉露出的範圍，會因端片的視覺分界線降低，感覺臉沒那麼長。

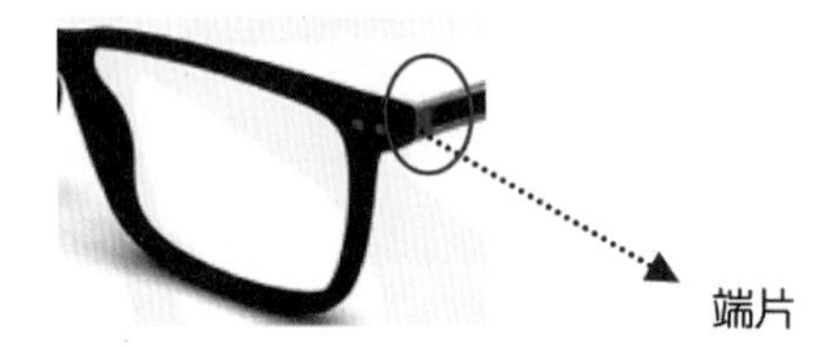

53. (A)可修飾下頷突出並有稜角的部位 (B)扁型狀與鏡腳端片位置較高鏡架，在正面及側面會讓短型臉有拉長的效果 (C)鏡圈底部透明鏡架，類似下無邊框概念，具有拉長效果 (D)鼻橋較低會讓正面視覺比例拉低，顯得臉型更短。

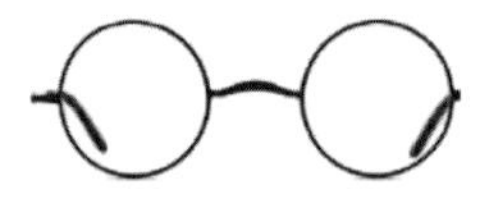

54. 對齊標準可以想像成將鏡架標齊對正，依據結構標準調整，最後上架擺設的一個步驟。
55. 鼻橋相對於鼻部過小，若將鼻橋調窄，鼻橋下後方會壓迫更多，亦有壓痕。

56. 增加前傾角會使上框緣遠離睫毛碰觸，但須注意過大的前傾角度會讓下框緣碰觸顴骨。

    (B)、(C)、(D)皆會讓頂點距離變短，產生碰觸睫毛的可能。

57. FPD=65mm　PD=60mm

    因 FPD>PD 故鏡框幾何中心會大於瞳距光心，故屬於正向鏡框彎弧。

    並無特別說明鏡片種類，(A)描述負鏡片，(B)描述正鏡片。

    (1) PD=FPD，不需要鏡框彎弧。

    (2) PD<FPD，正向鏡框彎弧（內彎）。

    (3) PD>FPD，負向鏡框彎弧（外翻）。

58. 右眼之頂點距離仍然較左眼大且覺得右臉頰相對緊繃，明顯是右側鏡腳張幅過小（過緊），此時右手拇指將鏡圈下半部往內推後，順帶將鏡腳外拉，達到外開鏡腳張幅目的（變鬆）。

59. 鏡架偏向配戴者臉部的右側，代表左側鼻墊壓迫較重，在調整鏡框水平壓迫的條件下，(1)調整外張角，(2)調整鼻墊臂，外張角屬幅度較大調整，鼻墊臂屬細微修整，依臨床實務觀察處理。

    口訣：內的內，外的外（外張角與鼻墊臂皆適用）。

60. (A)鏡架上緣稍遠離，但鏡架下緣靠近臉部。

    (B)(C)皆會產生頂點距離縮短，鏡架靠近臉部現象。

    (D)減少鏡框彎弧會呈現外翻現象，鏡架整體遠離眼臉部。

61. 鏡腳張幅過小會造成側邊受到擠壓，造成鏡架呈外弓狀，由於側邊擠壓導致鏡架易向前滑，鼻墊反而會因前移造成倚靠不全的問題。

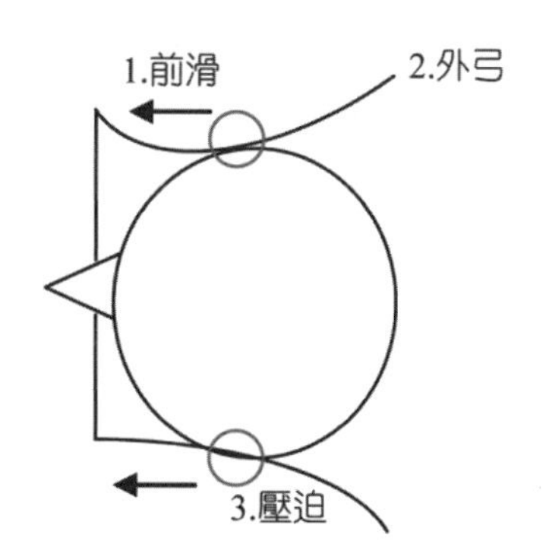

62. 從鏡框前方觀看時，兩鏡框面呈現一高一低時稱之。

63. (C)鏡腳柄過短遠離預期位置，會過緊不會滑落，但會因耳後施壓過多於耳根，造成疼痛。

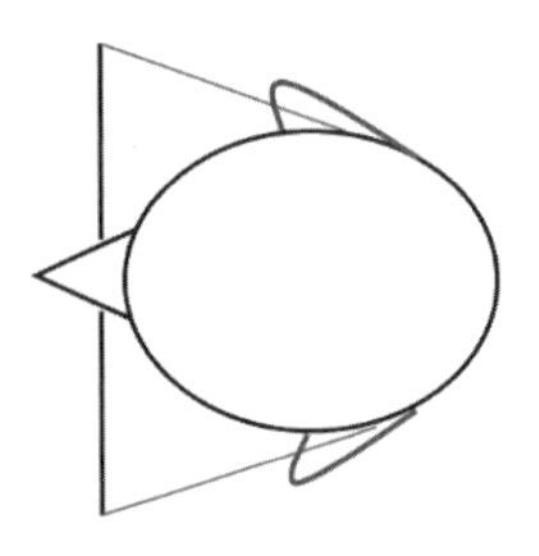

64. 鏡框右邊高於左邊，理應右邊調高或左邊調低，但右邊前傾角是適當的，故將左邊鏡腳調低。

65. 兩鏡片不再相同平面上，從側邊觀看會像 X 型，故稱 X 型扭曲。

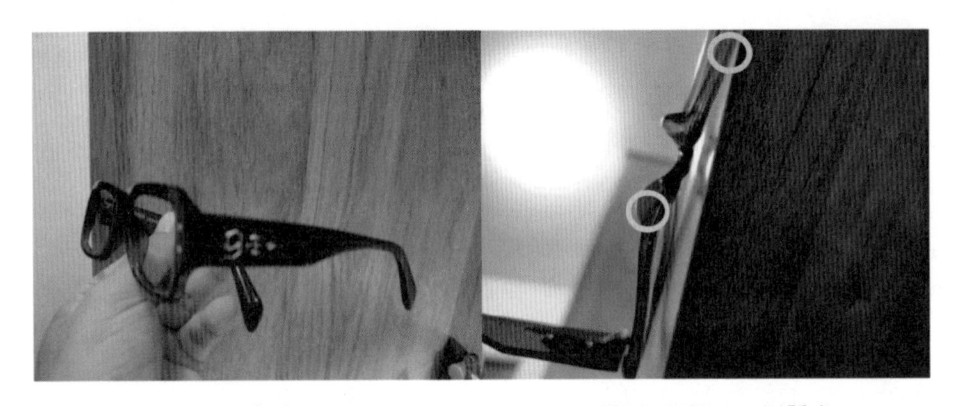

X型扭曲　　一側觸及平面；一側懸空

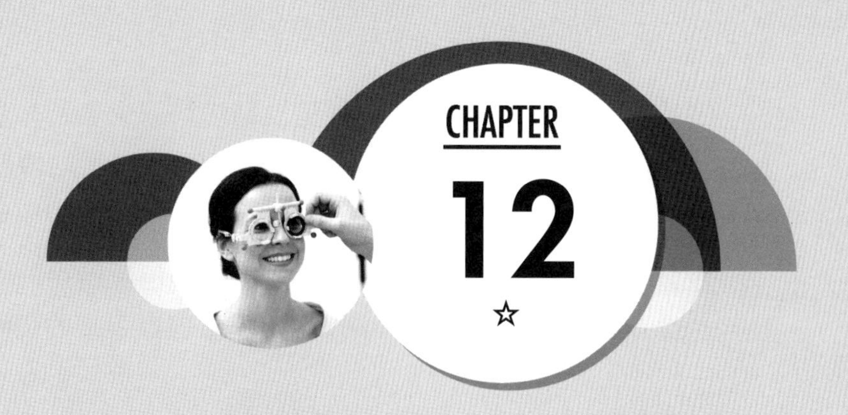

眼用鏡片像差

重｜點｜彙｜整

賽德像差(Seidel aberration)：是由德國科學家賽德分析出的五大鏡片像差，包含：球面像差、彗星像差、場曲（度數誤差）、斜向像散、畸變五種類型，其中又以斜向像散對我們眼睛的影響較大，在鏡片設計中要優先處理。

色像差(Chromatic Aberration)：是由光學色散產生的視覺困擾現象，可分為橫向色像差與軸向色像差，其中以軸向色像差對眼睛的視覺舒適感影響較大。

12-1 單色像差（賽德像差）

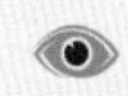

一、球面像差

1. 離光軸越遠，折射越強，成像離鏡片越近。
2. 改善：可以針孔原理或非球面鏡片設計方式，降低像差對眼睛的干擾。
3. 眼鏡前表面曲率半徑遠大於瞳孔直徑＝球面像差小（–10.00D 引起 0.02D）。
4. 若隱形眼鏡鏡片表面過於彎曲，會導致球面像差較大。

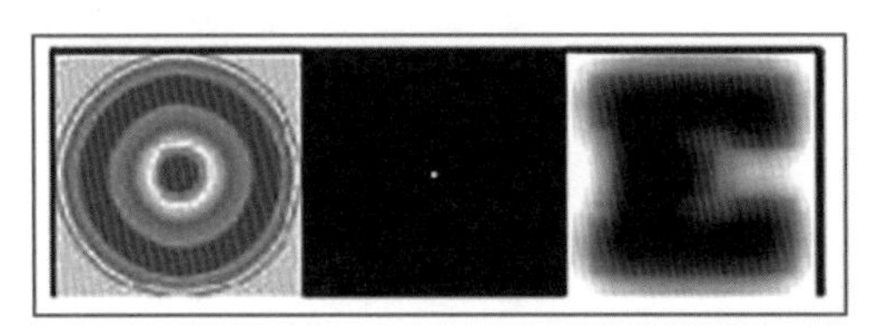
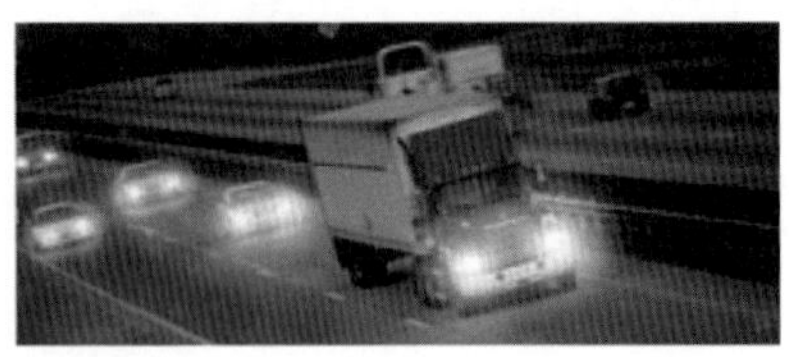

圖 12-1　球面像差

二、彗星像差

當物點位於光軸外時，物點偏離了球面系統的對稱軸位置，軸外點的寬光束將會產生一種失去對稱的像差，稱作彗星像差，簡稱為彗差(Coma)，在黑暗中較為明顯。

1. 以單片透鏡而言，當球面像差最小時，彗差也最小。
2. 彗差會隨鏡片平方而增加。
3. 基於瞳孔因素，因瞳孔可適度收縮，當瞳孔變小時，孔徑亦會變小，光線較集中聚焦於一點，使球面像差及彗星像差的影響降低。

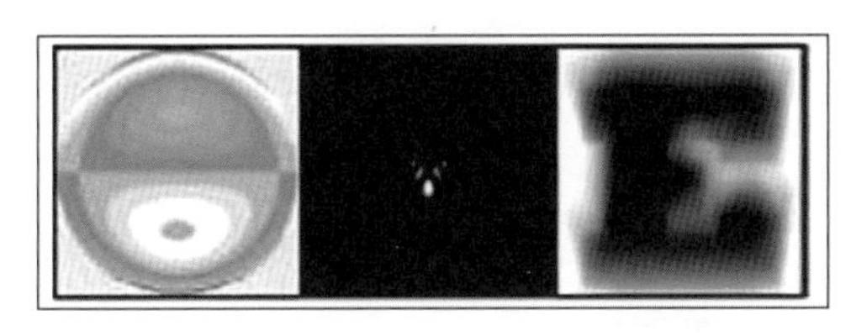
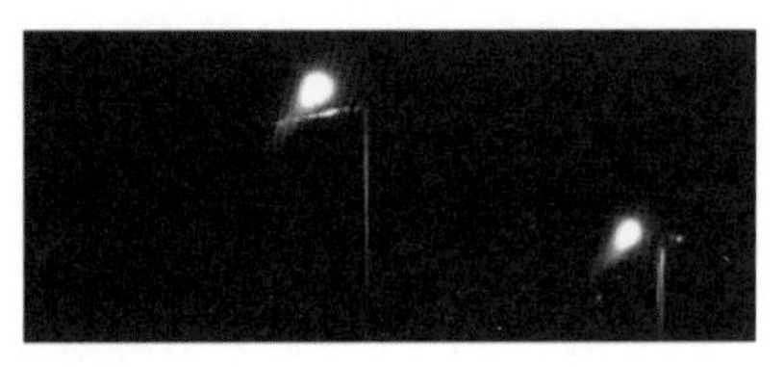

圖 12-2 彗星像差

三、場曲（度數誤差）

此為常見的光學問題，平面物體在某個部分出現清晰影像，並不是整個物體上均勻的清晰影像，配戴者透過鏡片周邊視物時，會產生另一種像差，稱為場曲。

1. 平面物體成彎曲像面的成像缺陷，稱為視場彎曲，簡稱場曲(Field Curve)。
2. 在理想像點處垂直於光軸的平面為理想像面，而實際像面與理想像面的差異則稱為場曲。
3. 鏡片屈光力越高，珀茲伐表面的曲率半徑越小，曲率越大。

四、斜向像散

1. 當一光束通過鏡片時，會因光線的入射方向與鏡片的水平及垂直切面的弧度不同，使得成像後的焦點無法結合，產生距離不同的水平焦線與垂直焦線，此種像差稱作斜向像散，也就是一般的散光型態。
2. 物點成像被聚焦成垂直與水平焦線。
3. 無數的焦點會形成焦線。

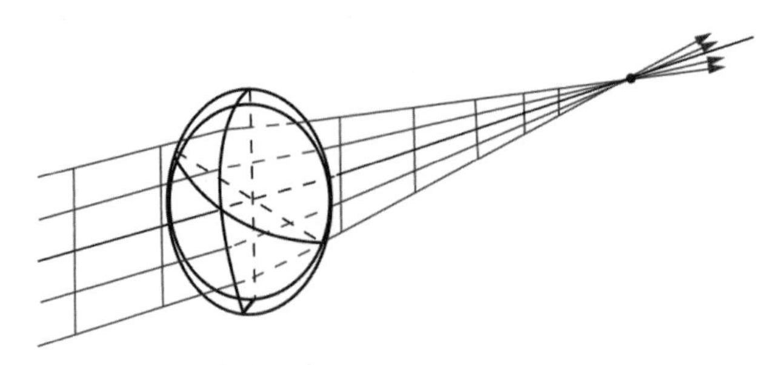

圖 12-3(a)　垂直方向焦點

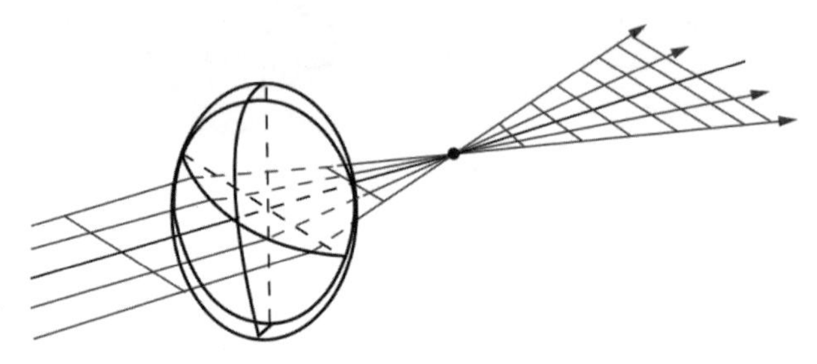

圖 12-3(b)　水平方向焦點

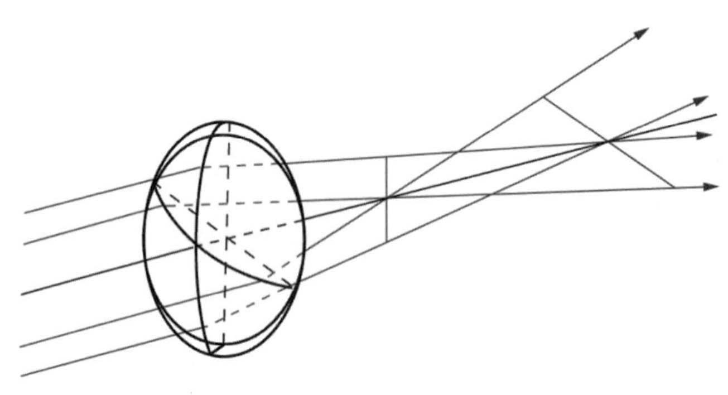

圖 12-3(c)　垂直與水平方向焦線

五、畸變

鏡片周邊區域各點至光學中心的距離不同，因而使放大率各異。

1. 畸變按其定義就是物像變形（高屈光力鏡片）。
2. 不同的視場上像的垂軸向放大率，或稱橫向放大率(Transverse Magnification)的差異。
3. 畸變不影響成像的清晰度，但會使像產生變形。

4. 當畸變為正時，實際像高大於理想像高，放大率隨距離變遠而增加（視場增大），呈枕形如圖 12-4(a)，高度正鏡片容易造成此現象。
5. 當畸變為負時，實際像高小於理想像高，放大率隨距離變遠而減少（視場增大），呈桶形如圖 12-4(b)，高度負鏡片容易造成此現象。
6. 最難處理的是斜向散光差、場曲和畸變。

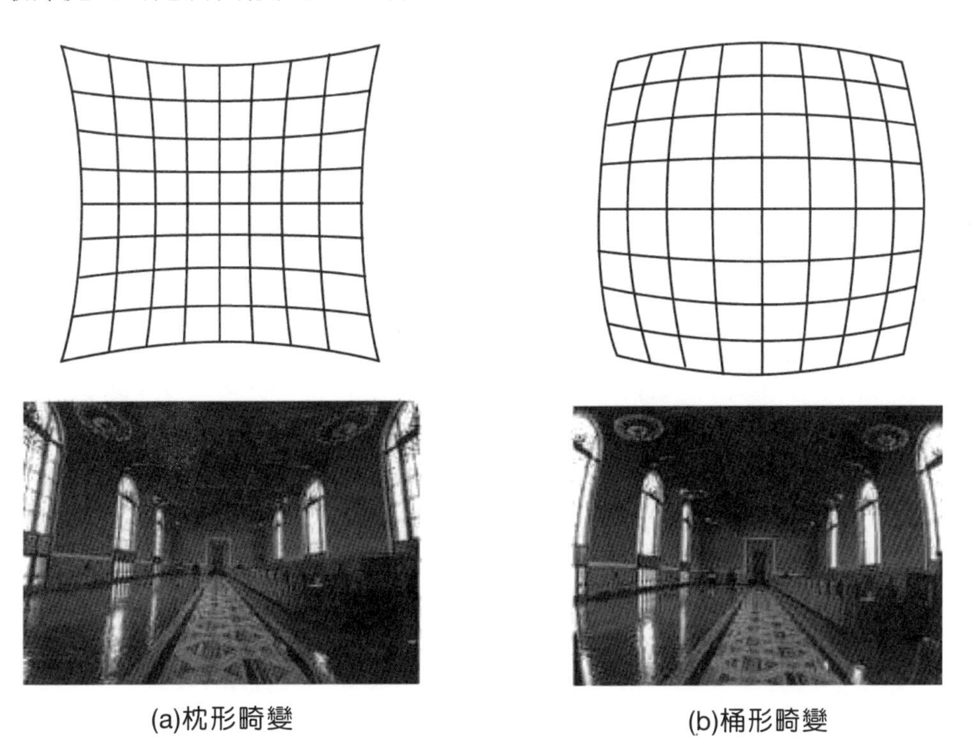

圖 12-4　影像扭曲分類圖

12-2 色像差

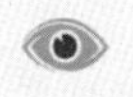

一、縱向色差（軸上色差或位置色差）

縱向色像差定義：因不同波長在光軸上產生聚焦位置的不同，進而影響影像清晰度的一種像差。

沿光軸方向，使軸上物點的成像位置發生變化，因波長不同，每個影像顏色皆不相同，焦距也因此不同，如圖 12-5。當光線離光心越遠時，偏折的強度將隨之變大。紅光波長較長，能量較低，偏折程度較弱，較遠離鏡片；藍光波長較短，能量較強，偏折程度較強，較靠近鏡片。

$$縱向色像差=\frac{F}{Abbe}（F=屈光度，Abbe=阿貝數）$$

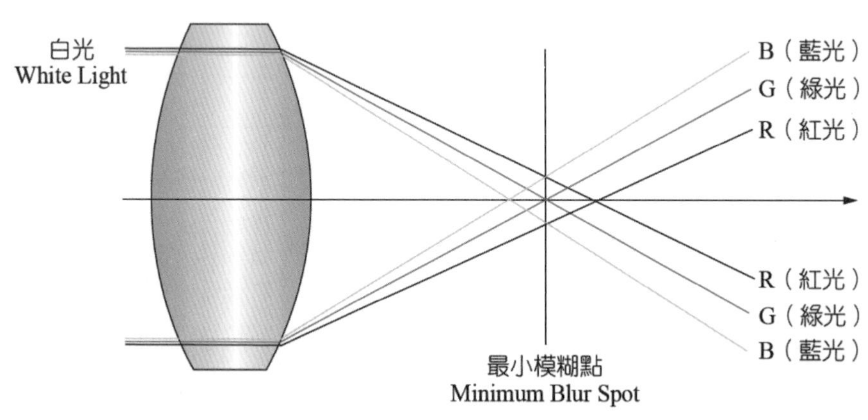

圖 12-5　縱向色像差

二、橫向色像差（垂軸色差或倍率色差）

橫向色像差定義：可見光在與鏡片光軸垂直的方向上，於焦點處產生不同顏色的光線，使成像的大小有所變化的現象。

1. 鏡片偏離光心點上，因色散引起的稜鏡度的變化。
2. 以兩個不同波長的光，所產生的影像尺寸差異或稜鏡效應差值，來表示鏡片的橫向色像差程度。
3. 橫向色像差（色稜鏡度）

$$=\Delta_{藍光}-\Delta_{紅光}=\frac{dF}{Abbe}=\frac{p^{\Delta}}{vd}。$$

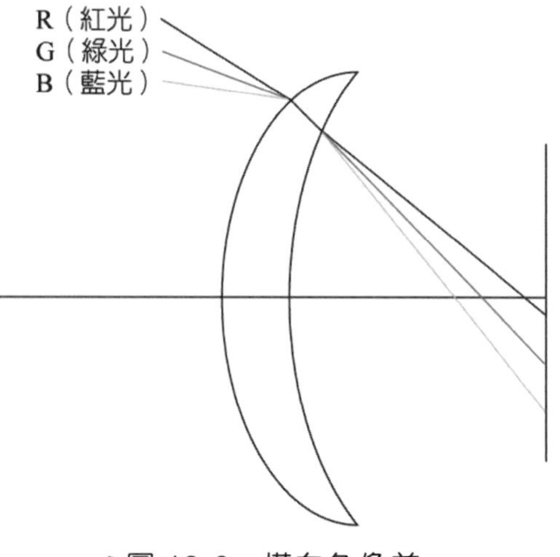

圖 12-6　橫向色像差

三、主要配鏡因素（色像差）

1. 測量單眼瞳距。
2. 測量主參考點高度與考慮傾斜角度。
3. 減少鏡眼距離。
4. 要有足夠的傾斜角度，但對於高屈光度鏡片，其傾斜角度應小於 10 度。
5. 注意邊緣厚度的比較。

12-3 總結

1. 鏡片所產生的球面像差及彗星像差一般都很小，可以忽略不計。
2. 鏡片縱向色差幾乎不易察覺，戴眼鏡者所關心的是橫向色差。
3. 橫向色差若不超過 0.12 稜鏡度，則影響不大。
4. 剩下的像差只有斜射像散、視場彎曲及畸變這三種。
5. 其中畸變只改變像之形狀，而不影響像之清晰度，故影響較不嚴重。
6. 而視場彎曲可由眼球自動調整，所以應以消除斜向像散為優先。

歷屆試題

(　) 1. 一個由聚碳酸酯製成的+6.00 D 鏡片，折射率為 1.586，阿貝數數值 30，則縱向色像差為多少？ (A)0.20 D (B)0.40 D (C)0.55 D (D)0.65 D。 (106 專普)

(　) 2. 在配鏡的過程中，當選用了錯誤基弧的鏡片時，下列敘述何者錯誤？ (A)影響中心視物的視覺品質 (B)影響鏡片周邊的視覺品質 (C)增加鏡片的斜向散光 (D)改變鏡片的放大率。 (107 特生)

(　) 3. 使用下列何種鏡片材質所產生的側向色像差(lateral chromatic aberration)最小？ (A)聚碳酸酯(polycarbonate) (B)冕玻璃(crown glass) (C)CR-39 樹脂 (D)Trivex 樹脂。 (107 特生)

(　) 4. 下列關於鏡片的設計敘述，何者有誤？ (A)鏡片的基弧會影響鏡片的美觀 (B)非球面鏡片可以提供輕薄的外觀及維持良好的光學品質 (C)鏡片直徑越小，球面像差越明顯 (D)偏離光心越遠，鏡片的像差越大。 (106 特師)

(　) 5. 當鏡片過於傾斜時，最好調整框架或是鏡片位置，才能配戴舒適，下列哪一種方法可以減少鏡片斜向散光像差的影響？ (A)增加鏡片後頂點(back vertex)至眼睛轉動中心(center of rotation)之距離 (B)增加鏡片厚度 (C)使用高折射率的鏡片材質 (D)改變鏡片的基弧。 (109 專高)

(　) 6. 下列有關畸變(distortion)像差的敘述，何者最為適當？ (A)鏡片周邊區域各點至光學中心距離不同，使放大率有差異所造成 (B)物體在光軸外，穿透鏡片上不同區域的光線其放大率不同所造成 (C)離軸的一束光線斜向穿透鏡片進而形成正切和矢狀影像 (D)當光入射鏡片周邊區域，無法聚焦在理想位置。 (112 專高)

(　) 7. 有關色像差之敘述，下列何者錯誤？ (A)色像差主要有兩種表現形式：縱向色像差和橫向色像差 (B)縱向色像差與稜鏡效應有直接關係 (C)平光稜鏡不具有縱向色像差 (D)鏡片裝配技術不良可導致額外的單色像差。 (113 專高)

(　) 8. 高度近視患者配戴一副屈光力-10.00 D 的高折射樹脂鏡片，其阿貝數為 36，當鏡片中心偏離視線 10 mm 時，會產生多少稜鏡效應的側色像差(lateral chromatic aberration)？ (A) 0.27Δ (B) 0.70Δ (C) 10.00Δ (D) 36.00Δ。 （113 專普）

解答及解析

01.A 02.A 03.B 04.C 05.D 06.A 07.B 08.A

1. 縱向色像差：$\frac{P}{Abbe}=\frac{6}{30}=+0.20D$。
2. (A)中心視物影響較小。
   (B)錯誤基弧容易有像差的產生，會影響鏡片周邊的視覺品質。
   (C)錯誤基弧鏡片在水平和垂直平面上，使兩方向的光無法聚焦於同一點產生斜向散光。
   (D)眼鏡鏡片的放大率＝形體放大率×屈光放大率。
   公式：$M_t=\frac{1}{1-\left(\frac{t}{n}\right)F_v}\times\frac{1}{1-dF_v}$
3. 側向像差＝$\frac{\Delta}{Abbe}$。高阿貝數，低色像差。
   (A)聚碳酸酯(polycarbonate)，n=1.586，Abbe=30。
   (B)冕玻璃(crown glass)，n=1.523，Abbe=59。
   (C)CR-39 樹脂(Columbia Resin)，n=1.498，Abbe=58。
   (D)氨基甲酸乙酯聚合物(trivex)，n=1.532，Abbe=45。
4. 鏡片直徑越小，球面像差越不明顯；鏡片直徑越大，球面像差越明顯。
5. 選用了錯誤基弧的鏡片時，會增加鏡片的斜向散光。
6. (B)此為鏡片像差中，彗星像差定義。
   (C)此為鏡片像差中，斜向像散定義。
   (D)此為鏡片像差中，球面像差定義。
7. 藉由下述公式了解，縱向色像差並無偏離主軸與稜鏡無關係；橫向色像差與稜鏡效應有直接關係。
   縱向色像差(D)= F/ Abbe
   F=屈光度 Abbe=阿貝數

橫向色像差(D) = Fxd/ Abbe

F=屈光度　d=偏離光心的距離　　Abbe=阿貝數

8. $\Delta=\frac{F\times d}{Abbe}=\frac{-10\times 1cm}{36}=0.27\Delta$

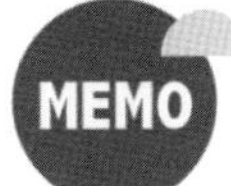

國家圖書館出版品預行編目資料

全方位驗光人員應考祕笈 ：配鏡學/陳偉新編著. -- 五版. -- 新北市 ：新文京開發出版股份有限公司, 2024.11
面；　公分

ISBN　978-626-392-080-4（平裝）

1.CST：驗光　2.CST：視力

416.767　　113016317

2025 全方位驗光人員應考祕笈：配鏡學　（書號：B445e5）

編 著 者　陳偉新
出 版 者　新文京開發出版股份有限公司
地　　址　新北市中和區中山路二段 362 號 9 樓
電　　話　(02) 2244-8188（代表號）
F A X　(02) 2244-8189
郵　　撥　1958730-2
初　　版　西元 2021 年 02 月 10 日
二　　版　西元 2021 年 12 月 15 日
三　　版　西元 2022 年 10 月 10 日
四　　版　西元 2023 年 10 月 25 日
五　　版　西元 2024 年 11 月 20 日

建議售價：450 元
法律顧問：蕭雄淋律師
ISBN　978-626-392-080-4

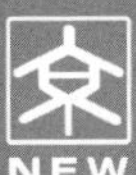

New Wun Ching Developmental Publishing Co., Ltd.

New Age · New Choice · The Best Selected Educational Publications — NEW WCDP

NEW WCDP 新文京開發出版股份有限公司
新世紀・新視野・新文京－精選教科書・考試用書・專業參考書